イラストでやさしく学ぶ

素敵な漢方の世界

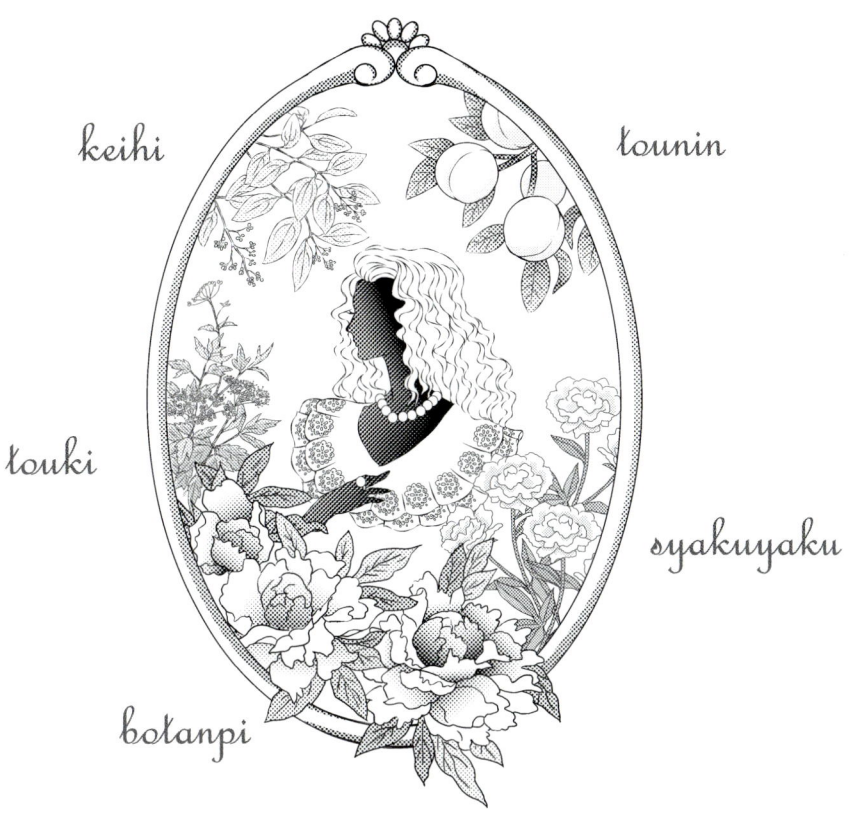

川口レディースクリニック
院長 川口 惠子 著

洋學社

はじめに

　漢方の世界をイラストにしたら面白いだろうなと思って頻用処方をイラストにした「女性の頻用漢方イラストレイテッド」を出版したのが平成20年でした。その後予想外に多くの方から面白かったとお褒めの言葉を頂きました。そして複数の方から「次は症候別のイラストを書いて」と言われました。私もそうしたいと思ったのですが日常の診療に追われて時間が経ってしまいました。そんな折、一昨年洋學社の吉田收一氏から漢方に関するイラスト本を出版しませんかとメールを頂きました。ずっとコンピューターグラフィックのレッスンは細々と続けていましたが、再び情熱が湧いてきて寸暇を惜しんでイラストを描きました。

　今回は漢方の基本概念（難しい内容を一枚のイラストにするのは無理がありますが）、疾患・症候別によく使用される漢方薬、そして頻用処方の三章にしました。時間の許す限り多くのイラストを描きました。文字による説明部分はできるだけ簡潔に分かりやすくしたいと考えました。私は高校生の頃、物理でも化学でも数冊の参考書の要点だけを書き写しサブノートを作るのが好きでした。今回もその要領で後記の参考文献を参考に、また要所々々を引用させて頂いて分かりやすくしたつもりです。

　第三章の頻用処方解説については高山宏世先生の「漢方常用処方解説」、長谷川弥人先生、大塚恭男先生、山田光胤先生、菊谷豊彦先生の「漢方製剤　活用の手引き」、寺澤捷年先生の「症例から学ぶ和漢診療学」、矢數道明先生の「臨床応用漢方処方解説」などから多くを引用させていただきましたが浅学の身、多々間違いもあると思いますので御指摘下さい。

　漢方の本は高名な先生の書かれたものが多数あり、私の本などおこがましいのですが、診察中に急いでパラパラと見たりするにはイラスト本のほうが見やすいこともあるようです。多忙な臨床の合間にこの本を手に取ってちょっと息抜き、笑って頂ければ嬉しいです。

　最後にずっとコンピューターグラフィックの指導をして頂き、適切なアドバイスを下さった漫画家中垣慶氏、この本を書くように勧めて下さり出版に至るまで面倒をみて下さった洋學社の吉田收一氏、そこらじゅう散らかしながらコンピューターに嚙り付いている私を温かくサポートしてくれた当クリニックのスタッフに感謝の意を表したいと思います。

2016年1月

川口　惠子

目　次

第1章　イラストでみる漢方医学の概念 ── 1

　　陰陽・虚実 ── 2
　　表裏・寒熱 ── 3
　　陰証 ── 4
　　陽証 ── 5
　　虚証と実証 ── 6
　　病気の原因 ── 8
　　気血水 ── 10
　　　気虚 ── 12
　　　気うつ ── 14
　　　気逆 ── 16
　　　瘀血 ── 18
　　　血虚 ── 20
　　　水滞 ── 22
　　人体の構成 ── 24
　　五行と五臓六腑 ── 25
　　　肝の失調 ── 26
　　　心の失調 ── 28
　　　脾の失調 ── 30
　　　肺の失調 ── 32
　　　腎の失調 ── 34
　　漢方の勉強が嫌になる理由 ── 36
　　六病位 ── 37
　　　太陽病 ── 38
　　　少陽病 ── 40
　　　陽明病 ── 42
　　　太陰病 ── 44
　　　少陰病 ── 46
　　　厥陰病 ── 48

第2章　症状・疾患別頻用処方 ── 51

　　風邪 ── 52
　　アレルギー性鼻炎・花粉症 ── 53
　　咳・痰（気管支炎、気管支喘息） ── 54
　　高血圧 ── 54

低血圧	55
肥満・メタボリックシンドローム	56
男性更年期障害・男性不妊	56
胃痛・胃もたれ	57
便秘	58
下痢	59
月経不順	60
月経困難症	62
不妊症	64
妊娠中のトラブル	66
産褥・育児のトラブル	68
月経前症候群（PMS）	69
更年期障害	70
冷え症	72
肩こり	74
頭痛	75
不眠	76
めまい	77
多汗症	78
尿のトラブル	79
アンチエイジング	80
腰痛症・坐骨神経痛	82
打撲・捻挫	82
関節の腫れ・痛み・関節リウマチ	83
皮膚掻痒症	83
湿疹・皮膚炎	84
にきび	85
指掌角皮症	85
いらいら・抑うつ・不安	86
浮腫	88
悪性腫瘍	88

第3章　頻用処方解説 —— 89

安中散（あんちゅうさん）	90
温経湯（うんけいとう）	92
温清飲（うんせいいん）	94
越婢加朮湯（えっぴかじゅつとう）	96
黄連解毒湯（おうれんげどくとう）	98
葛根湯（かっこんとう）	100
加味帰脾湯（かみきひとう）	102

加味逍遥散（かみしょうようさん）	104
甘麦大棗湯（かんばくたいそうとう）	106
芎帰膠艾湯（きゅうききょうがいとう）	108
荊芥連翹湯（けいがいれんぎょうとう）	110
桂枝加芍薬湯（けいしかしゃくやくとう）	112
桂枝加朮附湯（けいしかじゅつぶとう）	114
桂枝加竜骨牡蛎湯（けいしかりゅうこつぼれいとう）	116
桂枝湯（けいしとう）	118
桂枝茯苓丸（けいしぶくりょうがん）	120
香蘇散（こうそさん）	122
五積散（ごしゃくさん）	124
牛車腎気丸（ごしゃじんきがん）	126
呉茱萸湯（ごしゅゆとう）	128
五苓散（ごれいさん）	130
柴胡加竜骨牡蛎湯（さいこかりゅうこつぼれいとう）	132
柴胡桂枝乾姜湯（さいこけいしかんきょうとう）	134
柴胡桂枝湯（さいこけいしとう）	136
滋陰降火湯（じいんこうかとう）	138
四逆散（しぎゃくさん）	140
四物湯（しもつとう）	142
芍薬甘草湯（しゃくやくかんぞうとう）	144
十全大補湯（じゅうぜんたいほとう）	146
十味敗毒湯（じゅうみはいどくとう）	148
潤腸湯（じゅんちょうとう）	150
小建中湯（しょうけんちゅうとう）	152
小柴胡湯（しょうさいことう）	154
小青竜湯（しょうせいりゅうとう）	156
消風散（しょうふうさん）	158
参蘇飲（じんそいん）	160
真武湯（しんぶとう）	162
清上防風湯（せいじょうぼうふうとう）	164
清心蓮子飲（せいしんれんしいん）	166
清肺湯（せいはいとう）	168
疎経活血湯（そけいかっけつとう）	170
大黄牡丹皮湯（だいおうぼたんぴとう）	172
大建中湯（だいけんちゅうとう）	174
大柴胡湯（だいさいことう）	176
釣藤散（ちょうとうさん）	178

猪苓湯（ちょれいとう）	180
桃核承気湯（とうかくじょうきとう）	182
当帰飲子（とうきいんし）	184
当帰建中湯（とうきけんちゅうとう）	186
当帰四逆加呉茱萸生姜湯 　（とうきしぎゃくかごしゅゆしょうきょうとう）	188
当帰芍薬散（とうきしゃくやくさん）	190
女神散（にょしんさん）	192
人参湯（にんじんとう）	194
排膿散及湯（はいのうさんきゅうとう）	196
麦門冬湯（ばくもんどうとう）	198
八味地黄丸（はちみじおうがん）	200
半夏厚朴湯（はんげこうぼくとう）	202
半夏瀉心湯（はんげしゃしんとう）	204
半夏白朮天麻湯（はんげびゃくじゅつてんまとう）	206
白虎加人参湯（びゃっこかにんじんとう）	208
防已黄耆湯（ぼういおうぎとう）	210
防風通聖散（ぼうふうつうしょうさん）	212
補中益気湯（ほちゅうえっきとう）	214
麻黄湯（まおうとう）	216
麻黄附子細辛湯（まおうぶしさいしんとう）	218
麻子仁丸（ましにんがん）	220
抑肝散（よくかんさん）	222
六君子湯（りっくんしとう）	224
竜胆瀉肝湯（りゅうたんしゃかんとう）	226
苓姜朮甘湯（りょうきょうじゅつかんとう）	228
苓桂朮甘湯（りょうけいじゅつかんとう）	230
参考文献	233
索　　引	235

第 1 章

イラストでみる漢方医学の概念

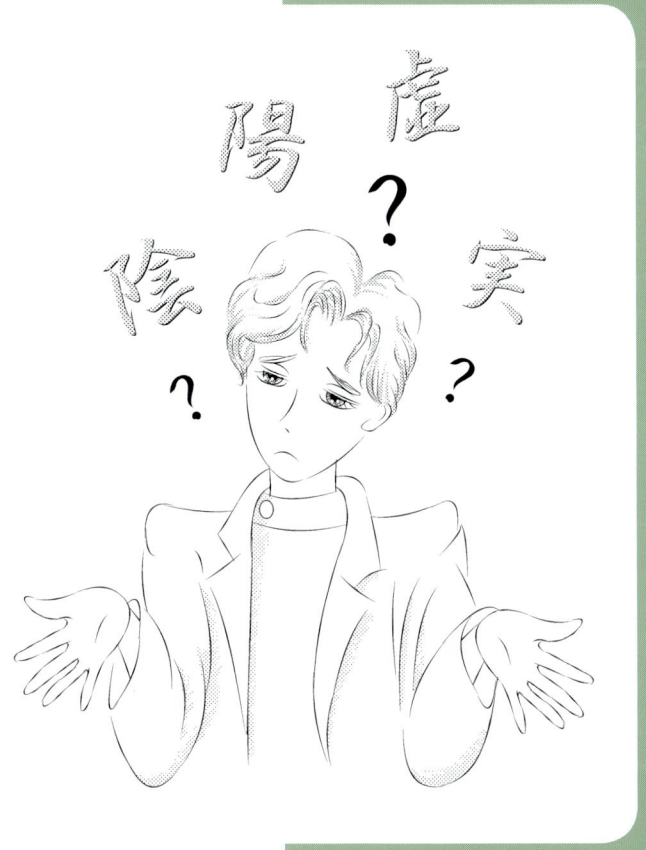

陰　陽

陰陽とは古代中国の自然哲学である二元論で、この世のものは全て陰と陽から成り立っているという概念である。

陽	天	太陽	昼	火	南	動	男	親	無形物質
陰	地	月	夜	水	北	静	女	子	有形物質

自然界の一部である人体も陰と陽から成り立っていると考えられた。

陽	実	熱	体表	腑	気	上半身	左半身	背側
陰	虚	寒	内臓	臓	血	下半身	右半身	腹側

病気は陰陽の不調和によって起こると考えられ、治療はその調節にある。陰、陽という言葉は東洋医学の様々な局面に出てくる。頻用される言葉に陰証、陽証がある。病気に対して生体の闘病反応が熱性で活動性、発揚性のものを陽証、寒性で非活動性、沈降性のものを陰証という。

虚　実

中国の医学書「素問」には「邪気盛んなれば即ち実し、精気奪はるれば即ち虚す」とある。実は病邪が多い状態、虚は精気が乏しい状態である。

虚とは生命力が虚衰した状態、または欠けて不足している状態のことである。血が足りなければ血虚、気が足りなければ気虚という。

実は病気の原因となる邪が過剰にある状態で、水が過剰にあれば水滞、気が過剰ならば気滞という。

日本漢方では患者さんを体質によって実証（体力があり、闘病反応の強い人）と虚証（体力がなく、闘病反応の弱い人）に鑑別し、同じ病気でも体質の虚実によって方剤が異なってくる。実際には虚実どちらとも判断のつきかねる虚実間証のこともあるし、一人の人でも虚実入り混じっていたり、時間の経過で変化したりもするので、虚実の見分けは難しいと大家の先生も言っておられる。虚実を迷った時は副作用の少ない虚証向きの薬から使用する。

表　裏

　表とは体の表層、表在部位のことである。皮膚や皮下組織、皮膚血管や筋肉層、さらに頭部、背部、四肢も含まれる。体表に病邪があるために出てくる症状を表証という。表証とは、悪寒、悪風、発熱、頭痛、関節痛などである。
　裏とは、体の内部のことで主として消化管を指す。この部位の症状を「裏証」という。裏証とは、腹痛、便秘、下痢、腹満などである。
　半表半裏とは、肺循環系、胸腔、横隔膜の上下、肝臓辺りを指す。病邪が表と裏の中間にある症状を「半表半裏証」という。半表半裏証とは、口苦、口粘、咽が乾く、目眩、咳嗽、胸満、胸痛、胸脇苦満などである。

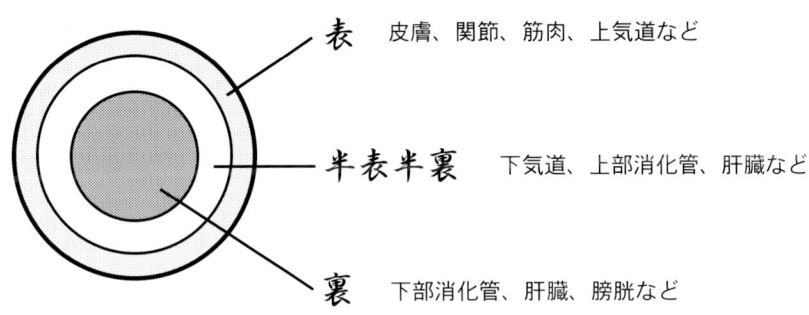

表　皮膚、関節、筋肉、上気道など
半表半裏　下気道、上部消化管、肝臓など
裏　下部消化管、肝臓、膀胱など

寒　熱

　寒とは自覚的に冷える感じ、他覚的に触って冷たく感じることをいう。体温計で体温が上昇していても患者が冷えを訴えていれば寒である。悪寒、頭痛、手足の冷え、下痢、薄い喀痰などを訴える。
　熱とは自覚的に熱感のあるもの、触ってみて熱の感じのあるものである。体温計の値とは関係がない。口渇、濃縮尿、ほてる感じ、のぼせなどを訴える。特にわずらわしいほどの熱感を「煩熱」と呼び、煩熱によってじっとしていられない状態を「煩燥」という。
　陰陽に似ているが、寒熱はもっと狭い概念で寒熱は陰陽の一部である。寒熱はその存在する場所によって表寒、表熱、裏寒、裏熱などと表現される。

陰　　証

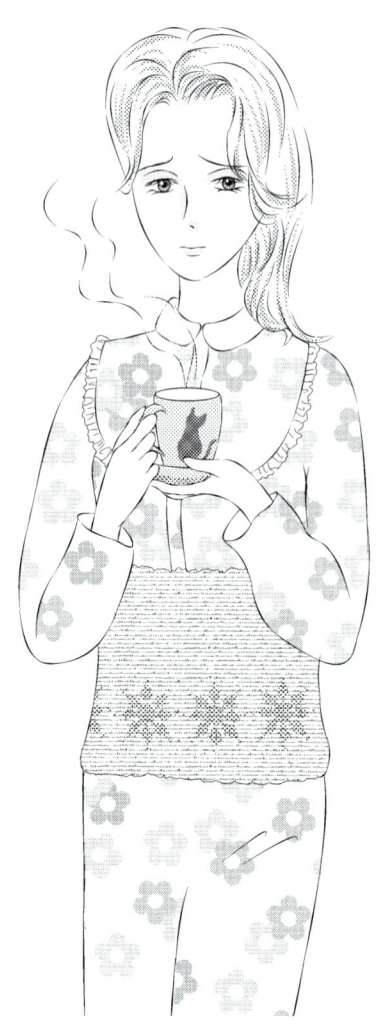

温度への感受性	寒がり，暑着を好む
顔　　色	蒼白
患部の色調	赤みに乏しい
熱　　感	乏しい
口　　渇	なし
尿　　量	多い
尿　の　色	薄い
分　泌　物	薄い，水溶性
便　　通	兎糞，肛門灼熱感のない下痢
性　　格	暗い，陰気
活　動　性	低い
病　　状	沈潜的
脈	徐脈，沈脈

「佐藤　弘：漢方治療ハンドブック，p.8，1999，南江堂」より許諾を得て抜粋改変し転載．

治療は温散：附子、乾姜などの生薬が入った体を温める方剤を使用する。

陽　証

温度への感受性	暑がり，薄着を好む
顔　色	紅潮，眼球充血
患部の色調	発赤
熱　感	強い
口　渇	有り
尿　量	少ない
尿の色	濃い
分泌物	濃い（膿性）
便　通	便秘，肛門灼熱感のある下痢
性　格	明るい，陽気
活動性	高い
病　状	発揚的
脈	頻脈，浮脈

「佐藤　弘：漢方治療ハンドブック，p.8，1999，南江堂」より許諾を得て抜粋改変し転載．

治療は清熱　黄連、黄芩、黄柏、石膏などの生薬が入った体を冷やして熱を冷ます方剤を使用する。

虚証と実証

　日本漢方では体力、体質によって実証、虚証とその中間である虚実間証に分ける。西洋医学的には同じ病名であっても虚実によって使用される方剤が異なってくる。体力や見た目で虚証、実証に分ける考えに否定的な意見もあるが、実際の臨床では便利である。中国から伝来した漢方医学を独自に発展させた我々の大先輩である江戸時代のドクターを尊敬しよう。

虚　証

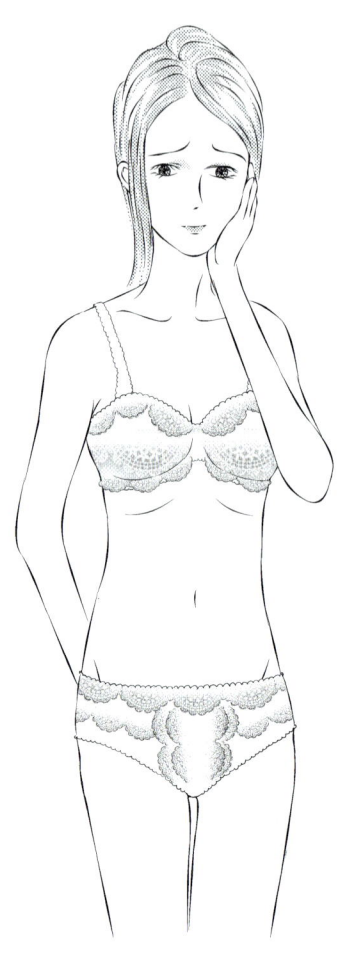

体　　格	きゃしゃ
栄養状態	不良
皮　　膚	乾燥傾向
筋　　肉	発達不良
腹　　力	弱い
心窩部振水音	あり
臍部動悸	あり
食　　欲	なし
便　　通	下痢をしやすい，兎糞様便
活 動 性	消極的，疲れやすい
声	か細い
寝　　汗	良くかく
発熱時の自然発汗	あり
脈	弱い

「佐藤　弘：漢方治療ハンドブック，p.10，1999，南江堂」より許諾を得て抜粋改変し転載．

治　療　人参、黄耆などが入った補剤（気血を補う）を用いる。

実　証

体　　格	がっしり
栄養状態	良好
皮　　膚	光沢あり
筋　　肉	発達良好
腹　　力	強い
心窩部振水音	なし
臍部動悸	なし
食　　欲	あり
便　　通	便秘しやすい
活 動 性	積極的，疲れにくい
声	力強い
寝　　汗	かかない
発熱時の自然発汗	なし
脈	力強い

「佐藤　弘：漢方治療ハンドブック，p.10，1999，南江堂」より許諾を得て抜粋改変し転載．

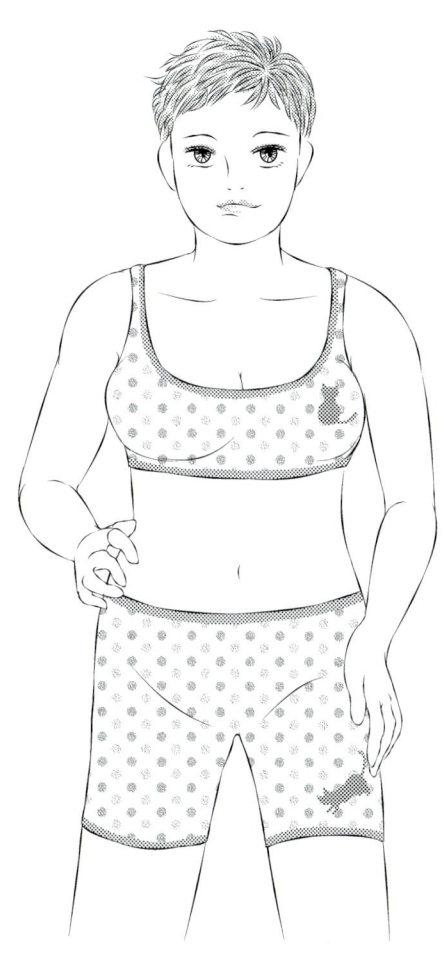

治　療：大黄、麻黄などが入った瀉剤（病邪を排除する）を用いる。

病気の原因

漢方では病気の原因を、外因、内因、不内外因に区別した。

外　因

自然現象の影響を大きく受けて病になると考えた。外因は外感、外邪ともいう。外因の主たるものは、風、寒、暑、湿、燥、熱（火）の六気である。

風　ウイルスや細菌などの伝染性疾患も悪い風が吹いて伝染すると考えた。
寒　寒冷刺激、冷房病など。
暑　日射病、熱中症など。
湿　湿気はリウマチ、神経痛などの誘因となる。
燥　乾燥は呼吸器系、皮膚などの疾患を悪化させる。
熱　火傷など。

内　因

内傷ともいって、病気にかかりやすい体質的素因を指す。
- **三毒**　気血水の不調和によってもたらされる毒である。
- **七情**　人間の持っている七種の感情を指す。強い感情は人体を害する。七情は関連する臓器を傷めると考えられた。

喜　喜びすぎると心を傷める。
怒　怒りすぎると肝を傷める。
憂　くよくよすると肺を傷める。
思　思い悩むと脾（胃腸）を傷める。
悲　ひどい悲しみにあうと肺を傷める。
恐　恐ろしい目にあうと腎を傷める。
驚　ひどく驚くと腎を傷める。

不内外因

内因にも外因にも属さないもの。
- **外傷**　　打撲、切傷、火傷など。
- **誤治**　　誤った治療（iatrogenic disease は昔からあったということ）。
- **不摂生**　食欲や性欲の不摂生、心身の過労、自然に反した生活様式。

第一章 イラストでみる漢方医学の概念

外因

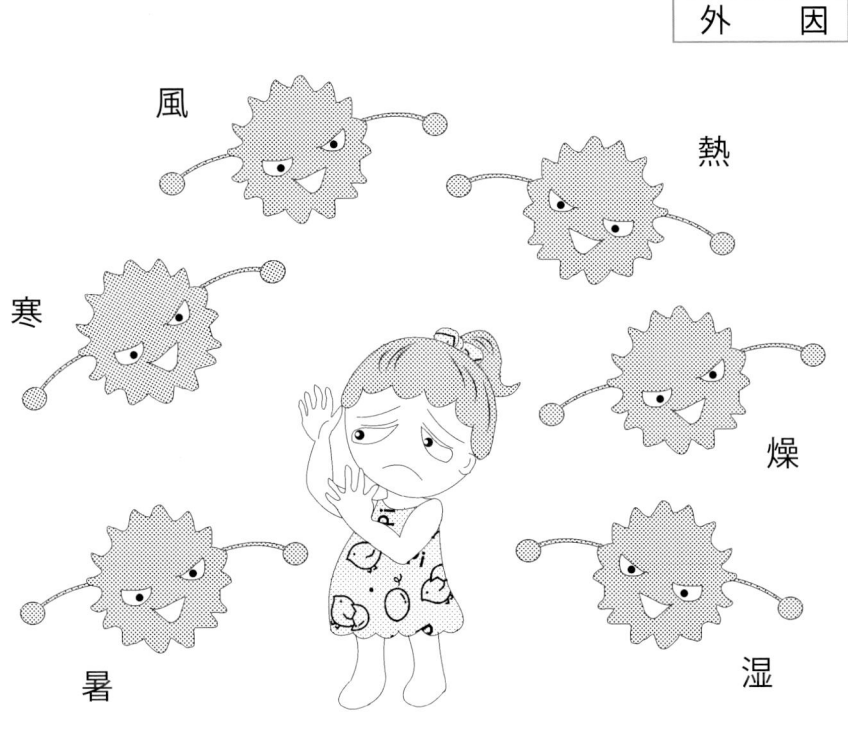

風　熱　寒　燥　暑　湿

内因

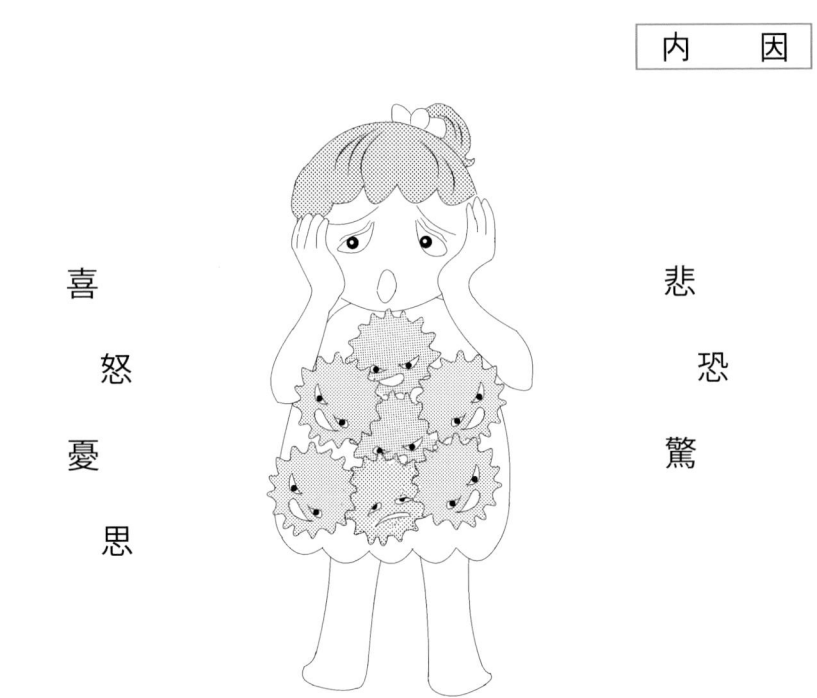

喜怒憂思　悲恐驚

病気の原因　9

気 血 水

　生体は、気、血、水の三要素が体内を循環することによって維持される。

- **気**　生体が生命活動を営む上で必要な目に見えないエネルギーである。気には親から授かって腎に宿っている「先天の気」と、食物や空中から取りこむ「後天の気」とがある。気は上から下へ、内から外へ全身を流れている。気は血や水を運ぶので、気が上手く動かなければ血や水も滞る。気は気血水の中でも最も重要なものであり、「諸病はみな気に生ず」といわれた。

- **血**　生体が栄養の供給や代謝を行う上で必要な赤色の液体。

- **水**　生体が栄養の供給や代謝を行う上で必要な無色の液体。体液や組織液を「津液」と呼び、寒冷や暑熱によって粘性の増したものを「痰」、その薄いものを「飲」と呼ぶ。

　気は目に見えないエネルギーであるので陽に属する。血と水は物質であるので陰に属する。
　これらの三要素が過不足なく、調和が保たれ、順調に体内を循環しているのが理想である。
　気血水には気の足りない**気虚**、気の流れが滞った**気うつ**（気滞ともいう）、気の流れが逆流する**気逆**、血の流れが滞った**瘀血**、血の量が足りない**血虚**、水の偏在した**水滞**の六つの病態がある。

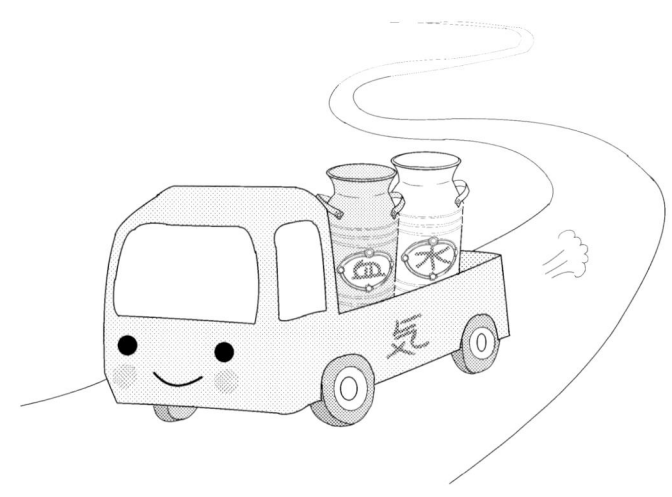

谿　忠人先生は気・血・水について日本漢方の体力による虚証、実証と区別するために病理の虚証、実証と名付けておられる。

- 機能や量の衰弱状態（病理の虚証）
- 機能の停滞や過亢進および病理産物の停滞（病理の実証）

病理の虚実

	虚　証		実　証	
	病　態	治　療	病　態	治　療
気	気　虚	補　気	気　滞	理　気
血	血　虚	補　血	瘀　血	駆瘀血
水（津液）	陰　虚	補陰・滋陰	水　滞	利　水

参考文献 18) p.27，表 8 を元に作成

　陰虚とは血虚の病態が進展して熱を持った状態である。熱といっても炎症の熱のように強い熱証を伴うものではない。口が渇く、掌や足の裏がほてる、舌が紅いなどの症状がみられる虚熱である。中医学では陰虚で熱感の激しい状態を陰虚火旺という。

> **血の道症**　古来日本では月経、産後、更年期などホルモンの変動の激しい時期（確かにこの時期多くの例で出血を伴っている）に起きる頭痛、のぼせ、めまい、発汗、熱感、いらいらなどの心身の不調を血の道症といった。西洋医学的にはこのような病名はないが、西洋医学でいえば更年期障害、月経前症候群、マタニティーブルー、自律神経失調症などを指すと思われる。驚いたことに血の道症は健康保険病名にもちゃんと収載されている。
> 　血の道症に保険適応のある漢方薬は柴胡桂枝乾姜湯、黄連解毒湯、加味逍遥散、温清飲、女神散、三黄瀉心湯、桂枝茯苓丸加薏苡仁と意外に多い。この他にも桃核承気湯、芎帰調血飲など血の道症に有効な方剤は多数あるだろう。
>
> **気の道症**　西山英雄先生は最近は血の道症というより気の道症の患者が増えてきたと述べられている。気の道症は正式の病名ではなく、勿論健康保険病名にも無い。しかし臨床に携わっておられる方ならば誰でも様々なストレスによって気を患った患者が多いことに納得するだろう。漢方には多くの気に働く方剤が用意されており、この分野こそ漢方の最も得意とする分野かもしれない。

気　虚

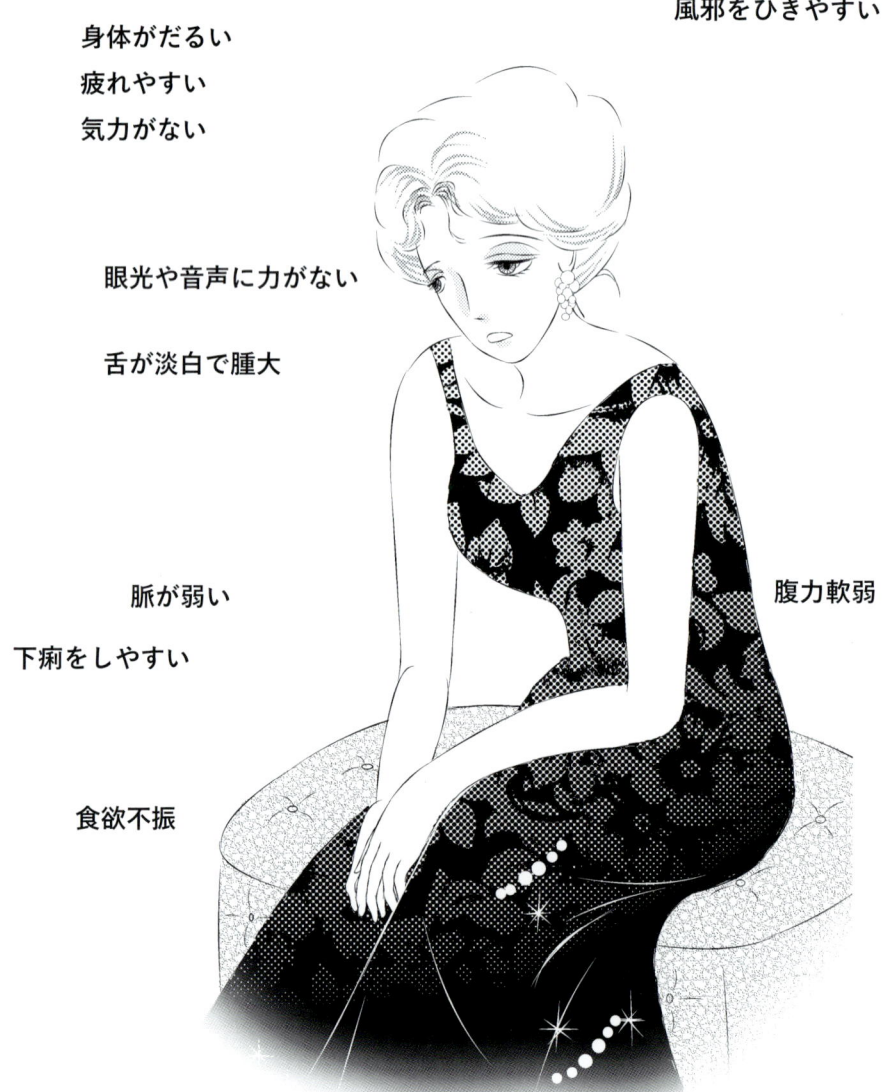

風邪をひきやすい

身体がだるい
疲れやすい
気力がない

眼光や音声に力がない

舌が淡白で腫大

脈が弱い　　　　　　　　　　　　　　腹力軟弱
下痢をしやすい

食欲不振

■ 気の量が足りないことを気虚という。

■ 原　因
- 気の産生が少ない　　先天的な気を貯蔵する腎、飲食物を消化吸収する脾、外気を取りこむ肺などの障害による。
- 気の消耗過多　　病気やストレス、不摂生などで気を過度に消耗したことによる。

■ 症　状

身体がだるい，疲れやすい	気力がない
日中の眠気	食欲不振
下痢をしやすい	風邪をひきやすい
眼光や音声に力がない	舌が淡白で腫大
脈が弱い	腹力軟弱

■ 代表的処方

人参、白朮、黄耆、甘草などの生薬の入った方剤が多く、いずれの方剤も疲労倦怠、食欲不振、気力低下を訴えるものに用いる。

人参湯類　　消化器機能の衰えに

人参湯	消化器症状に（冷え，下痢）
四君子湯	消化器症状に（気虚の基本処方）
六君子湯	消化器症状に（四君子湯に陳皮，半夏を加えたもの）

参耆剤　　気虚に効く人参、黄耆を含む方剤

補中益気湯	疲労倦怠，下痢，咳嗽，微熱，多汗，寝汗に．
帰脾湯	疲労倦怠，不安，抑うつ，不眠，貧血，寝汗に．
加味帰脾湯	帰脾湯証に加えてイライラ，神経過敏，微熱などを伴う症状に．
半夏白朮天麻湯	六君子湯を使いたいような人で，めまい，頭痛，頭重感を伴う症状に．
清暑益気湯	下痢，夏まけ，夏やせに．

建中湯類　　虚弱な小児や若者に用いられる

小建中湯	腹痛，胃腸虚弱，腹直筋緊張に．
黄耆建中湯	小建中湯証に加えて，多汗，寝汗，腹痛を伴う症状に．
当帰建中湯	腹痛に．小建中湯証に加えて，月経痛，貧血，皮膚乾燥を伴う症状に．

気うつ

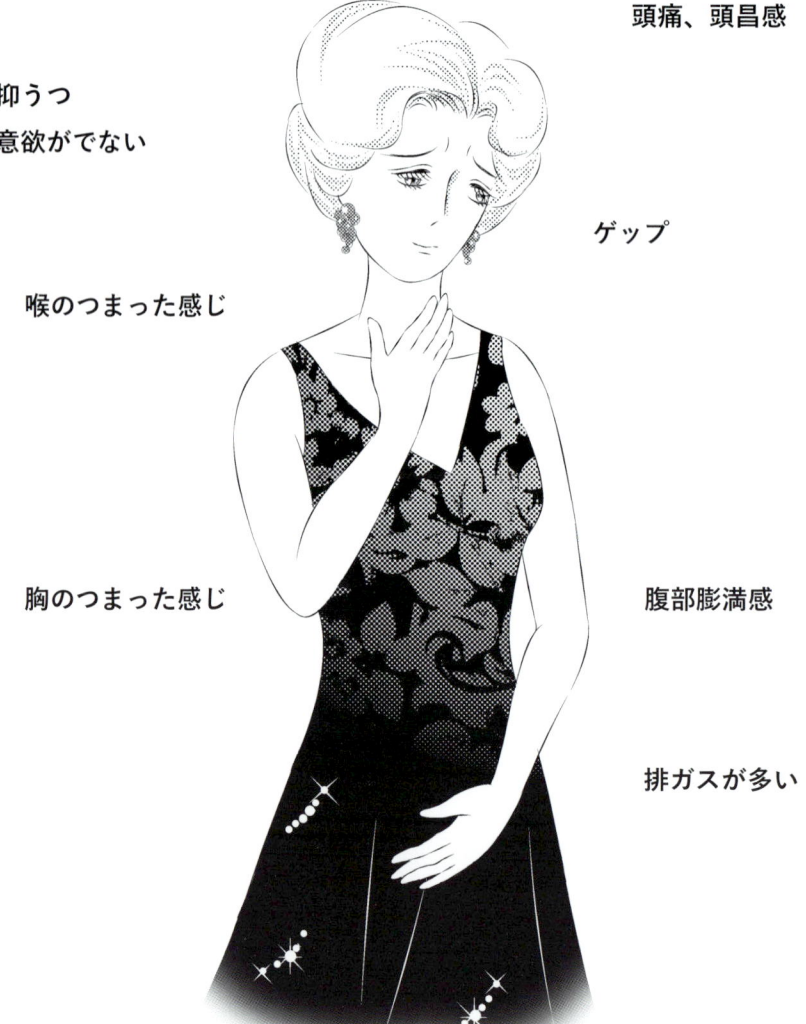

頭痛、頭昌感

抑うつ
意欲がでない

ゲップ

喉のつまった感じ

胸のつまった感じ

腹部膨満感

排ガスが多い

■ 気は全身を廻っているがその循環が滞ったものを気うつという。気滞とも呼ばれている。

■ 原　　因
ストレスによって気の流れが滞ったもの。

■ 症　　状

抑うつ	意欲が出ない
頭重感	咽のつかえ（咽中炙臠，梅核気）
胸がつまった感じ，呼吸がしにくい感じ	腹部膨満感
ゲップ，おなら	腹部の鼓音
朝起きにくく調子が出ない	症状が変わりやすい

■ 代表的処方
厚朴、紫蘇葉、香附子、柴胡などの生薬が入った方剤が用いられる。特に肝の気が滞った（肝気うっ結）場合は柴胡剤を用いる。

香蘇散	平素虚弱な人に．胃腸に元気を与えながら気をめぐらせる．
半夏厚朴湯	のどの奥や前胸部に何かつまった感じを訴える人に．
柴朴湯	小柴胡湯と半夏厚朴湯を合わせたもの．
柴胡加竜骨牡蛎湯	抑うつや精神不安の強い人に．
柴胡剤	ストレスのために胸脇苦満のある人に．
女神散	のぼせ，めまい，頭痛などがあり訴えの頑固なものに．

気　逆

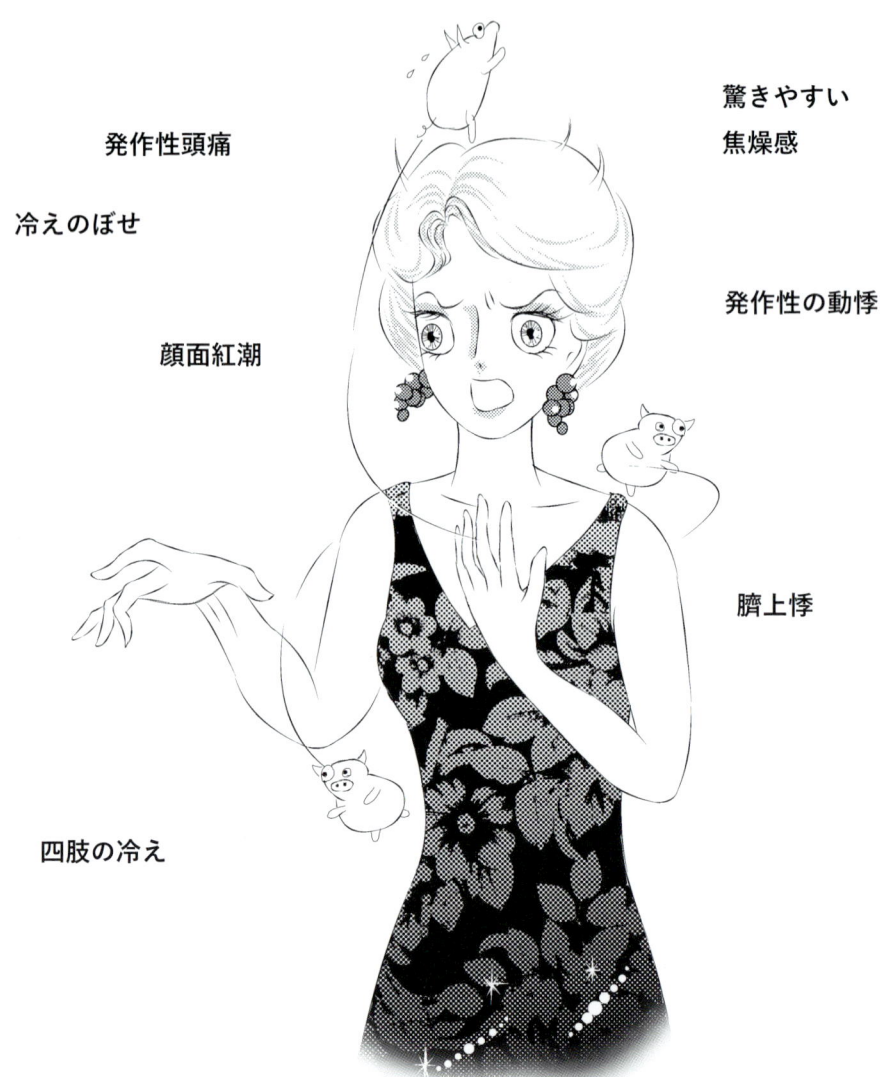

発作性頭痛

冷えのぼせ

顔面紅潮

四肢の冷え

驚きやすい
焦燥感

発作性の動悸

臍上悸

■ 気の順行に失調をきたしたもの。

■ 原　　因
気の流れは中心から末梢へ、上半身から下半身へ巡回するものであるが、この流れに異常をきたしたものを気逆という。

■ 症　　状

のぼせ感	顔面紅潮
下肢・四肢の冷え	発作性の発汗
動悸発作	発作性の頭痛
咳嗽発作	腹痛発作
物事に驚きやすい	焦燥感にかられやすい

腹部を起点に発作的に気が上衝し、動悸、頭痛、めまい、失神などを起こす病態を奔豚気という。

■ 代表的処方
桂枝、紫蘇葉、半夏、黄連などの生薬の入った方剤が用いられる。

処方		適応
苓桂甘棗湯		発作性ののぼせ，動悸，頭痛，めまい，不安などに．エキス剤では苓桂朮甘湯と甘麦大棗湯を合法する．
苓桂朮甘湯	虚	のぼせ，動悸，めまい，頭痛，たちくらみ，神経過敏，不安に．
桂枝加竜骨牡蛎湯		のぼせ，動悸，神経過敏，不安，不眠，多夢，性欲減退，性的ノイローゼ，疲労倦怠感，寝汗，夜泣き，夜尿に．
桂枝人参湯		人参湯の証で，のぼせ，頭痛，動悸などを伴う症状に．
桂枝茯苓丸	実	気逆と瘀血のある更年期障害，月経困難症などに．
桃核承気湯		気逆と瘀血のある更年期障害，月経困難症などに．

瘀　　血

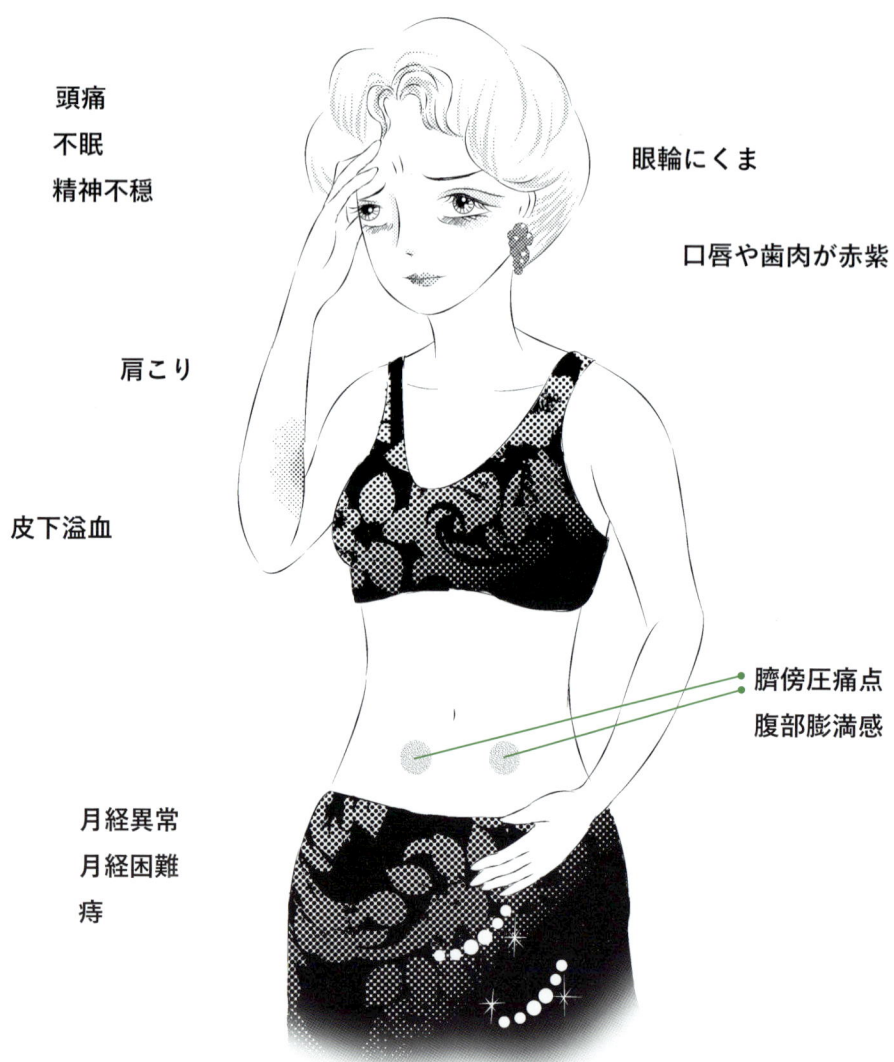

頭痛
不眠
精神不穏

眼輪にくま

口唇や歯肉が赤紫

肩こり

皮下溢血

臍傍圧痛点
腹部膨満感

月経異常
月経困難
痔

■ 血の流れが停滞した状態を瘀血という。

■ 原　　因
ストレス、打撲、運動不足、睡眠不足、食べ過ぎ、便秘などが原因となって起こる。月経およびその前後、出産、産褥、更年期などは瘀血となりやすい。打撲や痔疾も瘀血である。

■ 症　　状

頭痛，肩こり	腰痛，手足の痛み
月経障害，痔	不眠，精神不穏
顔面・眼瞼部が暗赤紫	口唇・歯肉・舌が赤紫，青色
	舌の辺縁に紫色の斑点
手掌紅斑，細絡	皮下溢血，紫斑
臍傍抵抗圧痛	右下腹部・左下腹部抵抗圧痛
口乾（口は渇くが水は飲みたくない）	腹部膨満感
全身あるいは局所の灼熱感	出血しやすい

■ 代表的処方
牡丹皮、桃仁、芍薬、当帰、川芎、紅花などの駆瘀血作用のある生薬が入った方剤が用いられる。

当帰芍薬散	虚	月経困難，不妊症，妊娠中のトラブル，更年期などに．
加味逍遥散		冷えのぼせを伴う月経困難，PMS，更年期障害，皮膚のトラブルに．
温経湯		手足のほてり，唇の乾燥，冷え，月経不順などを伴うことが多い症状に．
芎帰調血飲		産後の悪露排出促進，マタニティーブルーに．
腸癰湯	虚実間	駆瘀血剤・抗炎症剤として広く使える．

桂枝茯苓丸	実	最も一般的な駆瘀血剤．
大黄牡丹皮湯		下腹部の炎症に．切らずに治す虫垂炎の薬として有名．
桃核承気湯		最も実証向き駆瘀血剤．月経困難，PMS，更年期障害などに．
通導散		実証タイプの瘀血と気滞を取る．

血　虚

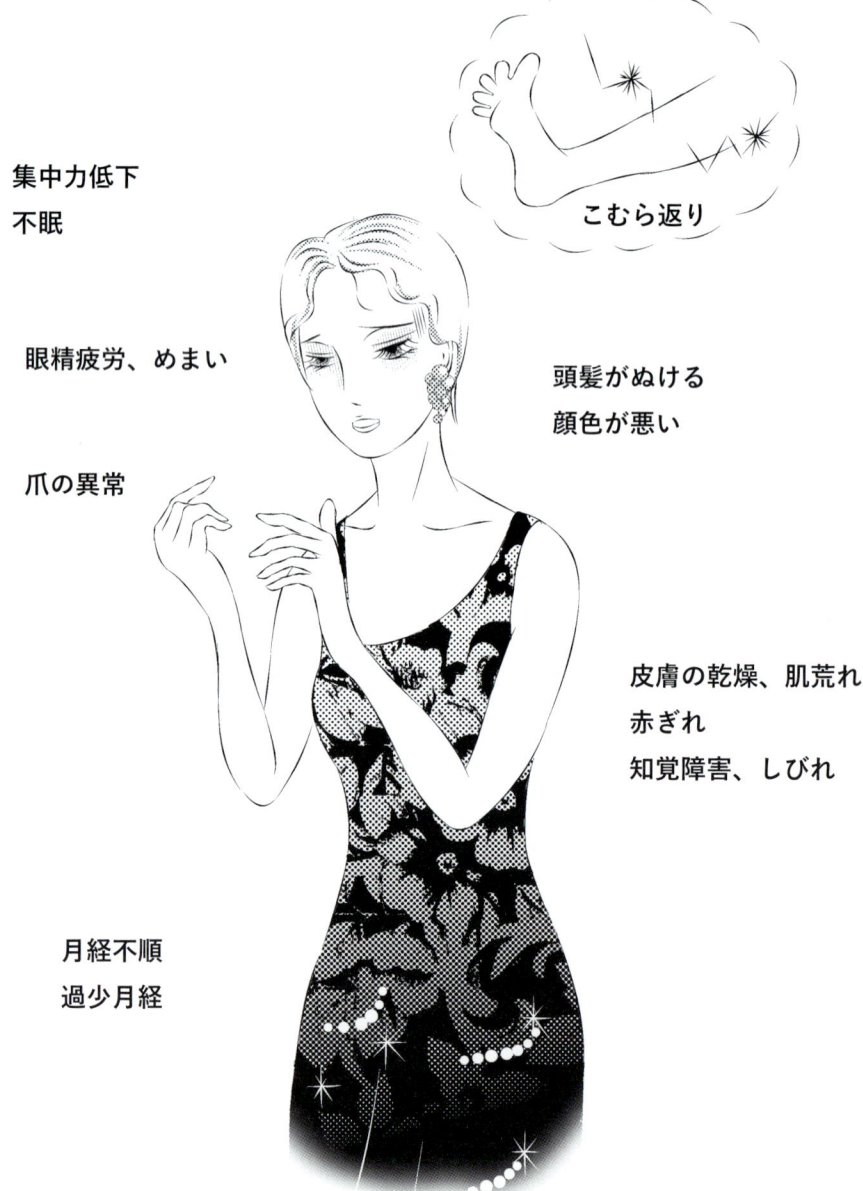

集中力低下
不眠

眼精疲労、めまい

爪の異常

こむら返り

頭髪がぬける
顔色が悪い

皮膚の乾燥、肌荒れ
赤ぎれ
知覚障害、しびれ

月経不順
過少月経

■ 血の不足した状態を血虚という。

■ 原　　因
- 血の消費が多い（消化管・子宮などからの出血、消耗性疾患）。
- 血の産生不足。

■ 症　　状

集中力低下，不眠	眼精疲労，めまい
顔色不良	頭髪が抜けやすい
皮膚の乾燥，肌荒れ，あかぎれ	爪の異常，爪がもろい
知覚障害，しびれ	こむら返り
月経不順	腹直筋緊張

西洋医学の貧血による症状も血虚に含まれるが、血によって栄養される眼、皮膚、爪、毛髪、筋肉などに現れた症状も血虚によるとされる。

■ 代表的処方
当帰、芍薬、熟地黄などの生薬が入った方剤が用いられる。

四物湯	当帰，地黄，芍薬，川芎からなる血虚の基本的方剤．女性の聖薬と呼ばれている．
芎帰膠艾湯	四物湯に止血作用のある艾葉，阿膠などを加えたもの．出血傾向のある血虚に（特に下半身の出血によい）．
七物降下湯	四物湯に降圧作用のある釣藤などを加えたもの．血虚の症状がみられる高血圧症のQOL改善に．
当帰飲子	四物湯に皮膚病に効く荊芥，黄耆などを加えたもの．血虚による皮膚の乾燥，かゆみ，湿疹に．
温経湯	手足のほてり，口唇の乾燥，月経不順，更年期障害，指掌角皮症などに．
十全大補湯	血も気も虚した（気血両虚）虚弱者に．
人参養栄湯	十全大補湯に，健胃，去痰，鎮静作用を加えたもの．
大防風湯	十全大補湯に似て，関節の痛みや腫れのあるものに．

水　滞

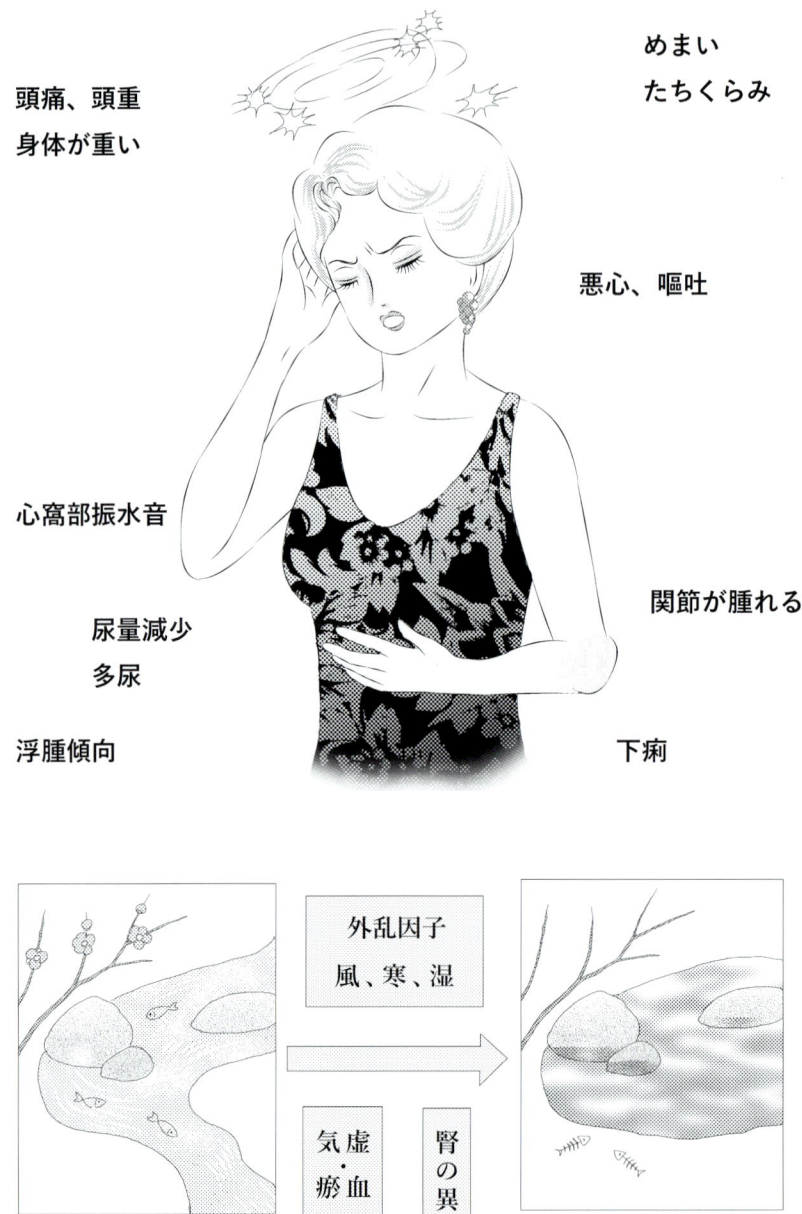

頭痛、頭重
身体が重い

めまい
たちくらみ

悪心、嘔吐

心窩部振水音

関節が腫れる

尿量減少
多尿

浮腫傾向

下痢

外乱因子
風、寒、湿

気虚・瘀血　腎の異常

水の停滞、偏在

■ 水の偏在した状態を水滞という。水毒ともいう。

■ 原　　因
水分の代謝障害のため体内の水分の分布異常が起こったもの。

■ 症　　状

体が重い感じ	頭痛，頭重感
車酔い	めまい，たちくらみ，耳鳴り
水様鼻汁，咳嗽，喘鳴	悪心，嘔吐
水瀉性下痢	関節のこわばり，腫脹
浮腫傾向	尿量減少，尿量過多
胃部振水音	胸水，腹水，心のう水
発汗過多	

■ 代表的処方

白朮、蒼朮、茯苓、猪苓、沢瀉、半夏、黄耆、滑石などの生薬が入った方剤が用いられる。

全　身	苓桂朮甘湯	虚	のぼせ，めまい，たちくらみ，動悸に．
	真武湯		冷え，めまい，下痢に．
	五苓散	虚実間	代表的利水剤．口渇，尿量減少，自然発汗を伴っていれば何の疾患に対しても有効．
	猪苓湯		排尿痛に．自然発汗なし．
関節・皮膚	防已黄耆湯	虚	水太り，多汗，膝関節症に．
	桂枝加(苓)朮附湯		冷え性の神経痛，リウマチ，半身不随に．
	麻杏薏甘湯	虚実間	表の湿を取る．関節リウマチ，イボに．
	薏苡仁湯		表の湿を取る．関節リウマチ，関節炎に．
	越婢加朮湯	実	表に熱と湿のあるもの．関節リウマチ，関節炎，腎炎，湿疹などに．
胸　内	木防已湯	虚実間	心不全，心臓性喘息，肺水腫，腎炎等に．
	小青竜湯		水っぽい鼻汁や喀痰のある呼吸器疾患に．
胃　腸 胃内停水 がある	茯苓飲	虚	みぞおちの痞え，胃内停水を取る処方．
	平胃散		急・慢性胃炎，消化不良に広く用いられる．
	小半夏加茯苓湯		つわりの特効薬として有名．
	人参湯		冷え，疲労感，胃腸虚弱に．

古来「怪病は痰を治すべし」と言われ、診断のつきにくい難しい病気は水毒によることが多いから駆水の方法をとることが大切とされた。

人体の構成

　人体を構成する重要なものが五臓六腑である。
　五臓とは肝、心、脾、肺、腎のことで、いずれも充実性の臓器で陰に属する。
　六腑とは胆、小腸、胃、大腸、膀胱、三焦で飲食物の消化運搬に携わり、中は空で陽に属する。
　臓と腑（肝と胆、心と小腸、脾と胃、肺と大腸、腎と膀胱）は表裏（臓が裏、腑が表）の関係にあり、互いに影響しあっている。

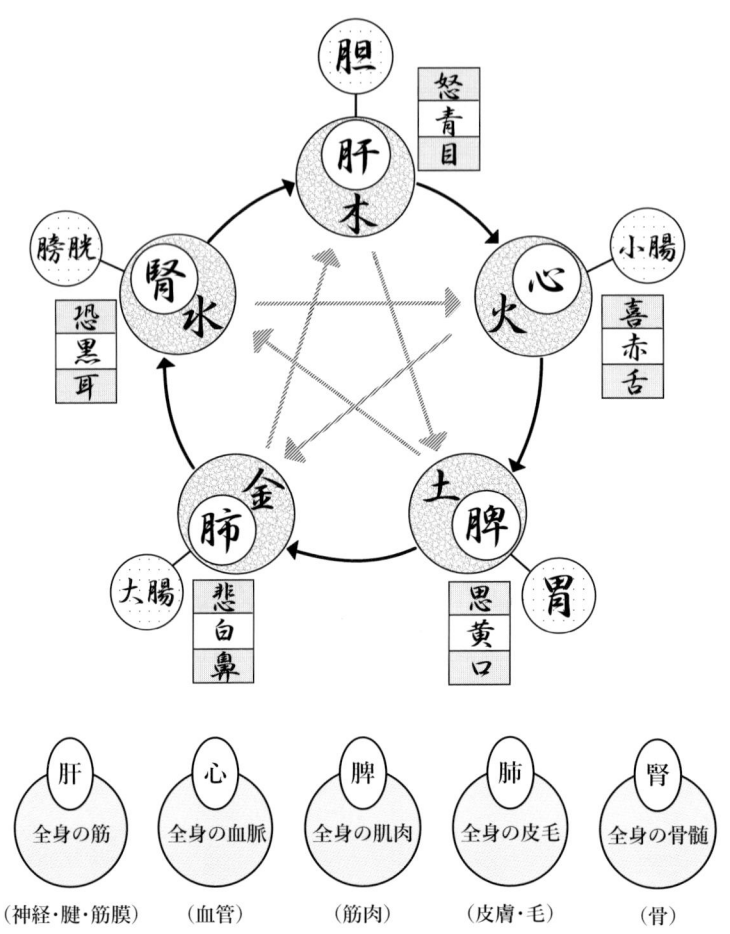

　五臓はそれぞれ主宰管理する部門がある。肝は筋（神経、腱、筋膜）、心は血脈（血管）、脾臓は肌肉（筋肉）、肺は皮毛（皮膚・毛）、腎は骨髄（骨）を管理している。例えば神経、腱の異常では肝の病を、皮膚の異常では肺の病を、骨の異常では腎の病を考える。
　肝は目、心は舌、脾は口、肺は鼻、腎は耳に開孔する。肝の病は目に、心の病は舌に、脾の病は唇に、肺の病は鼻に、腎の病は耳に現れる。

五行と五臓六腑

　古代中国では、この世の全てが五行（木、火、土、金、水）によって構成されており、五行は互いに助けあう相生と互いに牽制する相剋の関係を成していると考えた。

　相生とは、木は燃えて火となるため木は火の母（木生火）、火は燃えて灰となるため火は土の母（火生土）、土の中から金が出てくる土は金の母（土生金）、金が冷えれば表面に水滴が付き金は水の母（金生水）、水は木を養うため水は木の母である（水生木）という関係を指す。

　相剋とは、木は土を砕き（木剋土）、土は水をせき止め（土剋水）、水は火を消し（水剋火）、火は金を溶かし（火剋金）、金は木を切る（金剋木）という関係である。

　人体を構成する五臓六腑にも五行が当てはめられている。各々肝は木、心は火、脾は土、肺は金、腎は水である。六腑も三焦以外は五行に当てはめられている。これらの臓器は五行の理論に従って互いに相生相剋の関係にあると考えられた。

　相生相剋理論は、五臓のどれかの調子が悪くなると、いずれ他の臓器へも影響することを現わしている。

　五臓六腑は解剖学的な臓器と同一のものではなく、解剖や生理学の発達していない時代に考えられたものであるから多分に観念的、哲学的なものである。

　余談だが五行は占いにも活用されており、生年月日によって各人五行に割り当てられる。金性生まれの彼女が「彼っていつも私を守ってくれてとてもたよりになると思ったら彼は土性の人だったわ（土生金）」とか、水性生まれの人が「僕の上司なんだか苦手で気持ちが通じないと思ったら土性の人だったよ（土剋水）」というわけだ。当たるも八卦、当たらぬも八卦、興味のある方はお試しあれ。

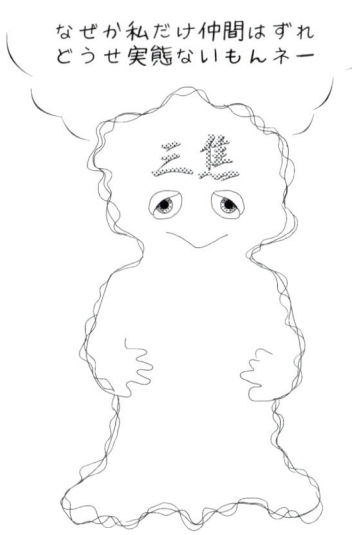

三　焦
水分代謝全般の機能を司る架空の臓器。
なにを表しているか不明だが、胸膜、腹膜などではないかという説もある。

上　焦　横隔膜より上。心や肺。
中　焦　横隔膜より下で、臍より上。胃や脾。
下　焦　臍から下。肝、胆、小腸、大腸、腎、膀胱。

肝の失調

頭痛　　　　　　　　　　怒りっぽい

精神不穏　　　　　　　眼精疲労

筋肉のけいれん

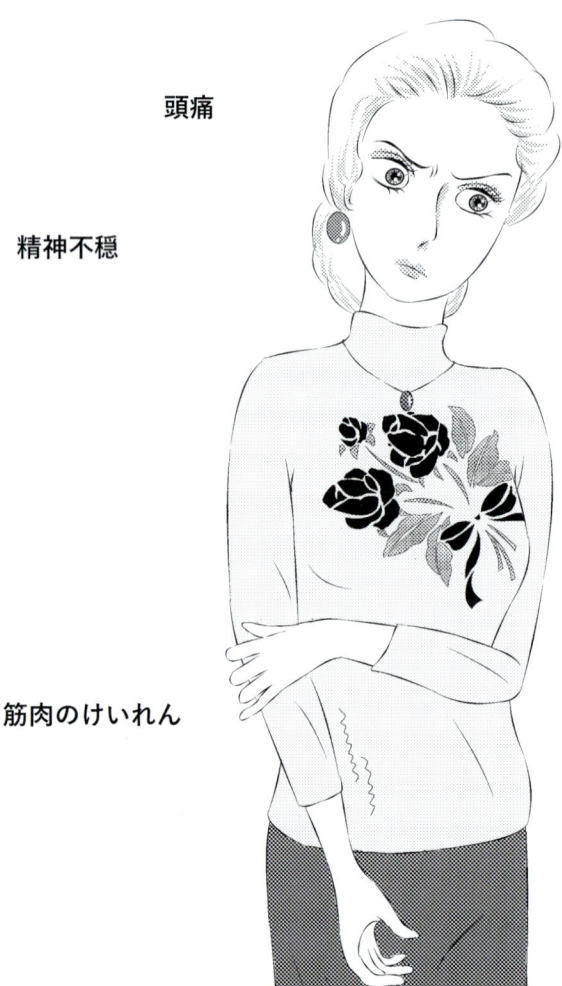

■ 肝の働き

- 肝は「将軍の官」といわれ、病邪を防ぐ一切の思慮、計謀を司る。情緒を安定させ、精神状態を快適に保つ。
- 新陳代謝と解毒を担う。
- 血を貯蔵し、その循環を調節する。
- 筋肉の緊張を調節し、その運動を統率する。
- 素問に「肝は目に開孔す」とあり、目の病気と関係する。

■ 症　状

いらいら、興奮、怒りっぽい、神経過敏、頭痛、めまい、不眠、筋肉のけいれん、眼精疲労。

■ 代表的処方

抑肝散加陳皮半夏 釣藤散	虚	抑肝散証で，胃腸虚弱，胃部振水音，易疲労に． 頭痛，めまい，眼痛，神経過敏，健忘，高血圧に．
抑肝散 加味逍遥散	虚実間	肝気の高まりを抑える代表的方剤． 精神不安，焦燥感，発作性の熱感，月経異常に．
柴胡桂枝湯などの 柴胡剤		頭痛，けいれん，肩こり，易怒性，神経過敏，胸脇苦満に．

　ストレスによる肝の気の滞り（肝気うっ結）には柴胡剤が使用される。実証から虚証まで多種の柴胡剤があるので証に従って使用する。

虚	虚実間	実
柴胡桂枝乾姜湯	小柴胡湯	大柴胡湯
補中益気湯　柴胡桂枝湯		四逆散
加味逍遥散　抑肝散		柴胡加竜骨牡蛎湯
抑肝散加陳皮半夏		
加味帰脾湯		

心の失調

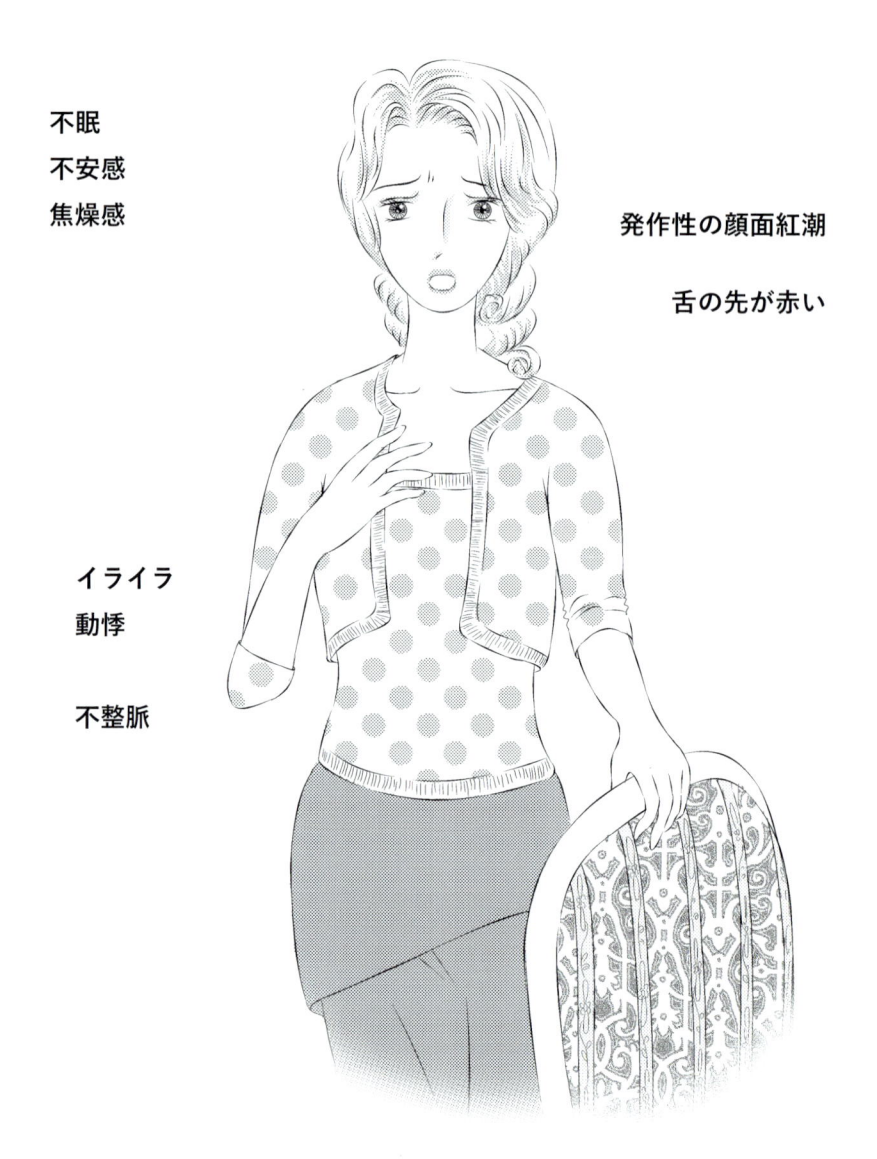

不眠
不安感
焦燥感

発作性の顔面紅潮

舌の先が赤い

イライラ
動悸

不整脈

■ 心の働き

- 心は「君主の官」と呼ばれ、精神の中枢であり、全ての生命活動は心により統率されている。
- 意識水準を保つ。
- 思考活動を担う。
- 覚醒、睡眠のリズム調整を行う。
- 血の循環を維持する。
- 素問に「心は舌に開孔する」とあり、心の失調により舌が赤くなり、舌のもつれ、味覚異常を起こす。

■ 症　状

動悸、不整脈、不眠、嗜眠、焦燥感、集中力低下、不安、いらいら、情緒不安定、顔面紅潮、舌尖の赤み。

■ 代表的処方

炙甘草湯	虚	動悸，息切れ，脈の結代，易疲労に.
酸棗仁湯		不眠，嗜眠に.
半夏瀉心湯	虚実間	精神不安，神経過敏，腹鳴，悪心，嘔吐，胸やけ，心窩部抵抗に.
三黄瀉心湯	実	顔面紅潮，イライラ，出血，心窩部抵抗，便秘，熱感のある人に.

脾の失調

血色が悪い
口唇の色が悪い

気力がない

食欲低下
胃もたれ

腹満、腹痛
下痢

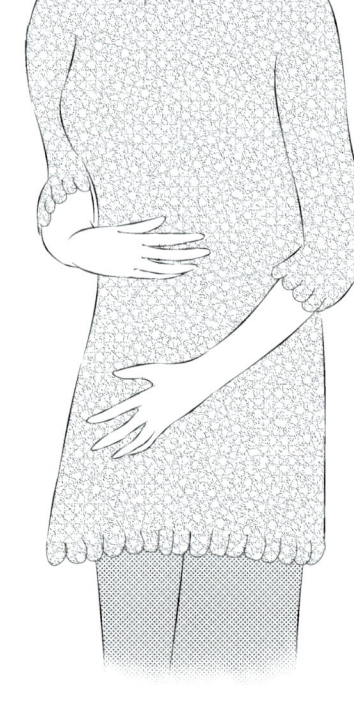

不正出血

四肢がやせ細る

■ 脾の働き

- 脾は運化の中枢といわれ、飲食物を消化し栄養を吸収し全身に運ぶ。
- 血管壁の機能維持や止血機能を担う。
- 筋肉を生成し、その栄養にあずかる。
- 脾は口に開孔し、口唇の色を保つ。

■ 症　状

腹部膨満、腹鳴、下痢、消化不良、食欲不振、血色が悪い、慢性的な血便、慢性的な月経過多、不正出血、全身が痩せて四肢に力がなくなる、口唇の色が悪い。

■ 代表的処方

人参湯		冷え，倦怠感，下痢などを伴う胃腸障害に．
四君子湯		人参，朮，茯苓，甘草の四種類の上薬を含む気虚の基本処方．
六君子湯		四君子湯に湿を取る陳皮，半夏を加えたもの．
補中益気湯		四君子湯をベースに気力を高め，内臓下垂をアップする作用を加えたもの．
帰脾湯	虚	四君子湯をベースに，不眠，健忘，貧血などに効く生薬を加えたもの．
加味帰脾湯		帰脾湯に，のぼせ，イライラを取る柴胡，梔子を加えたもの．
啓脾湯		六君子湯に似ているが，下痢を止める生薬が多い．
小建中湯		中焦を建てる（消化機能をしっかりさせる）薬．
黄耆建中湯		小建中湯に気を補う黄耆を加えたもの．
当帰建中湯		小建中湯から膠飴を除き，血を補う当帰を加えたもの．
大建中湯		腹部の冷え，腹痛，腹部膨満，腸蠕動異常に．

肺の失調

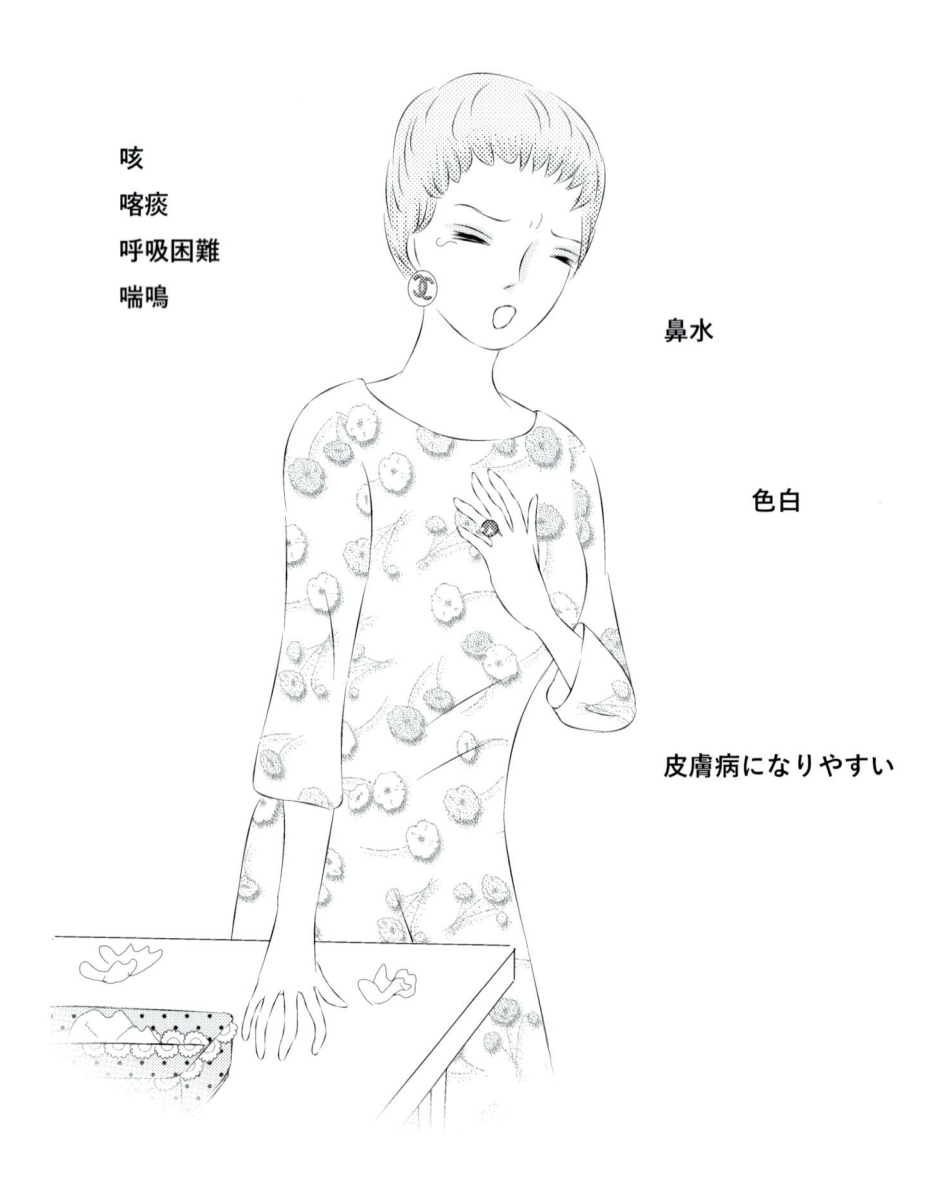

咳
喀痰
呼吸困難
喘鳴

鼻水

色白

皮膚病になりやすい

■ 肺の働き
- 肺は呼吸によって天空の気を吸入し、気を生成する。
- 水の散布と排泄を調節する。
- 皮膚機能を維持し、外邪の侵入を防ぐ。
- 素問では「肺は鼻に開孔する」とされ、肺の異常で鼻づまりや嗅覚の異常をきたす。

■ 症　状
呼吸困難、息切れ、喘鳴、胸が塞がった感じ、咳嗽、喀痰、鼻水。

■ 代表的処方

苓甘姜味辛夏仁湯	虚	冷え性で喘鳴があり，水っぽい痰の出る人に．
麦門冬湯		乾咳，痰の切れにくい咳，嗄声，妊婦の咳に．
麻黄附子細辛湯		老人や虚弱者の風邪，気管支炎，アレルギー性鼻炎に．
滋陰降火湯		陰(血や水)を潤すことによって熱を下げ，鎮咳・去痰する薬．
滋陰至宝湯		
清肺湯	虚実間	粘稠で切れにくい痰を伴う頑固な咳に．
神秘湯		気管支喘息，気管支炎で呼吸困難が著しい症状に．
小青竜湯		水っぽい痰，鼻水，咳，くしゃみ，喘鳴に．
麻黄湯	実	実証の風邪・インフルエンザの初期に．
麻杏甘石湯		麻黄湯から桂枝を除き，消炎・解熱作用の強い石膏を加えたもの．
五虎湯		麻杏甘石湯に鎮咳・去痰作用のある桑白皮を加えたもの．

腎の失調

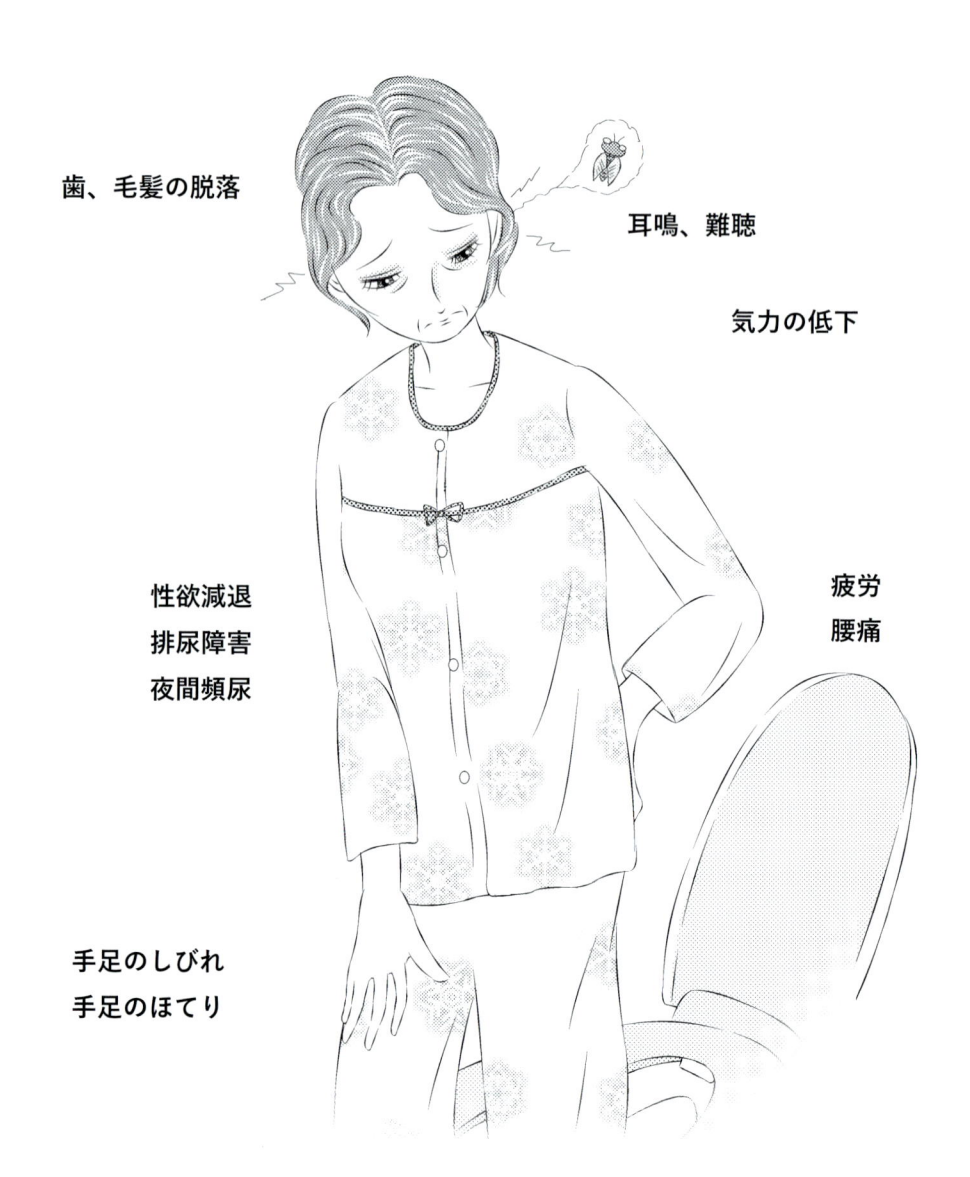

歯、毛髪の脱落

耳鳴、難聴

気力の低下

性欲減退
排尿障害
夜間頻尿

疲労
腰痛

手足のしびれ
手足のほてり

■ 腎の働き

- 腎には父母から受け継いだ先天的な腎気が宿っている。
- 腎気は成長、発育、生殖に不可欠なものである。
- 腎は水の代謝、排泄を調節する。
- 骨、歯、髪の形成・維持。
- 知能、知覚、運動機能の発達と維持。
- 呼吸機能を調整。
- 素問には「腎は耳に開孔する」とあり、腎の衰えは耳鳴り、難聴を招く。

■ 症　状

疲労倦怠、性欲減退、精神活動の低下、骨の退行性変化、歯・毛髪の脱落、視力・聴力の低下、排尿障害、腰痛、下肢の痛み・しびれ・脱力感、四肢の冷え・ほてり、腹診所見で小腹不仁。

■ 代表的処方

八味地黄丸	虚	腎虚の代表的方剤.
牛車腎気丸		八味地黄丸証に加えて痛み, しびれ, 浮腫が強い人に.
六味丸		手足にほてりがある症状に.

　腎の働きが衰えた状態を**腎虚**という。
　腎には両親から受け継いだ先天の気が宿っており、年齢とともに消長する。変化は女子では7歳ごとに、男子では8歳ごとに起きるとされる。

	女　子		男　子
7歳	腎気の働きが活発になる.	8歳	腎気の働きが活発になる.
14歳	月経が始まり, 子を産む能力が完備する.	16歳	精気が充実し, 生殖能力ができる.
21歳	親しらずが生え, 体格は頂点になる.	24歳	親しらずが生え, 体格は頂点になる.
28歳	筋骨充実し, 毛髪も豊かになる. 女ざかりになる.	32歳	筋骨隆盛, 肌肉に力あふれ, 身体は最盛期となる.
35歳	顔に皺ができ, 髪が抜け始める.	40歳	腎気が衰え始め, 脱毛が始まる.
42歳	顔に皺ができ, 白髪が出てくる.	48歳	顔面憔悴, 白髪が増える.
49歳	閉経する.	56歳	精気欠乏, 身体全体が疲弊.
		64歳	歯も髪も抜け, 腎気つきる.

漢方の勉強が嫌になる理由

　漢方の本を読んでまず嫌になるのが陰だの陽だのといったなじみの無い言葉である。しかも同じ言葉でも二千年の長い歴史のなかで様々な解釈が生まれた。
　虚・実という字は至る所に出てくるが中国の古書では「実は病邪の実、虚は精気の虚」である。しかし日本漢方では体力によって虚証、実証に分類される。虚・実には元来の病理的な虚実と日本風な体質の虚実の二通りの用いられ方がある。「彼女は虚証で裏実である」と聞くと難しいが日常語にすると「彼女は華奢な人だがお腹はウンコがいっぱい詰まっているよ」となる。

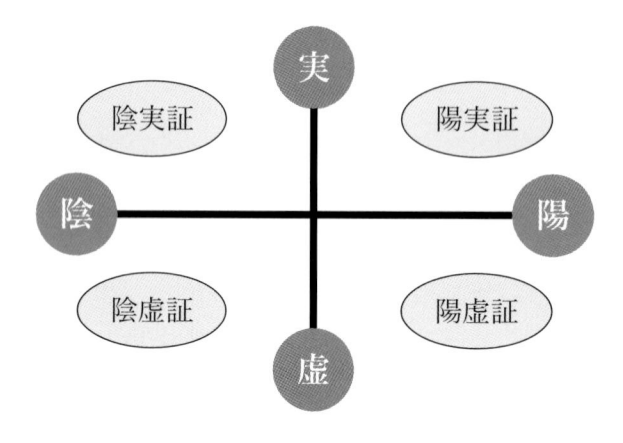

```
          実
  陰実証      陽実証
陰ーーーー＋ーーーー陽
  陰虚証      陽虚証
          虚
```

　日本漢方では陰・陽・虚・実によって図のような考えで処方を考える。
　たとえば風邪の患者が弱弱しい老人（虚証）で、悪寒し、脈は沈み、青白い顔をしていたら（陰証）この患者さんには麻黄附子細辛湯などの陰虚証向きの処方を投与する。また華奢な若い女性（虚証）が発熱、頭痛して少し頬が赤くなっていたら（陽証）この患者さんには桂枝湯などの陽虚証の処方を投与する。
　ところが同じ陰虚でも中国では血虚の症状に手掌や足の裏にほてり感があるなどの熱証（虚熱）を伴ったものを陰虚という。使用される方剤は六味丸、滋陰降火湯などで、日本漢方の陰虚証で使用される薬とは異なったものになる。
　気虚の症状に全身の冷えを伴う状態を陽虚といい八味地黄丸、真武湯などが用いられ、日本漢方の陽虚証とは異なっている。
　さらに分かりにくくしてしまう理由は、漢方の本を読んでいると同じ先生が場合によって同じ言葉を日本風に使ったり、中国風に使ったりしていることにある。勿論その先生は両方の意味を十分御存じで使い分けておられるのだが、初心者としては混乱してしまう。なにしろ二千年の歴史があるのだから様々な学者が様々に発展させたので様々な相違があるのは当然であるが。

六　病　位

　中国の医学書「傷寒論」は、急性の感染症にかかった発病から最終ステージまでを六つの病期に分けて記載している。それは三つの陽病（太陽病、少陽病、陽明病）と三つの陰病（太陰病、少陰病、厥陰病）から成っている。これを「三陰三陽」という。

　陽病とは病邪に対し発熱、悪寒などの積極的な反応がある時期で、体力があり、充分に抵抗力のある状態である。陰病とは発熱がなく、悪寒のみで、体力が低下し、抵抗力が衰えた状態である。

　傷寒（重症の感染症、腸チフスなど）や中風（普通の風邪など）にかかったとき、まず普通は太陽病から始まり、数日後少陽病に移行する。更に病勢が強ければ陽明病となる。やがて病邪が体力を上回れば陰病となり、太陰、少陰、厥陰病と移行し、回復しなければ死にいたる。人によっては必ずしもそのままの経路をたどらず、太陽病から陽明病に移行することもあれば、太陽病から直接陰病に移行することもある。また、虚弱者や老人ではいきなり陰病から発症することもある（直中の少陰という）。

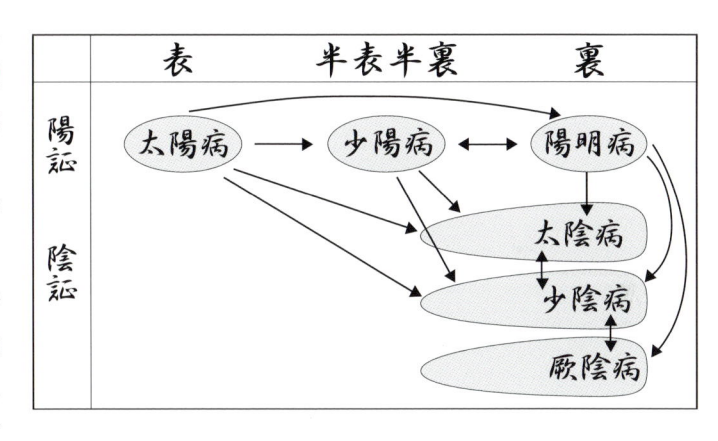

　傷寒論では六病位に対して各々適切な方剤が指示されている。傷寒論の素晴らしさは、この六病位の治療法が急性の感染症のみならず慢性疾患にも応用できることである。慢性疾患といえども緩慢に急性疾患の経過をたどるので慢性疾患の患者も六病位のいずれかの症候を示しており、対応する病位の方剤を与えることとなる。慢性疾患に応用される方剤は少陽病と太陰病に対する方剤が多い。

　森鷗外は「人生は慢性疾患のようだ」と語ったそうで、確かに成長し、恋や仕事に情熱を燃やして、やがて老化して死に至る経過は慢性疾患に似ている。人生の縮図が慢性疾患であり、慢性疾患の縮図が急性疾患だと考えれば面白い。

| 併　病 | 一病期の経過中に他の病期の病像が加わったもの。例えば風邪で初発症状である頭痛発熱がまだ続いているのに胃の辺りがムカムカしてきた等（太陽病と少陽病の併病。柴胡桂枝湯を用いる）。 |
| 合　病 | 病の初発から二、三の病期の病像を現わしているもの。 |

太 陽 病

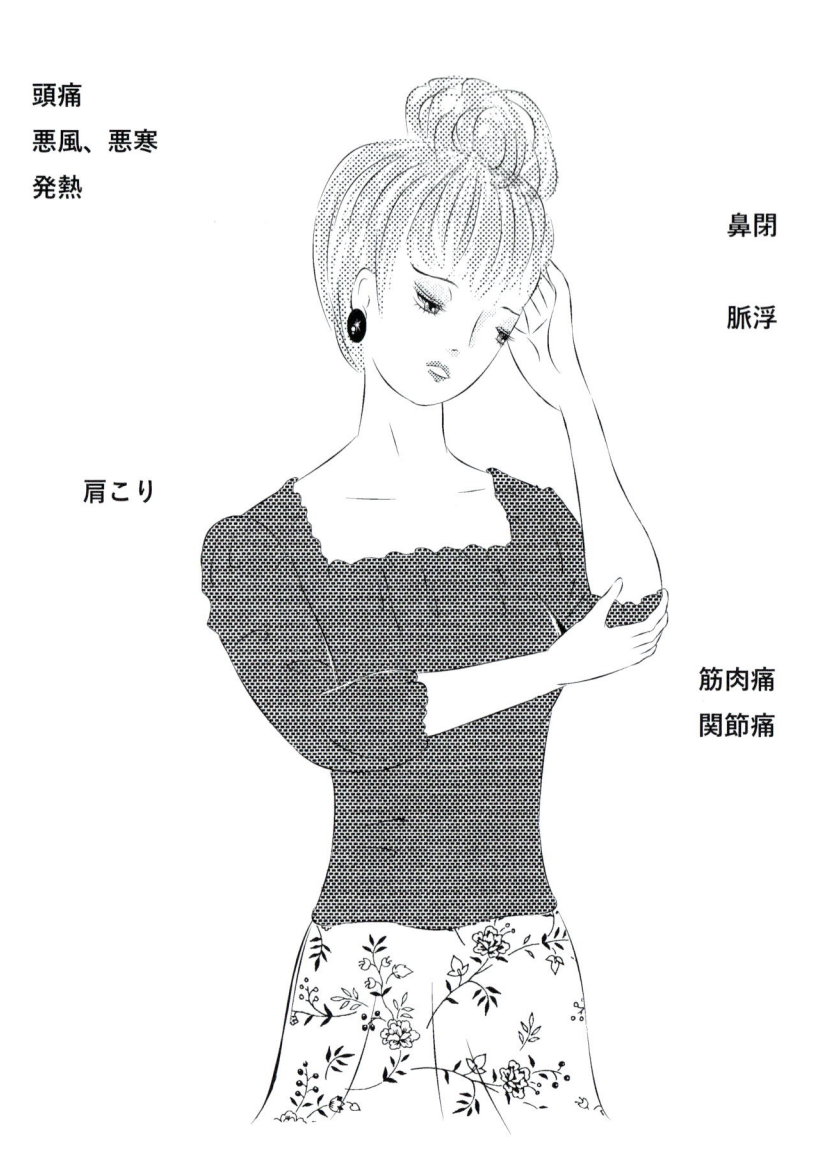

頭痛
悪風、悪寒
発熱

鼻閉

脈浮

肩こり

筋肉痛
関節痛

■ 太陽病は陽の病の始まり、風邪や熱性疾患のかかり始めのような状態で、病邪はまだ体表にある。

- 傷寒論に「太陽の病たる、脈浮、頭項強痛して、悪寒す」とある。
- 悪風、悪寒、発熱、項背のこり、頭痛などを訴える。脈は浮、数（浮いて脈拍数が多い）。
- 筋肉痛や関節痛を伴うこともある。
- 脈浮、頭痛、項背強（うなじと背中が凝る）、発熱、悪寒の五つの症状が揃ったときは、西洋医学的病名の如何に関わらず漢方では太陽病という。

■ 治　療
- 解表。病邪は体表にあると考えて発汗によって邪を駆逐する。
- 太陽病は自然発汗のない表実と自然発汗のある表虚に分けられる。表虚（発汗があるといってもダラダラ汗をかいているのではなく、背中などを撫でて少し汗ばんでいる程度のことが多い）の場合は、その虚を補いつつ表証を治すことのできる桂枝湯などを用いる。
- 汗のない表実には発汗作用のある麻黄湯や葛根湯などが汎用される。

■ 代表的処方

桂枝湯	虚	少し汗ばんで頭痛，のぼせ感がある虚弱者や妊婦に．
香蘇散		日頃，神経質な人の初期の風邪に．
小青竜湯	虚実間	喘鳴や咳，水様性鼻汁が出る症状に．
桂麻各半湯		エキス剤では桂枝湯＋麻黄湯で代用．
葛根湯	実	太陽病の代表的方剤．発汗がなく首や項背が凝る症状に．
麻黄湯		発汗がなく喘鳴，関節痛がある症状に．インフルエンザにも用いられる．
大青竜湯		エキス剤では桂枝湯と麻杏甘石湯で代用．インフルエンザなどに．

これらの方剤は表（表とは体表だけでなく、筋肉、関節、神経などが含まれる）に病位がある慢性疾患にも用いられる。

少　陽　病

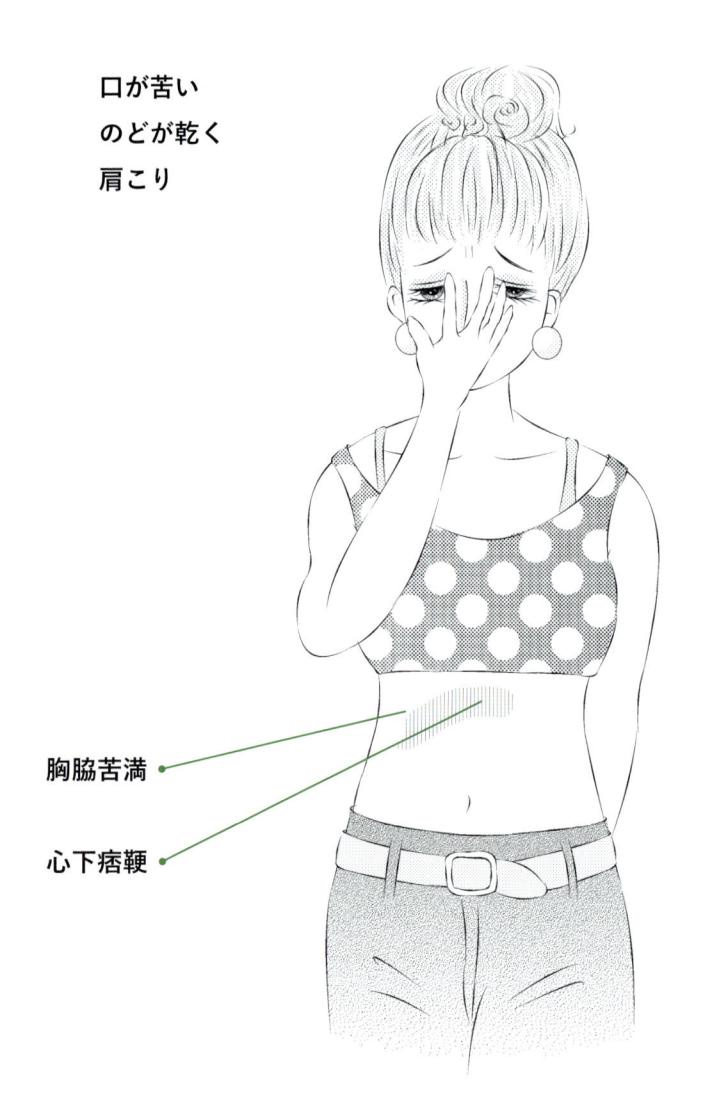

口が苦い
のどが乾く
肩こり

めまい

食欲不振
往来寒熱

吐き気

胸脇苦満

心下痞鞕

- 病が少し長引き、病邪が表から半表半裏（胸の中や上部消化管）に移った状態をいう。

  - 傷寒論には「少陽の病たる、口苦く、咽乾き、目眩く也」とある。消化器症状が現れ、食欲低下、心窩部の痞え感、下痢などを訴える。口が苦く、舌に白い舌苔が見られる。口が渇くが水を飲みたいわけではない。軽くフワっとする感じのめまいがする。
  - 半表半裏の症状として他に、胸満、胸痛、心煩、咳嗽、心悸亢進、呼吸促迫などもみられる。
  - 脈は弦（弓の弦のように力のある脈）、あるいは沈緊。
  - 腹診をすると胸脇苦満（肋骨弓の下縁に沿って充満したように感じ、苦しい症状。指で圧すると圧迫感を感じる）、心下痞鞕（みぞおちが痞えて硬くなっている）がみられる。
  - 熱は往来寒熱（一日のうちで寒気と熱感が交互にくる。午後に発熱することが多い）。
  - 舌に薄白苔がみられる。

■ 治　　療
和解。和剤を用いて病毒を体内で和解する。

■ 代表的処方

柴胡桂枝乾姜湯	虚	最も虚証向き柴胡剤．神経過敏，冷えのぼせ，微熱に．
抑肝散		肝気の昂りを抑える代表的方剤．
柴胡桂枝湯		太陽病から少陽病への移行期（併病）の薬．
小柴胡湯	虚実間	少陽病の基本的方剤．
四逆散		虚実で言えば，大柴胡湯と小柴胡湯の間に位置する薬．
柴胡加竜骨牡蛎湯	実	不安，不眠，いらだち等の精神症状のある人に．
大柴胡湯		最も実証向き柴胡剤．

胸脇苦満は少陽病の特徴とされ、胸脇苦満があれば柴胡剤を用いることを考える。心下痞鞕（心窩部に痛みや不快感、腹診で抵抗や痛み、不快感）があれば黄連剤の使用を考える。

| 半夏瀉心湯 | 虚実間 | 小柴胡湯を処方するような人で，胃痛，胃炎，口内炎，消化不良，腹鳴，下痢，神経症のある人に． |
| 黄連湯 | | 半夏瀉心湯の黄芩を除き，桂枝を入れたもの．急性胃炎，口内炎などに． |

陽明病

意識レベル低下
うわごと

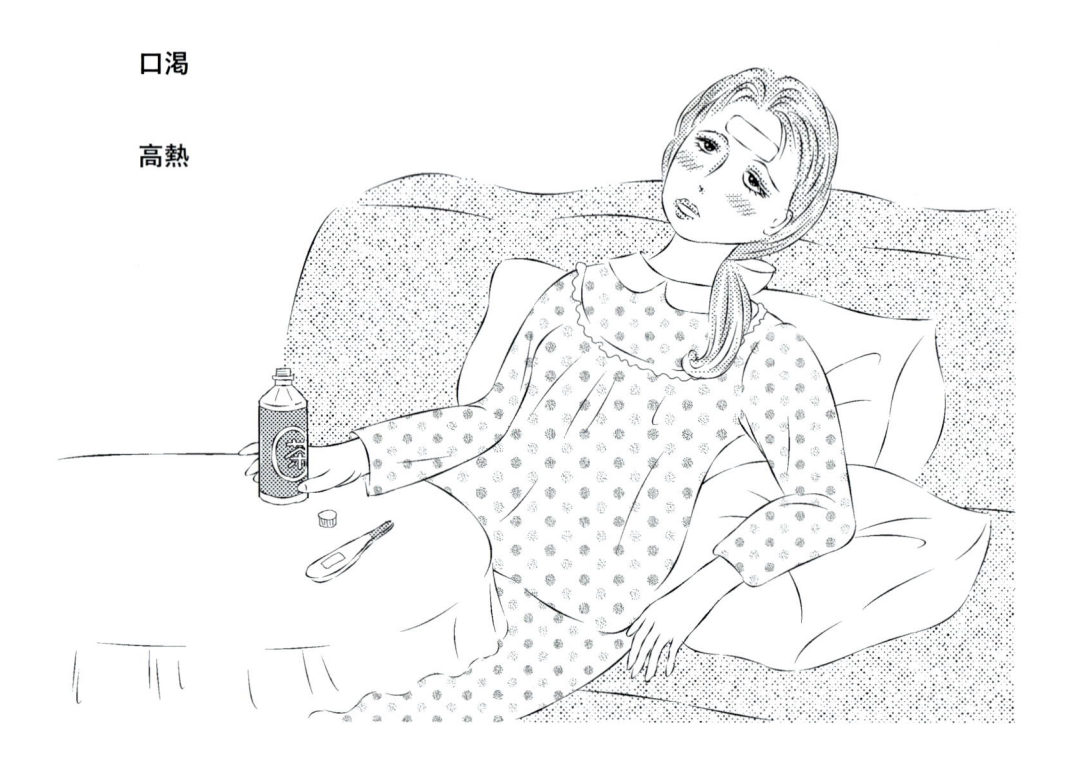

口渇

高熱

腹満

便秘

■ 病が裏（消化管や腸間膜の毛細血管など）に達した状態をいう。

- 傷寒論には「陽明の病たる、胃家これ実なり」とあり、裏熱、裏実となる。すなわち消化管内にその内容物と病毒が充満した状態である。
- 体温は激しく上昇し、潮熱（悪寒はなく、時を期して体温が上昇し、全身から発汗する）。
- 時にうわ言を言う。腹部は膨満し、口渇と便秘を伴う。脈は沈、実で力がある。舌は紅く乾燥した黄苔がみられる。

■ 治　療
清熱、瀉下。

■ 代表的処方
陽明病の代表的方剤に承気湯類がある。
大承気湯は枳実、厚朴、大黄、芒硝から成り、これから枳実と厚朴を除き甘草を加えたものが調胃承気湯であり、調胃承気湯に駆瘀血作用のある桃仁と気を廻らす桂枝を加えたものが桃核承気湯である。

猪苓湯	虚実間	排尿困難，排尿痛，頻尿，血尿，尿量減少，熱感を伴う人に．
調胃承気湯	実	便秘，腹部膨満に．
大承気湯		便秘，腹部膨満，不安，興奮，高熱，うわ言を発する人に．
桃核承気湯		便秘，腹部膨満，イライラ，冷えのぼせ，月経異常，臍傍抵抗圧痛，左下腹部抵抗圧痛に．
茵蔯蒿湯		黄疸，皮膚掻痒感，便秘に．
白虎加人参湯		口渇とほてり，熱感，多飲，多尿，多汗，皮膚掻痒感に．

太陰病

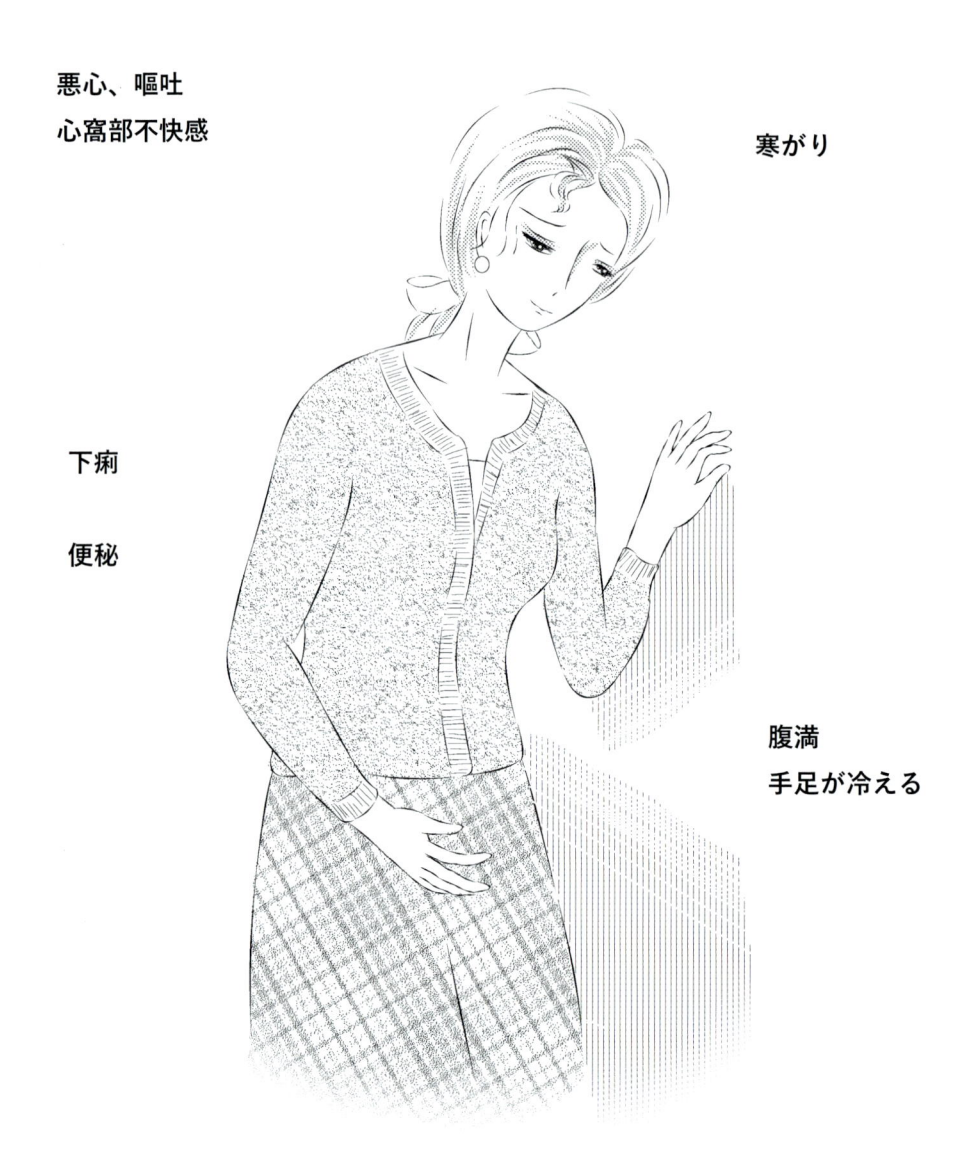

悪心、嘔吐
心窩部不快感

寒がり

下痢

便秘

腹満
手足が冷える

■ 傷寒論に「太陰の病たる、腹満して吐し、食下らず自痢ますます激しく、時に腹自ら痛む」とある。

- 不適切な治療によって陽病から陰病に移行した場合や、生来体力のない者が病邪に侵されて、抵抗力が少なく、防御及び治癒反応が不活発なために陰病となる場合がある。
- 太陰病は陰病の始まりで裏寒による消化器症状が現れる。脈は沈、弱。腹力弱く、腹満（腸管内のガス停滞により腹が張る）の傾向がある。腹痛、悪心、下痢、便秘などの消化器症状を呈する。熱はあまり出なくなり血虚、気虚の症状が現れる。

■ 治　療

温補。すなわち裏を温めて脾胃の働きを高め、気血を増して気血水の滞りを解消する。

■ 代表的処方

人参湯		虚弱で冷え性の人の胃腸障害に．
桂枝人参湯		人参湯に桂枝を加えた．冷え性の頭痛，下痢に．
小建中湯		虚弱な子供・若者の体質改善に．
黄耆建中湯		小建中湯に黄耆を加えた．小建中湯証で更に疲労した人に．
当帰建中湯	虚	小建中湯の膠飴を除いて当帰を加えた．虚弱な人の月経痛，下腹痛に．
当帰芍薬散		虚証向きの駆瘀血剤．水滞，血虚にも有効．
呉茱萸湯		冷え性の人向きの代表的頭痛薬．
桂枝加芍薬湯		虚弱な人の腹満，腹痛，下痢，便秘に．
桂枝加芍薬大黄湯	虚実間	桂枝加芍薬湯証で便秘のある人に．

少陰病

全身倦怠感
横になりたがる

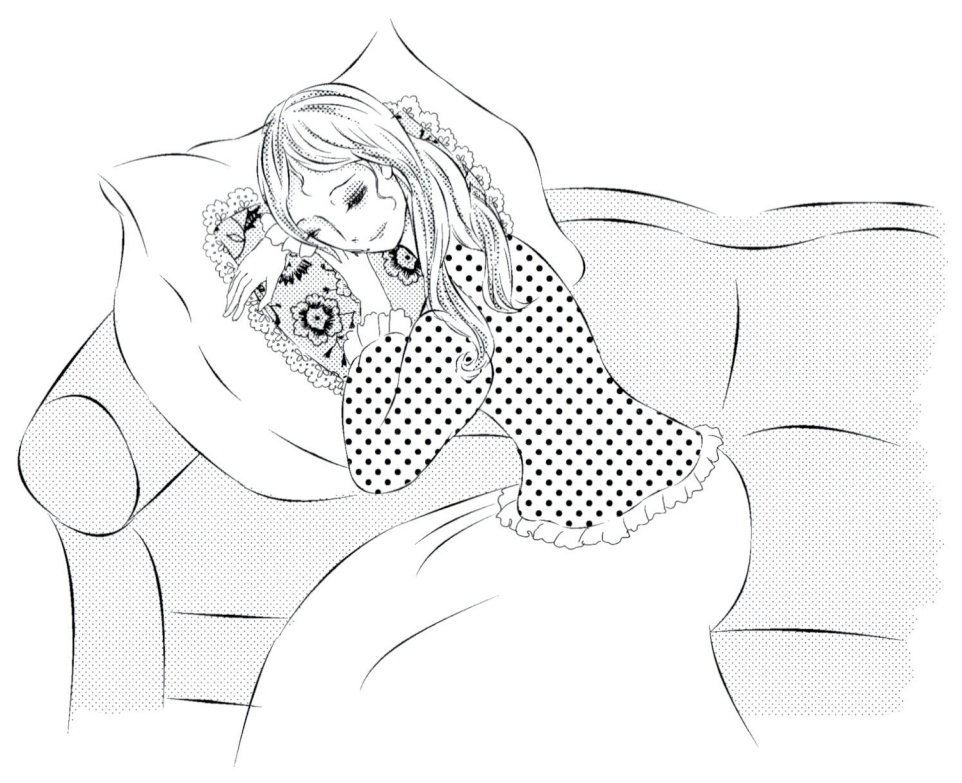

四肢の冷え

下痢

■ 傷寒論に「少陰の病たる、脈微細、ただ寝んと欲するなり」とある。

- 病が進んで消化器のみならず心臓血管機能も低下する。
- 体力が一段と衰え脈は沈、細、弱。腹証は腹力弱く軟弱。臓腑の機能が低下し、気血が不足し倦怠感を訴える。
- 発熱はなく、身体は冷え切って手足は冷たく痛むこともある。
- すぐに横になりたがる。
- 下痢が続く。
- 心臓血管機能が衰弱し、意識障害が出てくる。尿の色が薄い。
- 平素虚弱な人や老人では始めから少陰病として発症することもある。

■ 治　療

温散。

■ 代表的処方

麻黄附子細辛湯	虚	悪寒，喘咳，蒼白な顔貌，水様鼻汁に．
真武湯		下痢，めまい，浮腫，尿量減少，四肢の冷えに．
四逆湯（甘草，乾姜，附子）		下痢，四肢の強い冷え，全身倦怠感に．エキス剤では人参湯に附子を加えた附子理中湯などで代用．

六病位

厥陰病

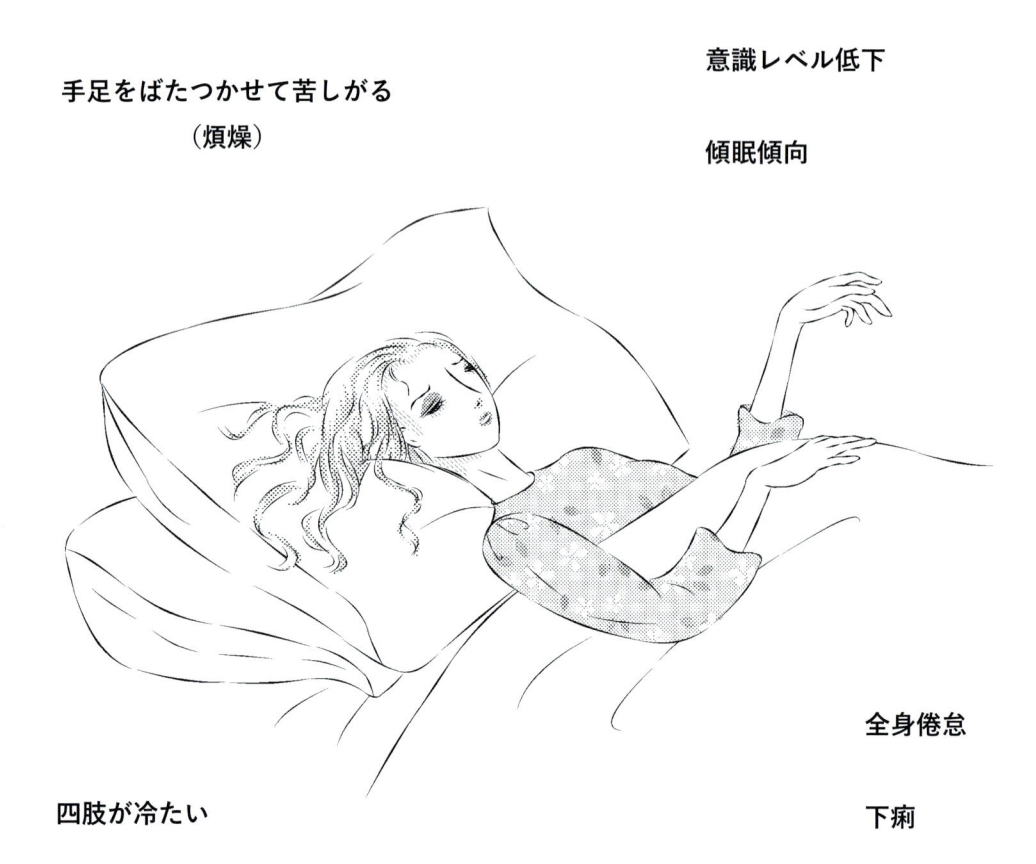

意識レベル低下

傾眠傾向

手足をばたつかせて苦しがる
（煩燥）

全身倦怠

四肢が冷たい　　　　　　　　　　　　　下痢

■ 傷寒論では「厥陰の病たる、気のぼって心を撞き、心中疼熱、飢えて食を欲せず、之を下せば利止まず」とある。

- 臓器の衰えが重篤でプレショック状態。意識レベルの低下、脳症も出現。
- 何か食べたいが食べられない。下痢が止まらない。ときに清穀下痢（不消化のまま排泄される便）。
- 脈は極めて弱い。
- 体温調節機能も衰え寒熱が入り混じり（寒熱錯雑）。
- 頭はのぼせ手足は冷たい（上熱下寒）。
- 手足は冷たく厥冷する（手足の先から体に向かって冷えてくる）。

体力、抵抗力が著しく衰え、重篤な状態に陥った陰病の最後の時期である。

■ 治　療
温散。臓器の機能を温めて回復し、裏寒を改善する。

■ 代表的処方

四逆湯	虚	甘草，乾姜，附子より成る．
茯苓四逆湯		四逆湯に茯苓，人参を加えたもの．四逆湯証に加えて精神不穏を伴う人に．
通脈四逆湯		四逆湯の乾姜を倍増したもの．脈が微弱で意識混濁時に．

エキス剤にはこれらの処方はない。
四逆湯は人参湯に附子を加えた附子理中湯で代用、茯苓四逆湯は真武湯合人参湯で代用する。

第2章

症状・疾患別頻用処方

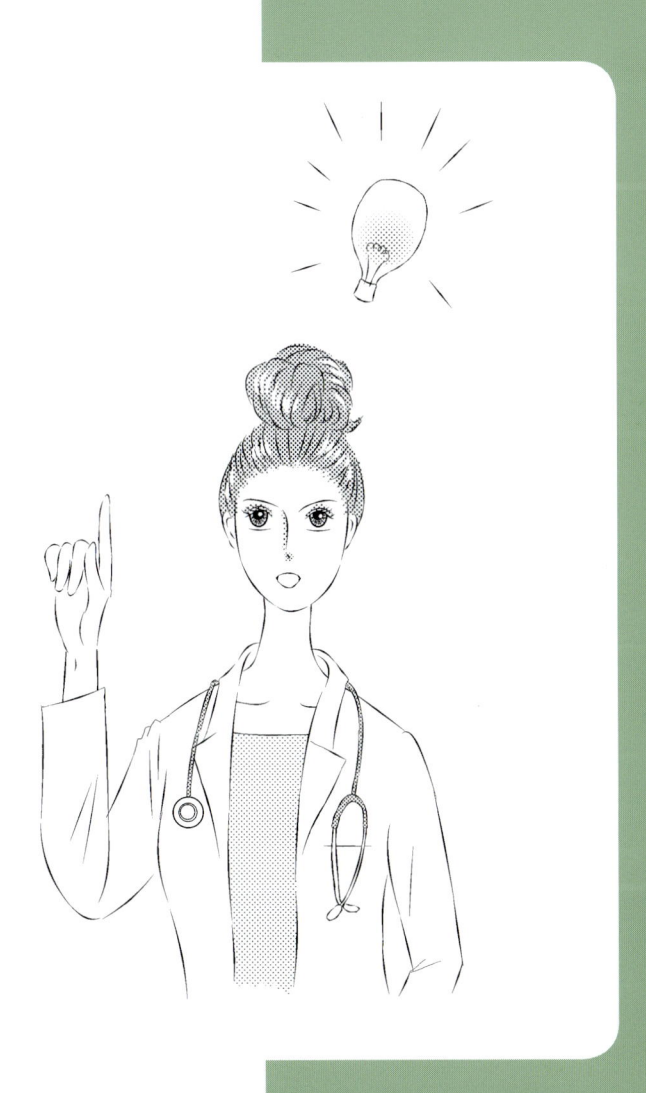

風　邪

■ **ひき始めの風邪**

風邪症候群やインフルエンザの初期にあたる。病邪は体表にあり、六病位でいえば太陽病の時期である。悪感、発熱があり、脈が浮である。皮膚が汗ばんでいるかどうかによって表実、表虚に分かれる。汗といってもダラダラと出るようなものではなく、背中を触ると少し汗ばんでいる程度のことが多い。

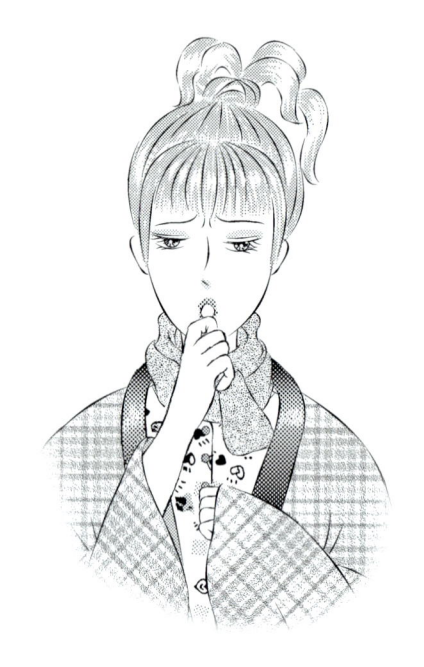

虚	自然発汗を認める 脈が浮で弱い 胃腸が弱い	桂枝湯	虚弱者，妊婦などの風邪の初期に．
		香蘇散	虚弱で神経質な人の風邪の初期に．
虚実間		小青竜湯	水様性鼻汁，水っぽい痰，くしゃみ，咳に．
		桂麻各半湯	エキス剤では麻黄湯と桂枝湯を合方．咽頭痛，顔が赤い，皮膚掻痒感に．
実	自然発汗を認めない 脈は浮で力がある 胃腸が丈夫	葛根湯	代表的風邪薬．項背や肩が凝る人に． 鼻閉，鼻水などがあれば葛根湯加川芎辛夷がよい．
		麻黄湯	関節痛，身体痛がある．インフルエンザにも用いられる．
		大青竜湯	エキス剤では桂枝湯と麻杏甘石湯を合法．インフルエンザにも用いられる．

咽頭痛、喉頭痛があれば桔梗湯を併用する。

感冒性の下痢には葛根湯がよく効く。

老人や虚弱者では最初から少陰病として始まることがある（直中の少陰という）。この場合、熱感は乏しく悪感が強い。脈は沈遅、顔色は青白い。

虚	顔色が悪い 脈が沈 悪寒，冷えを訴える	麻黄附子細辛湯	頭痛，咽頭痛，水様性鼻汁に．
		真武湯	倦怠感，下痢やめまいを伴う症状に．
		桂姜棗草黄辛附湯	エキスでは桂枝湯と麻黄附子細辛湯で代用．

■ 4～5日経った風邪

病邪は半表半裏、少陽病期となる。食欲不振、吐き気、口の苦み、咳嗽、喀痰などの症状がみられ、腹診で胸脇苦満があれば柴胡剤の適応となる。

柴胡桂枝乾姜湯	虚	柴胡桂枝湯より虚証向き．虚弱者の少し長引いた風邪に．
参蘇飲		虚弱者，妊婦の風邪に広く使える．初期に桂枝湯や香蘇散を用いたいような人の少し長引いた風邪に．
柴胡桂枝湯		太陽病と少陽病の移行期（併病）に．食欲不振，胸脇苦満など少陽病の症状が出現したが，頭痛，悪寒などの表証の残っている人に．
小柴胡湯	虚実間	吐き気，食欲不振を伴う．咽頭痛などがあればエキス剤に小柴胡湯加桔梗石膏がある． 太陽病と少陽病の移行期には小柴胡湯と葛根湯を合法して柴葛解肌湯として用いるとよい．

■ 咳嗽・喀痰が長引くとき

次頁に示すような柴朴湯、麦門冬湯、麻杏甘石湯、柴陥湯、竹筎温胆湯、滋陰降火湯、滋陰至宝湯などを投与する。

アレルギー性鼻炎・花粉症

麻黄附子細辛湯	虚	冷え性で虚弱な人に．小青竜湯の効かなかった人に．
苓甘姜味辛夏仁湯		水っぽい鼻水，冷え，小青竜湯を使いたいような症状でより虚証の人に．
小青竜湯	虚実間	水滞，鼻水，水様性の痰，心下痞ときに振水音．アレルギー性鼻炎，花粉症に広く使える．
葛根湯加川芎辛夷	実	葛根湯に鼻閉に効く辛夷と血の廻りを良くする川芎を加えたもの．鼻閉の強い人に．

咳・痰（気管支炎、気管支喘息）

虚	少 陰	麻黄附子細辛湯	老人，虚弱者の咳嗽，水様性鼻汁に．
	少 陽	苓甘姜味辛夏仁湯	冷え性，水っぽい鼻水や痰，小青竜湯証に似てより虚証の人に．
	少 陽	麦門冬湯	長引いた空咳，粘稠で切れにくい痰，咽頭の乾燥感，老人や妊婦の咳に有効．
	少 陽	滋陰降火湯	粘稠で切れにくい痰や激しい咳のある老人に．
	少 陽	滋陰至宝湯	加味逍遙散を使いたいような神経質な人の長引いた咳に．
虚実間	太 陽	小青竜湯	咳嗽，水様の痰，喘鳴，水様性鼻汁などのある気管支喘息，鼻炎に．
	少 陽	竹筎温胆湯	咳や痰が遷延し，不眠，精神不安，神経過敏などを伴った症状に．
	少 陽	清肺湯	咳嗽，多量の痰，粘稠で切れにくい痰に．
	少 陽	柴朴湯	咽頭喉頭の異物感，咳嗽，喘鳴，抑うつ傾向のある気管支炎や喘息に．
	少 陽	神秘湯	体力中等あるいはそれ以上の人で，咳嗽，喘鳴，呼吸困難を訴える場合に．痰は少ない．
	少 陽	柴陥湯	小柴胡湯に黄連，瓜呂仁を加えたもの．胸痛を伴う咳や痰に．
実	太 陽	麻黄湯	咳嗽，喘鳴，発熱，頭痛，関節痛，筋肉痛に．
	太陽（少陽）	麻杏甘石湯	咳嗽，喘鳴，発熱，呼吸困難，粘稠で切れにくい痰に．飲みやすい味で小児にもよい．
	太陽（少陽）	五虎湯	麻杏甘石湯に鎮咳作用のある桑白皮を加えたもの．

高 血 圧

　中年期以降に血圧の高い人は非常に多く、漢方薬服用によって頭痛、肩こり、のぼせ、動悸、不安感、不眠といった高血圧随伴症状が改善し、西洋薬の使用を減らし、うまくいけば排薬することができる。

■ 実証向き方剤

大柴胡湯	胸脇苦満，肩こり，不安感，便秘，上腹部の不快感に．
柴胡加竜骨牡蛎湯	抑うつ，不安，イライラ，不眠，臍上悸に．
黄連解毒湯	顔面紅潮，のぼせ，イライラ，肩こりに．
三黄瀉心湯	顔面紅潮，のぼせ，便秘に．
大承気湯	顔面紅潮，のぼせ，便秘に．
桃核承気湯	顔面紅潮，のぼせ，イライラ，便秘，月経の異常に．

■ 中間〜虚証向き方剤

七物降下湯	冷え性で痩せ型，疲れやすい人に．のぼせ，肩こり，耳鳴り，頭重に．
釣藤散	頭痛，めまい，肩こり，のぼせ，怒りっぽい人に．
加味逍遥散	頭痛，肩こり，冷えのぼせ，イライラ，月経の異常に．
温清飲	のぼせ，イライラ，皮膚の色つやが悪い人に．
八味地黄丸	冷え，しびれ，下半身の脱力感，夜間頻尿に．
真武湯	冷え，倦怠感，めまい，下痢をしやすい人に．

低 血 圧

　易疲労感、ふらつき、頭重感、朝起きられないなどの症状がなければ治療の対象にならない。虚証向きの補剤が中心となる。

補中益気湯	脾胃の虚．食欲不振，疲労，寝汗，倦怠感に．
六君子湯	脾胃の虚．食欲不振に．
人参湯	脾胃の虚．食欲不振，冷え性，下痢をしやすい人に．
苓桂朮甘湯	水滞・気逆，立ちくらみ，起立性低血圧，動悸に．
当帰芍薬散	血虚・瘀血・水滞，冷え性，月経不順，頭痛に．
十全大補湯	気血両虚．全身倦怠，食欲不振，るい痩，貧血，皮膚枯燥に．
真武湯	全身倦怠，身体動揺感，下痢軟便傾向に．
半夏白朮天麻湯	めまい，頭痛，胃腸虚弱，起立性低血圧に．
八味地黄丸	腎虚．老化による低血圧，疲労倦怠，腰痛，夜間頻尿，尿失禁に．

肥満・メタボリックシンドローム

■ 水太りタイプ

防已黄耆湯	虚	水太り，浮腫，関節の腫脹・疼痛，多汗に．
九味檳榔湯	虚実間	下肢の倦怠感や浮腫，息切れ，脚気様症状のある人に．
越婢加朮湯	実	関節の腫脹・疼痛，浮腫，尿量減少のある人に．

■ 固太りタイプ

防風通聖散		肥満，太鼓腹，便秘，肩こり，のぼせ，便秘に．
大柴胡湯		強い胸脇苦満，高血圧，不眠，便秘に．
柴胡加竜骨牡蛎湯	実	胸脇苦満，高血圧，神経過敏，イライラ，不眠，動悸に．
大承気湯		腹満，便秘，高血圧，イライラに．
桃核承気湯		瘀血の徴候，月経痛，イライラ，高血圧，便秘に．

　脂質代謝改善作用のある方剤は防風通聖散、大柴胡湯、柴胡加竜骨牡蛎湯、防已黄耆湯、桂枝茯苓丸、桃核承気湯、釣藤散、茵蔯蒿湯、三黄瀉心湯と小柴胡湯の併用などである。

男性更年期障害・男性不妊

　男性ホルモン低下やストレスによって性機能の低下やうつ状態になったもので、漢方的には腎の機能低下や気虚、気うつ、瘀血によって起こる。

補中益気湯		気虚に．疲労感，食欲不振，気力がない，だるい症状に．
桂枝加竜骨牡蛎湯		神経過敏，精神不安，のぼせ，臍上悸に．
八味地黄丸	虚	腎虚に．気力精力減退，下半身の脱力感，冷えに．
牛車腎気丸		上記に加えて下半身のむくみ，しびれに．
六味丸		腎虚に．手足がほてる，附子の使えない人に．
柴胡加竜骨牡蛎湯	実	抑うつ，精神不安，不眠，胸脇苦満，臍上悸に．

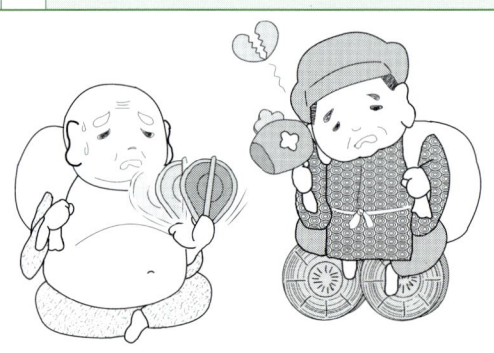

胃痛・胃もたれ

　食欲不振、吐き気などに頻用されるのは六君子湯であるが、それより更に体力のない人には四君子湯や人参湯を用いる。寺師睦宗先生は「舌苔があれば六君子湯、なければ四君子湯」と言っておられ、鑑別法の一つかもしれない。女性で胃が痛む人には安中散を好む人が多い。

- 体力中等度の人には半夏瀉心湯やそれによく似た黄連湯を。
- 体力中等度以上の人で胃の痛い人には黄連解毒湯を。
- 胸脇苦満のあるときは柴胡桂枝湯、四逆散、大柴胡湯などの柴胡剤を。
- ストレスの昂じた胃炎には半夏厚朴湯、柴芍六君子湯を（エキス剤では六君子湯と四逆散を合方）。

人参湯		強い冷え，下痢，疲労倦怠，唾液分泌が多い人に．
四君子湯		胃もたれ，食欲不振，疲労倦怠に．
六君子湯		胃もたれ，食欲不振，心窩部膨満感，疲労倦怠に．
小半夏加茯苓湯		強い吐き気，めまい，動悸に．妊娠悪阻の薬として有名．
二陳湯	虚	悪心，嘔吐に．小半夏加茯苓湯に陳皮，甘草を加えたもの．
茯苓飲		悪心，嘔吐，胃内停水，心下痞，溜飲（胃液の逆流）がある人に．神経症的訴えを伴えば茯苓飲合半夏厚朴湯を．
安中散		胃痛に有効．神経質，甘いものを好む人に．月経痛にも．
平胃散		胃もたれ，食欲不振，胃内停水，心下痞に．
半夏厚朴湯		咽頭や食道の異物感，気うつ，不安に．
柴胡桂枝湯		不安，不眠，のぼせ，胸脇苦満，上腹部腹直筋緊張に．
四逆散	虚実間	イライラ，不眠，抑うつ感，胸脇苦満，腹直筋緊張に．
半夏瀉心湯		胸やけ，みぞおちの痞え，下痢，腸蠕動音亢進，腹鳴に．
黄連湯		悪心，嘔吐，心窩部痛に．半夏瀉心湯に構成が似ている．
大柴胡湯	実	苦しい上腹部の張り，肩こり，便秘，胸脇苦満に．
黄連解毒湯		胃痛に有効．のぼせ，イライラ，顔面紅潮に．

■ 腹診をすると

心下痞鞕　心窩部を触ると硬く、抑えると圧痛や不快感がある。人参湯や半夏瀉心湯などの瀉心湯類、大承気湯などの承気湯類の処方時によくみられる。

心下痞　心窩部を触ってもはっきりしないが患者が圧痛や不快感を訴える。ほとんどの胃の悪い患者にみられる。

心窩部振水音　上腹部を軽くたたくとポチャポチャと水の音がする。胃に水分が貯留している証拠で水滞である。人参湯、四君子湯、六君子湯、

小半夏加茯苓湯、茯苓飲、平胃散などの処方時によくみられる。

便　秘

便秘に対しても患者の体質の虚実によって処方を選ぶ。西洋薬の下剤を使用すると下痢をしたり、腹痛や腹満に悩む患者が多い。

代表的な瀉下作用のある生薬、大黄を中心に考える。便秘だけで他の訴えがなければ大黄甘草湯でよいが、虚弱者には大黄の合わない患者もいる。

大黄を含む瀉下作用の強い処方	大柴胡湯	実	最も実証の柴胡剤．腹力充実，胸脇苦満，肩こり，ストレスなどを伴う症状に．
	三黄瀉心湯		イライラ，のぼせ，心下痞鞕，胃痛，のどを伴う症状に．
	大承気湯		腹部膨満感，ときに不安，興奮などの精神症状を伴う症状に．
	桃核承気湯		大承気湯に駆瘀血作用を加えたもの．
	防風通聖散		肥満，太鼓腹に．
大黄を含む瀉下作用の強くない処方	大黄甘草湯	虚実間	便秘以外に症状のない人に．
	潤腸湯		高齢者，皮膚が乾燥している人に．
	麻子仁丸		高齢者，コロコロした便（兎糞）の症状に．
	桂枝加芍薬大黄湯		腹部膨満感，腹痛，腹直筋緊張に．

虚弱者や大黄の使えない場合は下記の方剤を使用。

大黄を含まない処方	桂枝加芍薬湯	虚	虚弱者の冷え，腹痛，ときに下痢を伴う症状に．
	小建中湯		虚弱者の腹痛，腹直筋緊張に．
	大建中湯		冷え，腹部膨満，蠕動不安に．
	五積散		血，痰飲，寒，食のうっ積を除く方剤で便秘に使用されることもある．
	加味逍遥散		冷えのぼせ，不定愁訴を伴う症状に．
	四逆散	虚実間	腹直筋緊張，胸脇苦満，イライラ，不眠などの精神神経症状に．

下　痢

下痢には陽性の下痢（食中毒など）と陰性の下痢（体質的に腸が虚弱など）がある。

	陽　証	陰　証
病　態	裏熱（腸に熱がある）	裏寒（腸が冷えている）
裏急後重	有り	無し
発症・経過	急性が多い	慢性が多い
原　因	炎症性が多い	非炎症性が多い
便の性状	臭気が強い 粘液性・粘血便	臭気が弱い 水様性・不消化便

■ 陽証の下痢には

黄芩湯	虚実間	下痢，発熱，腹痛，裏急後重，炎症性の下痢に．
半夏瀉心湯		下痢，腹鳴，嘔吐，心窩部の痛みや痞えに．腹診で心下痞鞕．
五苓散		下痢，悪心，嘔吐，口渇，尿量減少，めまい，頭痛，浮腫に．

■ 陰証の下痢には

人参湯	虚	冷え，疲労倦怠，食欲不振，悪心，嘔吐，薄い唾液に．
真武湯		冷え，疲労倦怠，めまい，身体動揺感，浮腫，尿量減少に．
桂枝加芍薬湯		桂枝湯の芍薬を増量したもの．虚弱者の下痢に．
補中益気湯		脾胃の虚．体力気力の衰えた人の下痢に．
清暑益気湯		補中益気湯に似た方剤．夏バテの下痢に．
啓脾湯		虚弱者の慢性の水瀉性の下痢に．

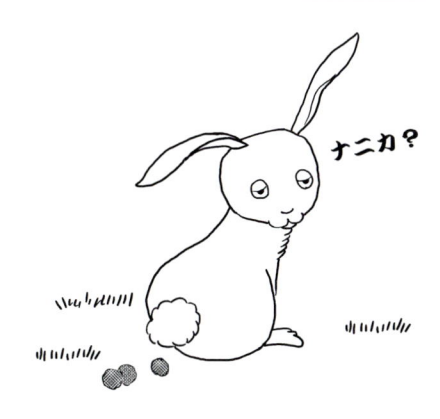

月経不順

　月経周期は25～38日が正常である．月経不順があれば基礎体温や血中ホルン測定によってその原因を探る．漢方的には気虚、血虚、瘀血、気うつなどによって起こるとされる．また肥満ややせは月経不順の原因となる．様々なストレスも気虚、気うつとなり月経不順の原因となる．

　ライフスタイルの改善とともに漢方薬を投与する．

　月経不順の病名で保険適応のある方剤は以下のごとくである．

当帰芍薬散	虚	冷え性で貧血傾向，めまい，頭痛，月経痛などを訴える人に．
四物湯		血虚の基本処方．
温経湯		月経不順に汎用される．冷え，口唇の乾燥，手足のほてりなどがあれば典型的症状．
加味逍遥散		冷えのぼせ，様々な不定愁訴を訴える人に．
防已黄耆湯		水太り，多汗を伴う月経不順に．
温清飲	虚実間	四物湯と黄連解毒湯を合方したもの．
女神散		のぼせ，めまい，頑固な心気症的訴えのある月経不順に．
桂枝茯苓丸		瘀血，冷えのぼせ，月経痛などを訴える人に．
桃核承気湯	実	のぼせ，便秘，PMS，月経痛などを訴える月経不順の人に．
大黄牡丹皮湯		瘀血，便秘，下腹痛，月経痛のある月経不順に．
通導散		瘀血，気うつ，便秘のある月経不順に．

　これらの方剤は単独で用いてもよいが、排卵誘発剤やビタミンEなどと併用してもよい．

　月経不順に対して最も頻用されているのは温経湯であろう．後山尚久先生によると、第一度無月経の65.4％、第二度無月経の36.1％が温経湯単独で排卵がみられたという．また、PCOS（polycystic ovarian syndrome：多嚢胞性卵巣症候群）の66.9％に排卵が起きたという．

原因別に用いられる代表的漢方薬

> **第一度無月経**　プロゲステロン投与のみで月経が起きるもの．

- 当帰芍薬散
- 桂枝茯苓丸
- 温経湯

| 第二度無月経 | エストロゲンとプロゲステロンを投与しなければ月経が起きない、エストロゲン分泌の少ない重度の無月経。 |

- 温経湯

| 黄体機能不全 |

- 当帰芍薬散
- 桂枝茯苓丸
- 温経湯

| 多嚢胞性卵巣症候群（PCOS） | 月経異常、多嚢胞性卵巣、男性ホルモン高値、またはLH高値FSH正常。 |

- 芍薬甘草湯
- 温経湯
- 柴苓湯

| 高プロラクチン血症 |

- 芍薬甘草湯

| 高アンドロゲン血症 |

- 芍薬甘草湯

| 肥　満 |

- 防風通聖散
- 大柴胡湯
- 防已黄耆湯

| や　せ |

- 人参湯
- 六君子湯
- 四君子湯

| ストレスによる月経不順 |

- 加味逍遥散
- 女神散

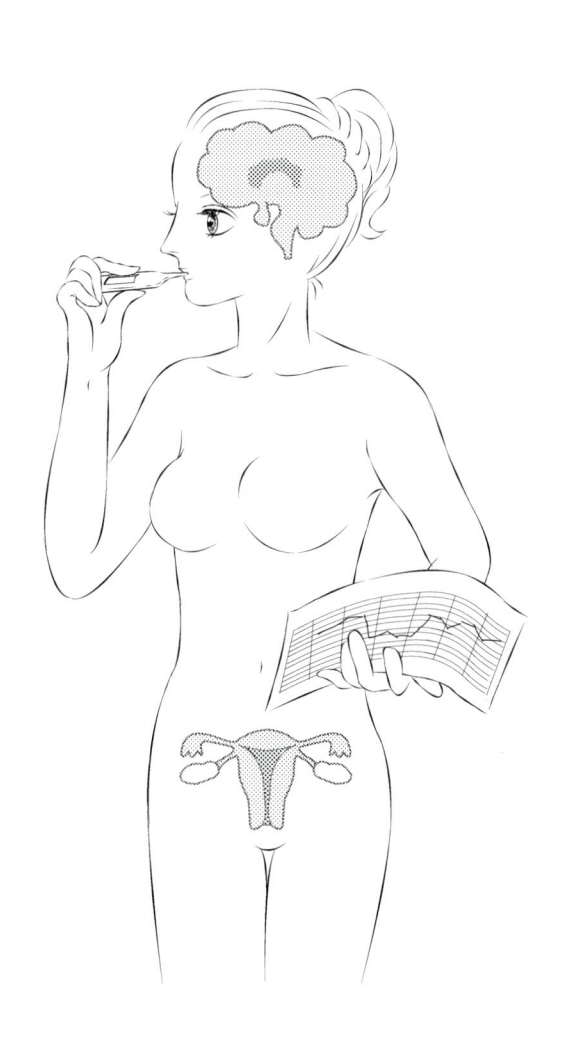

第二章　症状・疾患別頻用処方

月経不順

月経困難症

　月経困難症とは月経期間中に月経に随伴して起こる病的症状をいう。下腹痛、腰痛、腹部膨満感、嘔気、頭痛、疲労・脱力感、食欲不振、いらいら、下痢、および憂うつの順に多くみられる。

　器質的疾患を伴わない**機能性月経困難症**と子宮筋腫や子宮内膜症、子宮腺筋症などの器質的疾患による**器質性月経困難症**とがある。月経困難は血虚、瘀血、ストレスによる気うつなどによって起きると考えられる。

　漢方薬は機能性月経困難症にはよい適応である。器質性月経困難症でも腹痛や腹部膨満感などを軽減し QOL（Quality of Life）を改善できる。

芍薬甘草湯	虚	鎮痛剤として証を選ばず使用できる．
安中散		胃薬として知られているが月経痛によく効く．
当帰建中湯		若年，虚弱者の月経痛に．
当帰芍薬散		虚証の瘀血，血虚，水滞による腹痛に．
当帰四逆加呉茱萸生姜湯		冷えによる気血の流れが滞った痛みに．
加味逍遥散		瘀血とストレスによるイライラ，うつ症状の人に．
温経湯		冷え性，口唇乾燥，手足のほてる月経痛に．
温清飲	虚実間	血虚で皮膚のツヤが悪く，のぼせがある月経痛に．
腸癰湯		大黄牡丹皮湯に似て便秘のない人に．
四逆散		ストレスによる月経痛に．芍薬甘草湯が含まれている．
五積散		冷え性，慢性に経過する月経痛に．
折衝飲	虚実間〜実	瘀血による痛みを治す．エキス剤ならば当帰芍薬散と桂枝茯苓丸を合法すると少し似たものになる．
桂枝茯苓丸		最も一般的な駆瘀血剤．著しい虚証でなければ使用できる．子宮筋腫や内膜症の症状改善に．
桂枝茯苓丸加薏苡仁		桂枝茯苓丸に消炎作用のある薏苡仁を加えたもの．
大黄牡丹皮湯	実	下腹部の炎症性疾患に．便秘傾向あり．
桃核承気湯		実証向き駆瘀血剤．便秘，のぼせ・イライラなど気の上衝を伴う人に．
通導散		実証向き駆瘀血剤．気滞と便秘がある．

　芍薬甘草湯、安中散は鎮痛剤として月経前から月経中に使用する。他の方剤は平素から月経痛の原因となる血虚、瘀血、気滞の改善のために服用する。

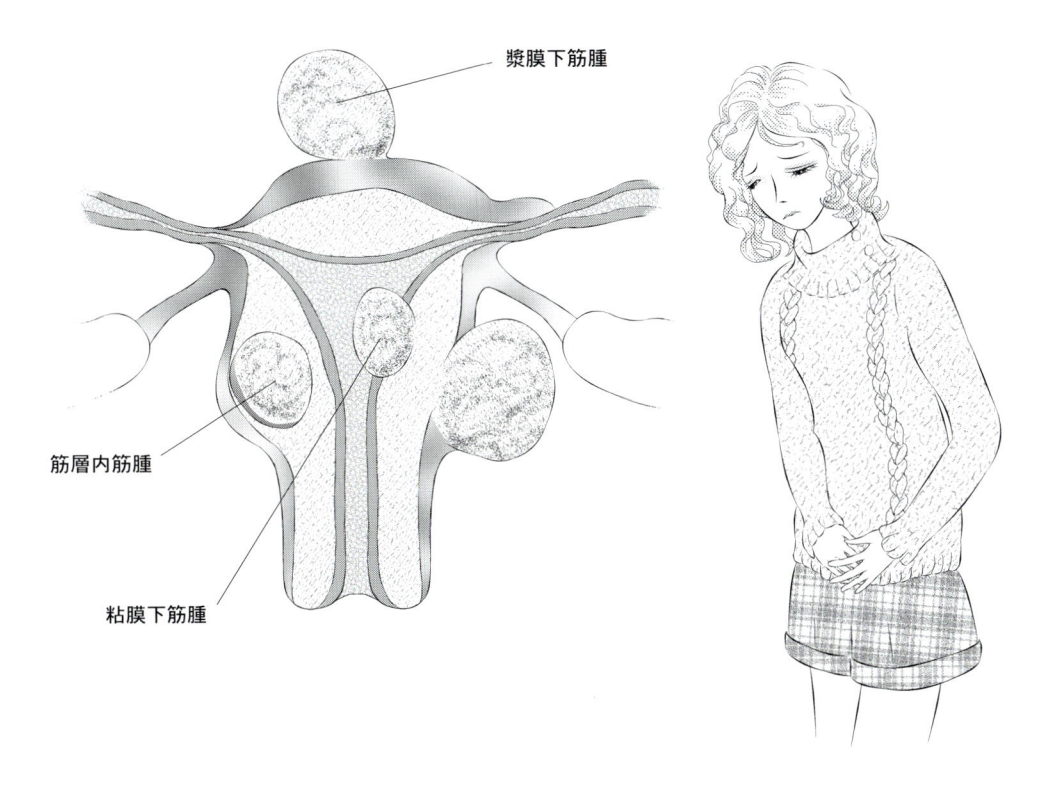

■ 子宮筋腫、子宮内膜症、子宮腺筋症の治療

月経痛の軽減には駆瘀血剤を使用する。過多月経には虚証〜中間証に芎帰膠艾湯を、実証に黄連解毒湯を月経中に使用する。

GnRHアゴニスト使用時ののぼせ、肩こりなどには加味逍遙散、桂枝茯苓丸、桃核承気湯などを使用する。

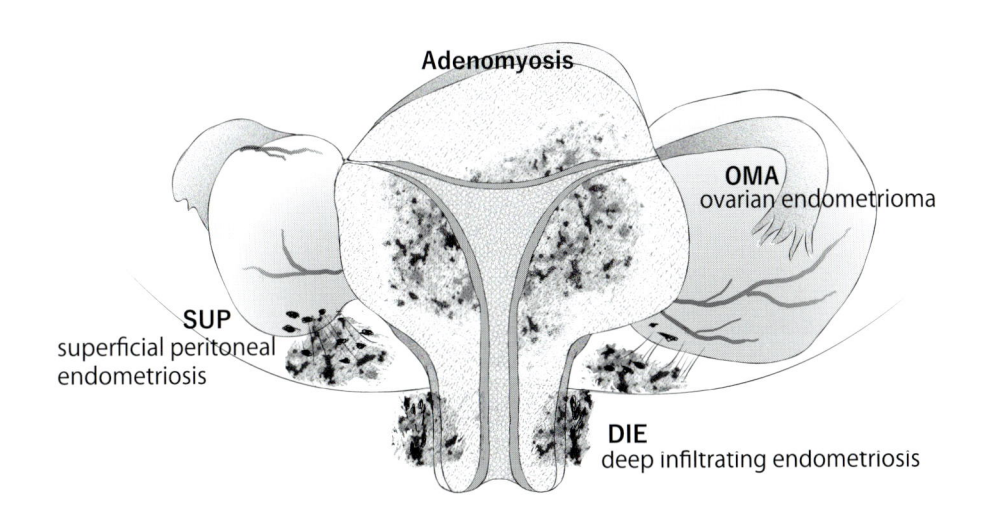

月経困難症

不妊症

　避妊することなく1年以上性生活を行っているにも関わらず、妊娠の成立をみない場合を不妊症という。不妊症の原因は月経不順や卵管通過障害など多岐にわたっており、西洋医学的な精査が必要である。
　東洋医学的にみると不妊症の婦人は気血のバランスの悪い人が多く、気血を整えると体調が良くなり、月経も順調になり妊娠に至る。不妊症の治療には漢方薬を単独で用いることもあるが、排卵誘発剤、人工授精や体外受精といった西洋医学的な治療の効果を補完するものとして漢方薬を併用することもある。

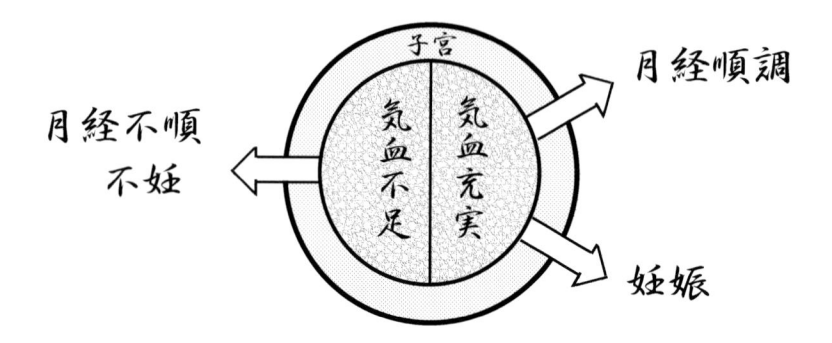

　月経不順による不妊には**温経湯**が有効である。
　不妊症の婦人は様々なストレスを抱えていることが多く、このような婦人には**加味逍遥散**が有効である。老化による卵巣機能の衰えには**八味地黄丸**、**六味丸**が有効なことがある。
　不妊症の漢方治療で有名な寺師睦宗先生は、主として下記のような方剤を使用して数千例の妊娠に成功しておられる。

寺師先生によるタイプ別不妊に有効な漢方薬

虚弱体質で貧血タイプ	顔色がすぐれず冷え症．月経痛もある．	当帰芍薬散
足腰が冷え，腹部の冷えるタイプ	冷え症で冷房が苦手．冷えや性行為の後に，下腹部が痛む．	当帰四逆湯，当帰四逆加呉茱萸生姜湯
胃腸が弱いタイプ	食欲がなく，胃腸の調子が悪く，疲れやすい．	小建中湯，六君子湯など
中肉中背で瘀血タイプ	血液の循環が悪く，冷えのぼせ，月経不順，月経痛，頭痛，肩こりなどがある．	桂枝茯苓丸

中肉中背でガス腹タイプ	月経痛があり，お腹にガスが溜まっていてスッキリしない．	折衝飲（エキス剤ならば当帰芍薬散と桂枝茯苓丸を併用）
実証でみぞおちから脇腹が張るタイプ	筋肉太りで体内に余分な脂肪が溜まっており，血液の循環も悪い．	大柴胡湯と桂枝茯苓丸を合方
余分な水分が多いタイプ	色が白く水太りぎみ．疲れやすく汗が多い．	防已黄耆湯

参考文献 22) p.81を元に作成

寺師先生が患者さんに説明しておられた不妊症の腹証について

ふっくらしたお腹

妊娠しやすいお腹は餅のようにふっくらして温かい

かたいお腹

瘀血による硬いお腹

つっぱったお腹

冷えや腹直筋緊張によってつっぱったお腹

漢方治療によって瘀血や冷えを改善し，上図のようなふっくらしたお腹を目指す．

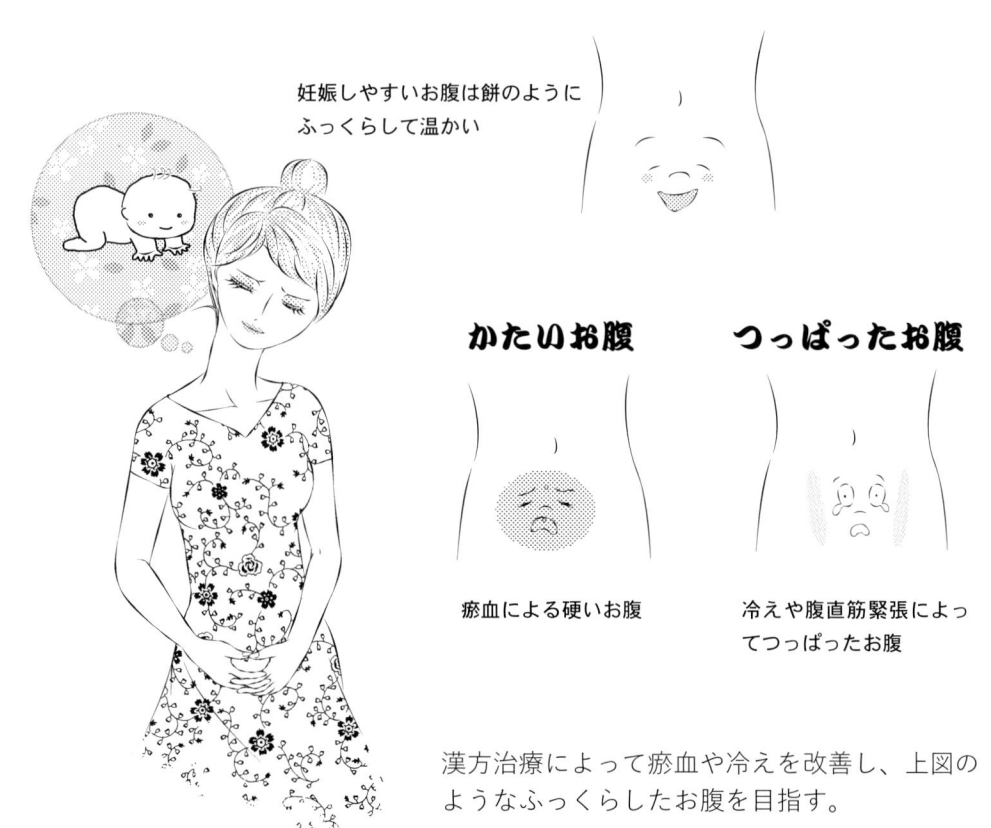

妊娠中のトラブル

妊娠中の様々なトラブルに漢方薬は有効である。

西洋薬は胎児への影響を心配する母親が多い。その点、二千年の歴史がある漢方薬ならば安心というわけだが、漢方薬の中にも妊婦さんには良くない漢方薬もある。

妊娠中慎重投与が必要な生薬	下剤（大黄、芒硝） 駆瘀血剤（桃仁、紅花、牡丹皮）、附子 動物性生薬（麝香、斑猫、水蛭、牛膝）

習慣性流産に有効
- 当帰芍薬散
- 柴苓湯

妊娠中の風邪の初期に有効
- 参蘇飲
- 桂枝湯
- 香蘇散

発病後3日以上経ったら
- 柴胡桂枝湯
- 小柴胡湯加桔梗石膏

長引いた咳に
- 麦門冬湯

切迫流産に有効
- 当帰芍薬散
- 芎帰膠艾湯

妊娠悪阻に有効
- 小半夏加茯苓湯
- 五苓散
- 半夏厚朴湯
- 茯苓飲
- 人参湯
- 半夏瀉心湯

妊娠中の頭痛に有効
- 当帰芍薬散
- 加味逍遥散
- 呉茱萸湯

浮腫（むくみ）に有効
- 柴苓湯
- 当帰芍薬散
- 五苓散

便秘に有効
- 桂枝加芍薬湯
- 桂枝加芍薬大黄湯
- 大黄甘草湯
- 潤腸湯
- 麻子仁丸

大黄の入ったものは妊娠初期には使用しない

こむら返りに有効
- 芍薬甘草湯

妊娠中の腹痛腰痛に有効
- 当帰芍薬散
- 芍薬甘草湯

妊娠高血圧に有効
- 七物降下湯
- 釣藤散
- 当帰芍薬散
- 柴胡加竜骨牡蛎湯

切迫早産に有効
- 当帰芍薬散

妊娠中の湿疹・妊娠掻痒に有効
- 温清飲
- 黄連解毒湯
- 温経湯

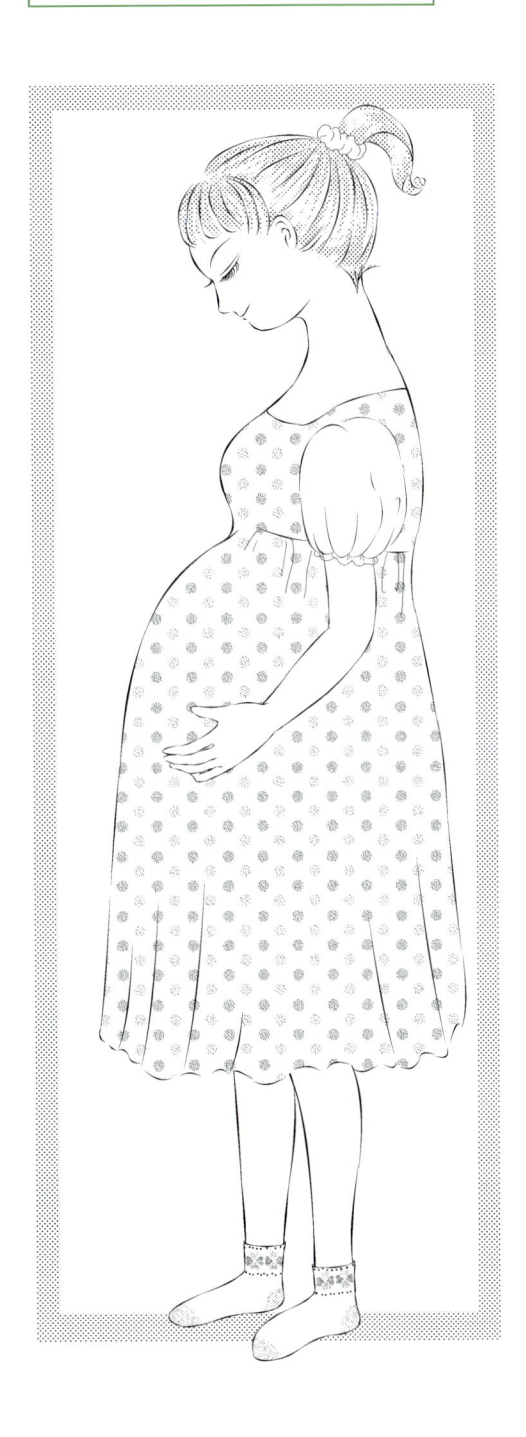

妊娠中のトラブル

産褥・育児のトラブル

分娩を終えて心身共に消耗した母体は気血両虚の状態にある。そのため疲れやすく、気分も不安定で落ち込みやすい状態にある。

子宮復古不全	子宮の収縮が悪く悪露の排出が悪い状態．悪露を促す駆瘀血剤が使用される．	芎帰調血飲，桂枝茯苓丸，桃核承気湯
乳汁分泌不全		芎帰調血飲，葛根湯
乳腺炎		葛根湯，桂枝茯苓丸
マタニティーブルー	産褥3〜5日頃から出現し多くは2週間以内に軽快するとされる一過性の抑うつ．涙もろさなどの症状．	芎帰調血飲，女神散
痔		乙字湯，桂枝茯苓丸

■ **育児ノイローゼ**　四逆散、抑肝散、抑肝散加陳皮半夏、柴胡桂枝乾姜湯などの柴胡剤が有効。抑肝散は母児同服の薬として有名。癇の強い子に母親とともに服用させる。

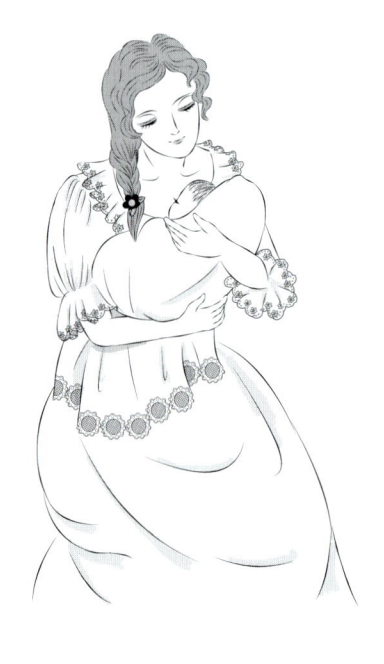

芎帰調血飲について

当帰	血虚の基本処方四物湯から芍薬を除いたもの
川芎	
地黄	
白朮	気虚の基本処方四君子湯から芍薬を除いたもの
茯苓	
大棗	
生姜	
甘草	
陳皮	理気薬 気を廻らせる
香附子	
烏薬	
牡丹皮	駆瘀血
益母草	

産後一切の気血を調節する薬で、貧血を補い、悪露悪血を去り、胃腸の働きを良くし、産後の血の道症、自律神経失調の諸神経症状に用いる。

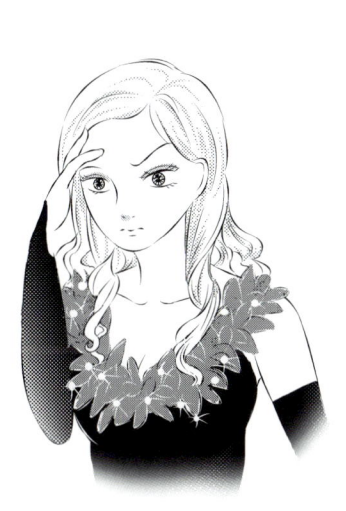

月経前症候群（PMS：Premenstrual Syndrome）

　月経前 3～10 日間の黄体期に続く精神的あるいは身体的症状で、月経発来とともに減弱あるいは消失するものをいう。このうち精神症状が強く、社会活動に支障をきたすものを月経前不快気分障害（PMDD：Premenstrual Dysphoric Disorder）という。
　いらいらを訴えるものが最も多く、これは肝気のうっ結によると思われる。他にのぼせ、下腹部膨満感、下腹痛、腰痛、乳房痛など瘀血による症状や、頭痛、めまいなど水滞症状を伴っている。

身体症状
頭　痛
乳房痛
腹部膨満感
手足のむくみ
肌荒れ
にきび

精神症状
抑うつ
怒りの爆発
いらだち
不　安
混　乱
社会からのひきこもり

■ 代表的方剤

方剤	証	説明
抑肝散加陳皮半夏		抑肝散証で胃腸が弱い虚証向き．イライラ，うつ状態に．
抑肝散		イライラが強い，物を投げる，暴言を吐くといった場合に．
甘麦大棗湯	虚	ヒステリーに有効．暴れる，暴言を吐くなどに．単独，あるいは抑肝散，桃核承気湯などと併用する．
苓桂朮甘湯		月経前の動悸，たちくらみ，頭痛，めまい，ふらふら感などの水滞症状に．
加味逍遥散	虚～中間	PMS の代表的方剤．イライラ，うつ状態，頭痛，月経前の便秘によい．
五苓散	虚実間	代表的利水剤．月経前の浮腫，頭痛，めまいなど水滞に有効．
桂枝茯苓丸	中間～実	代表的駆瘀血剤．月経前の下腹痛，乳房痛によい．
桃核承気湯	実	実証の PMS の代表的方剤．イライラ，便秘，下腹痛などに．

更年期障害

　卵巣機能は年齢とともに衰えて閉経に到る。日本での閉経年齢は平均50.5歳で、閉経前5年から閉経後5年までを更年期という。この前後10年間に様々な身体的、精神的不調に悩む方がおり、これを更年期障害という。更年期障害には女性ホルモンを補充するホルモン補充療法が一般的だが、ホルモン剤を使用すると月経のような出血があるのが煩わしかったり、肝機能障害や乳癌などの既往があると使用できないなどといった問題点がある。漢方薬ならば出血することはなく、他の疾患を持つ人にも使用することができる。

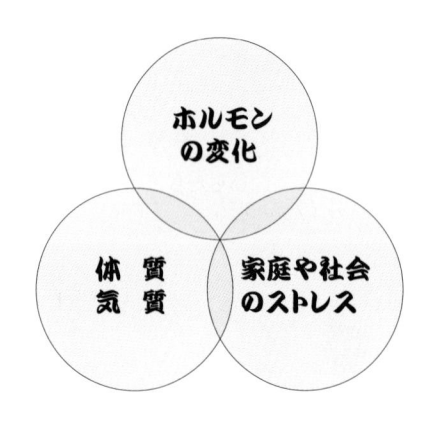

　更年期障害は女性ホルモンの低下に加えて、その人の体質や気質、家庭や社会での立場、これまでの人生といった様々な要因が関係しており、症状は様々である。右によく見られる症状と代表的な漢方薬を記載した。

ホルモンの変化
体質 気質
家庭や社会のストレス

血管運動性障害
　ほてり、のぼせ、発汗
　冷感、動悸

知覚障害
　手足のしびれ
　感覚がにぶる

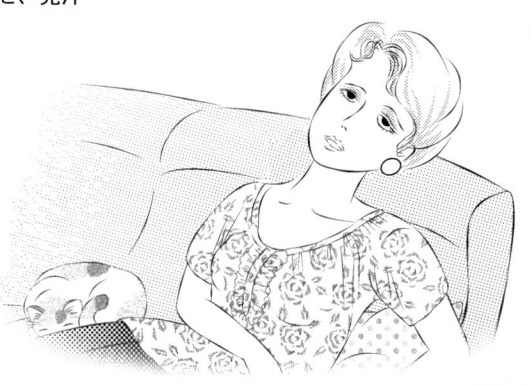

精神神経症状
　頭痛、不安、不眠
　イライラ、物忘れ

運動器系症状
　肩こり、腰痛、関節痛

更年期障害の保険適応を持つ方剤は以下のごとくである。
　柴胡桂枝乾姜湯、当帰芍薬散、加味逍遥散、桂枝茯苓丸、温清飲、五積散、通導散、温経湯、三黄瀉心湯。
　臨床の場では当帰芍薬散、加味逍遥散、桂枝茯苓丸が最もよく用いられているが、患者の愁訴に合わせて下記の方剤を組み合わせる。

のぼせ	黄連解毒湯，三黄瀉心湯，温清飲，加味逍遥散，女神散，桂枝茯苓丸，桃核承気湯
多汗	防已黄耆湯，五苓散，加味逍遥散，柴胡桂枝乾姜湯，補中益気湯
動悸	苓桂朮甘湯，加味逍遥散，炙甘草湯，柴胡加竜骨牡蛎湯，桂枝加竜骨牡蛎湯，柴胡桂枝乾姜湯
めまい	苓桂朮甘湯，半夏白朮天麻湯，五苓散，当帰芍薬散，女神散，真武湯，柴胡剤
頭痛	呉茱萸湯，苓桂朮甘湯，半夏白朮天麻湯，五苓散，加味逍遥散，当帰芍薬散，桂枝茯苓丸，桃核承気湯，釣藤散
肩こり	葛根湯，当帰芍薬散，加味逍遥散，桂枝茯苓丸，桃核承気湯，大柴胡湯，柴胡桂枝湯，その他の柴胡剤
冷え	当帰芍薬散，桂枝茯苓丸，当帰四逆加呉茱萸生姜湯，五積散，苓姜朮甘湯，温経湯，真武湯，附子理中湯，八味地黄丸，牛車腎気丸，十全大補湯
イライラ	黄連解毒湯，三黄瀉心湯，桃核承気湯，加味逍遥散，抑肝散，その他の柴胡剤
うつ	半夏厚朴湯，香蘇散，女神散，柴胡剤
不眠	酸棗仁湯，黄連解毒湯，三黄瀉心湯，女神散，柴胡加竜骨牡蛎湯，桂枝加竜骨牡蛎湯，加味帰脾湯，その他の柴胡剤

冷え症

西洋医学には冷え症という病名はない。

冷えを訴える人は圧倒的に女性に多い。多くのアンケートで若年女性や更年期婦人の半数以上が自分は冷え症だと思うと答えている。このように冷えを自覚する女性が多い背景には過激なダイエットによる体重減少、インスタント食品や生野菜などを中心とした偏食、夜型にシフトした不規則な生活、効きすぎた冷房、「なまあし」などといった薄着ファッション、仕事のストレスなど現代の我々を取り巻く生活環境が大きく影響している。患者が自ら冷えを訴えることもあるが全く冷えを自覚していないことも多い。

西洋医学ではわずかにビタミンEが末梢循環不全に用いられるくらいで有効な治療法はない。しかし東洋医学では冷えは大変重視されており、気や血の働きが低下した時に起こり、気虚、瘀血、水滞、脾胃の虚などの病態がみられる。

漢方薬には冷え症に有効な処方が多数あるので患者の訴えや証に合わせて治療を行うことができる。

冷えの部位	症　状	頻用される漢方薬	
全身の冷え	疲労，低体温，消化機能低下，活動性低下	十全大補湯	気血両虚に．
		当帰芍薬散	虚証の血虚，瘀血，水滞に．
		当帰四逆加呉茱萸生姜湯	手足の冷えが著しい症状に．
		真武湯	疲労，新陳代謝の低下に．
		五積散	クーラー病に．
消化管の冷え	腹痛，腹満，嘔吐，吐き気，下痢，軟便，便秘	人参湯	寒がりの胃腸障害に．
		附子理中湯	人参湯に附子を加えたもの．
		四君子湯	気虚の基本処方．脾胃の虚に．
		六君子湯	四君子湯に陳皮半夏を加えたもの．
		安中散	胃痛，月経痛に．
		大建中湯	裏寒による腹満，腹痛に．
		桂枝加芍薬湯	裏寒による下痢，便秘に．
		真武湯	裏寒による下痢に．
		茯苓四逆湯	エキスでは真武湯合人参湯．
頭の冷え	頭　痛	呉茱萸湯	冷え，嘔吐，吐き気を伴う症状に．
		半夏白朮天麻湯	めまい，フラフラ感を伴う症状に．

呼吸器	咳，水様性の痰，鼻水	小青竜湯	水様性の痰，鼻水に．
		麻黄附子細辛湯	老人，虚弱者の風邪に．
		苓甘姜味辛夏仁湯	小青竜湯の症状に似て虚証．
		桂姜棗草黄辛附湯	桂枝湯と麻黄附子細辛湯を合わせたもの．
		真武湯	老人，虚弱者の風邪に．
子宮卵巣	月経不順，月経困難，不妊	当帰芍薬散	月経不順，月経痛，不妊に．
		当帰四逆加呉茱萸生姜湯	月経痛，血行不良に．
		加味逍遙散	冷えのぼせ，不定愁訴に．
		温経湯	月経不順，口唇乾燥，手足のほてりに．
		桂枝茯苓丸	冷えのぼせ，月経痛，月経不順に．
神経，筋肉，関節の冷え	痛み，しびれ，麻痺，腰痛	桂枝加朮附湯	冷え，神経痛に．
		疎経活血湯	瘀血や湿による陳旧性の痛みに．
		大防風湯	虚弱者の関節痛，関節炎に．
		麻黄附子細辛湯	芍薬甘草湯と合わせると更に鎮痛効果がある．
		八味地黄丸	高齢者の腎虚，腰痛，しびれに．
		牛車腎気丸	高齢者の腎虚，腰痛，しびれに．
		苓姜朮甘湯	腰から下が冷たく，重たく感じる症状に．
		当帰四逆加呉茱萸生姜湯	手足末端の冷え，血行不良に．
		五積散	冷えや湿による腰痛神経痛に．
腎膀胱の冷え	頻尿膀胱炎	猪苓湯合四物湯	頻尿，膀胱炎を繰り返す人に．
		清心蓮子飲	神経質な人の頻尿，排尿痛に．
		八味地黄丸	腎虚による頻尿，膀胱炎に．
		牛車腎気丸	腎虚による頻尿，膀胱炎に．
高齢者の冷え		八味地黄丸	高齢者の腎虚による冷えに．
		牛車腎気丸	高齢者の腎虚による冷えに．
		十全大補湯	気血両虚による冷えに．
		真武湯	冷え，下痢，めまいに．

肩こり

縦向きラインの肩こり

項背強

横向きラインの肩こり

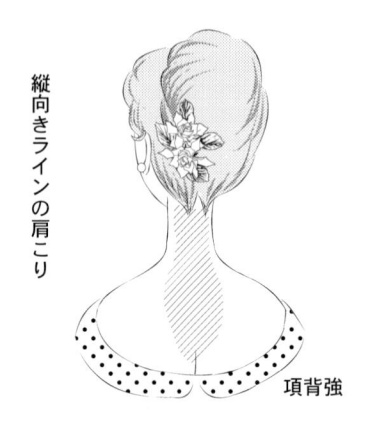

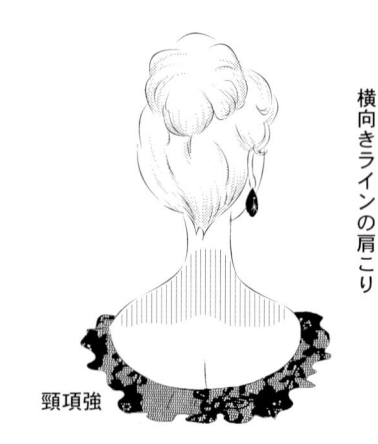

頸項強

　左図は項背部から背中を中心にした縦向きラインの肩こり（項背強）。
葛根湯は縦向きラインの肩こりの代表的方剤である。

　気滞（ストレス）による肩こり（頸項強）は、両肩に広がる横向きラインに凝る（右図）。横向きラインの肩こりには柴胡剤が使用される。

加味逍遥散	虚～虚実間	駆瘀血作用もあり，女性の肩こりに頻用される．
柴胡桂枝湯	虚実間	更年期や神経症の肩こりに広く使える．
四逆散		腹直筋緊張，イライラ・不安など精神神経症状に．
大柴胡湯	実	最も実証向き柴胡剤．便秘，高血圧，不眠などを伴う症状に．

　肩こりは瘀血によっても起きるので、証に合った駆瘀血剤を使用する。

当帰芍薬散	虚	冷え性，月経不順などを伴う症状に．
桂枝茯苓丸	虚実間～実	冷えのぼせ，月経痛などを伴う症状に．
桃核承気湯	実	便秘，イライラ，月経痛などを伴う症状に．

　五十肩（肩関節周囲炎）には下記のような方剤を用いる。

桂枝加朮附湯	虚	寒湿に侵された人の筋肉痛，関節痛に．
二朮湯		蒼朮，白朮の二種の朮が入っている五十肩の薬．
疎経活血湯	虚～虚実間	血虚，水滞，陳旧性瘀血が混じった関節や筋肉の痛みに．夜間にひどくなる場合に．
越婢加朮湯	実	口渇，浮腫，炎症などがある関節痛に．

頭　痛

頭痛には様々な種類があるが日常臨床では下記のようなものが多い。実際にはクリアカットに分類できないことも多い。

頭痛の種類	典型的な症状
片頭痛	片側が痛い（両側のこともある），拍動性の痛み（ズキンズキン），吐き気を伴う．頭痛時に光や音に過敏になる．
緊張型頭痛	両側が痛い．ストレスや肩こりなどで起こる．吐き気はない．
月経関連片頭痛	月経前や月経中に起こる片頭痛．

漢方薬は鎮痛剤ほどすぐに痛みをとることはできない。服用を続けることによって頭痛の回数を減らしたり、痛みを軽減することができる。

代表的な漢方薬	
まず痛みに．常用または頓服	呉茱萸湯（吐き気のする激しい頭痛に） 五苓散（水滞による頭痛に）
月経に関連した頭痛に	当帰芍薬散，加味逍遥散，桂枝茯苓丸，桃核承気湯
めまいを伴う頭痛に	苓桂朮甘湯，半夏白朮天麻湯，五苓散
中高年の頭痛に	釣藤散（高血圧，頑固易怒，朝の頭痛に） 黄連解毒湯（高血圧やのぼせを伴う頭痛に）
月経前のむくみを伴った頭痛に	五苓散
低気圧や雨天に起きる頭痛に	五苓散，半夏白朮天麻湯
肩こり，後頭部の痛みに	葛根湯

その他、冷え性で胃腸虚弱な人に桂枝人参湯、風邪をひいたときの頭痛に川芎茶調散なども使用される。

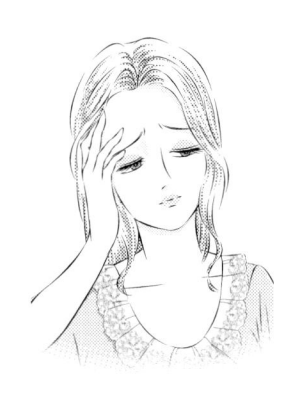

まず鎮痛剤として呉茱萸湯を、無効ならば五苓散を用いる。

月経に関連した頭痛には虚証ならば当帰芍薬散か加味逍遥散を、実証ならば桂枝茯苓丸、桃核承気湯を常用し、痛い日には呉茱萸湯か五苓散を服用する。

更年期の頭痛には加味逍遥散や桂枝茯苓丸と呉茱萸湯、五苓散または川芎茶調散を併用、肩こりがひどい時は葛根湯を併用する。

不　眠

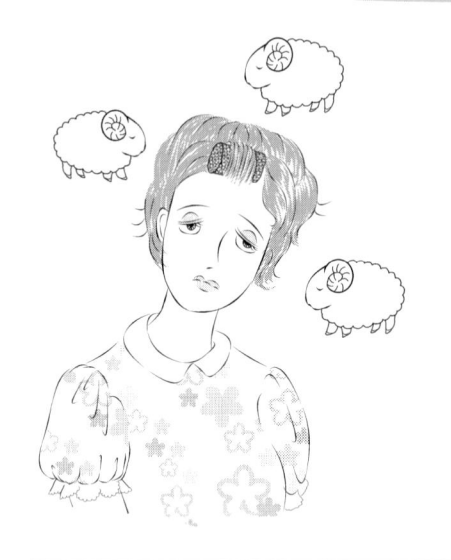

不眠は睡眠を調整している心の失調によって睡眠・覚醒のリズムが乱れたために起こる。ストレスによって肝気が昂っても起こる。瘀血によっても起こる。老化による腎の衰えでも起こる。不眠に対して睡眠薬ほど即効性はないが、漢方薬によって睡眠薬の使用を減らすことができる。

入眠障害	黄連解毒湯	のぼせ，ほてり，イライラ，高血圧に．
	三黄瀉心湯	上記症状に加えて便秘に．
	抑肝散	イライラ，怒りっぽい，けいれん，歯ぎしりに．
	抑肝散加陳皮半夏	上記症状に加えて胃腸虚弱に．
	女神散	頑固な不定愁訴，のぼせ，めまいに．
	酸棗仁湯	心身の疲労，精神不安，日中の眠気に．
熟眠障害	大柴胡湯	最も実証向き柴胡剤．精神不安，便秘に．
	柴胡加竜骨牡蛎湯	抑うつ，不安，イライラ，臍辺りの動悸に．
	四逆散	イライラ，不安，手掌多汗な人に．
	加味逍遥散	イライラ，不安，頭痛，肩こり，のぼせに．
	柴胡桂枝乾姜湯	最も虚証向き柴胡剤．寝汗，疲労に．
	桂枝加竜骨牡蛎湯	神経過敏，不安，のぼせ，夢をよく見る人に．
	加味帰脾湯	精神不安，抑うつ，倦怠感，食欲不振に．
	竹筎温胆湯	夜間の咳で眠れない人に．
	酸棗仁湯	心身の疲労，精神不安，日中の眠気に．
早朝覚醒	八味地黄丸	冷え，夜間頻尿，腰痛に．
	六味丸	冷えは弱くほてりのある人に．
	牛車腎気丸	八味地黄丸証より冷えが強い人に．
	釣藤散	早朝の頭痛，高血圧，イライラに．

「山田和男：漢方外来における睡眠障害治療の実際．漢方と最新治療 9（1）：p.17，2000」を参考に作成

酸棗仁湯は他剤と組み合わせて就寝前に服用するとよい。

めまい

　めまいの原因は中枢性のものやメニエール病など多々あり、勿論、専門医の診察を受けて器質的疾患があれば西洋医学的治療が優先される。しかし、患者の自覚症状は概ね次の三種類に分けられる。

めまいのタイプ	主な原因
クラッとめまい	起立性低血圧.
グルグルめまい	メニエール病，良性発作性頭位めまい症.
フワフワめまい	ストレス，加齢などによる脳循環不全.

　漢方的にはめまいは水滞に関連しているので、利水作用のある方剤が用いられる。

苓桂朮甘湯		立ちくらみ，起立性低血圧，動悸，のぼせに.
半夏白朮天麻湯		胃腸虚弱，頭痛，頭重感などを伴う症状に.
真武湯	虚	冷え，身体動揺感，斜行感，雲の上を歩く感じの症状に.
当帰芍薬散		冷え，低血圧，たちくらみに.
連珠飲		四物湯と苓桂朮甘湯の合方．血虚と水滞のめまいに.
五苓散	虚実間	悪心，嘔吐，頭痛，口渇，浮腫などを伴う症状に.

　めまいはストレスで悪化する。少陽病期の方剤、柴胡剤が有効である（少陽の病たる、口苦く、咽乾き、目眩く也）。中高年者ではストレスと加齢によるフワフワしためまいを訴える場合が多い。

柴胡剤		大柴胡湯，小柴胡湯，柴胡桂枝乾姜湯など証にあわせて投与.
釣藤散	虚	頭痛，頭重感，イライラ，高血圧傾向の人に.
女神散	虚実間	頑固な不定愁訴，のぼせ，めまいを訴える人に.

多汗症

■ 多汗症の原因

- 体質的なもの――緊張、ストレスから交感神経の機能亢進を起こしやすい。
- 甲状腺機能亢進症
- 更年期障害、その他の卵巣機能障害
- 肥　満
- 糖尿病

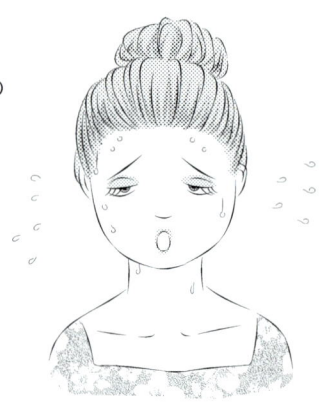

■ 治　療

漢方薬としては黄耆の入ったものがよく用いられる。黄耆には強壮作用に加えて皮膚の栄養を高め、皮膚の緊張を保つ作用がある。

体力気力の衰えた人に	補中益気湯	脾胃の虚があり疲れやすい．盗汗，微熱に．
	黄耆建中湯	小建中湯に黄耆を加えたもの．
	桂枝加黄耆湯	桂枝湯に黄耆を加えたもの．湿疹にも有効．
	柴胡桂枝乾姜湯	精神不安，首から上の汗，寝汗に．
更年期障害，卵巣機能不全で，のぼせて汗の出る人に	加味逍遥散	虚～虚実間の冷えのぼせを伴う汗に．
	桃核承気湯	実証の冷えのぼせを伴う汗に．
水余りでむくみがち，尿が出にくく汗の多い人に	防已黄耆湯	肥満，水太り，膝が悪い人に．
	五苓散	口渇，浮腫傾向，尿量減少，頭痛，めまいに．
口渇があり，水をよく飲み，暑がりで汗が多い人に	白虎加人参湯	糖尿病，熱証で口渇が強い症状，皮膚疾患などの多汗に．
緊張して掌に汗をかく人に	四逆散	精神不安，イライラ，腹直筋緊張，手足が冷たい人に．

　以前、田原英一先生に教えて頂いた方法であるが、黄耆末の振り出し（2gほどの黄耆末を市販のお茶パックに入れ100～200mlの熱湯の中で2～3分煮沸、水分のみを1日2～3回に分けて他のエキス剤と併用する）は汗かきの患者さんに好評である。

尿のトラブル

■ 膀胱炎

急性の場合は抗生物質が使用されるが、慢性、難治例、反復例、感染は認められないものの膀胱炎症状のあるものには漢方薬がよい適応となる。

猪苓湯合四物湯	虚	慢性化し血虚を伴う場合に．慢性膀胱炎，繰り返す膀胱炎．
清心蓮子飲		心因性のものや無菌性膀胱炎に．
猪苓湯	虚実間	消炎利尿作用を持つ膀胱炎の第一選択薬．
五淋散		下焦の炎症に．膀胱炎，尿道炎．
竜胆瀉肝湯	実	下焦の炎症に．膀胱炎，尿道炎，膣炎，イライラ易怒．

■ 頻　尿（過活動膀胱〈OAB：overactive bladder〉も含めて）

抗コリン薬や抗不安薬が一般的であるが、漢方薬は抗コリン薬が無効な場合や効果不充分なときに併用してもよい。

老化によるもの	八味地黄丸	高齢者に．冷え，腰痛．
	牛車腎気丸	八味地黄丸に似て，冷えや浮腫のある人に．
	真武湯	八味地黄丸で胃が悪くなる人に．
心因性	清心蓮子飲	倦怠感，イライラ，心気症的訴えに．
	加味逍遥散	冷えのぼせ，月経不順，不定愁訴に多く用いる．
	抑肝散加陳皮半夏	イライラ，不安に．
瘀　血	当帰芍薬散	冷え症，月経不順，月経痛に．
	芎帰調血飲	気虚，血虚，瘀血のある人に．
	桂枝茯苓丸	冷えのぼせ，月経痛，下腹痛に．
	桃核承気湯	のぼせ，月経痛，便秘に．
	大黄牡丹皮湯	月経痛，下腹痛，便秘，骨盤内の炎症に．
冷　え	当帰四逆加呉茱萸生姜湯	下半身の冷え，しもやけに．
	苓姜朮甘湯	下半身の冷え，腰が冷たい症状に．

■ 腹圧性尿失禁

骨盤底筋や骨盤底を構成する靱帯の脆弱化によって腹圧性尿失禁は起こる。東洋医学的にはこれは気虚である。補中益気湯、六君子湯、人参湯、帰脾湯、小建中湯、黄耆建中湯など気虚に有効な方剤が使用される。尿道の筋肉を収縮させる麻黄（エフェドリン）を含む葛根湯、麻黄附子細辛湯も使用される。

■ 尿路結石

西洋医学的治療を補うものとして、疼痛緩和や排石促進、再発予防に使用される猪苓湯、猪苓湯合芍薬甘草湯、猪苓湯合四物湯があげられる。

アンチエイジング

黄帝内経の霊枢によると老化は次のようなプロセスを経て起こる。

50歳頃から肝が衰え始め（肝虚）、視力が低下する。

60歳頃から心が衰え始め（心虚）、笑いが少なくなり、物事を悲観的に考えるようになる。

70歳頃から脾が衰え始め（脾虚）、皮膚のしわが増える。

80歳頃から肺が衰え始め（肺虚）、思考力が低下し、物忘れがひどくなる。

90歳頃から腎が衰え始め（腎虚）、全身の運気が低下する。

100歳で全てが虚になり抜け殻になる。

老化によって人は陽証から陰証へ、実証から虚証に移行し、身体の水分が減少し、潤から燥になりやすい。

老人は陰の状態、虚の状態に傾きやすいので使用する生薬も麻黄のような陽証向きものものは合わないことが多い。附子などの新陳代謝を高めるようなものや、地黄や麦門冬など体を潤す働きのある生薬と相性がよくなる。

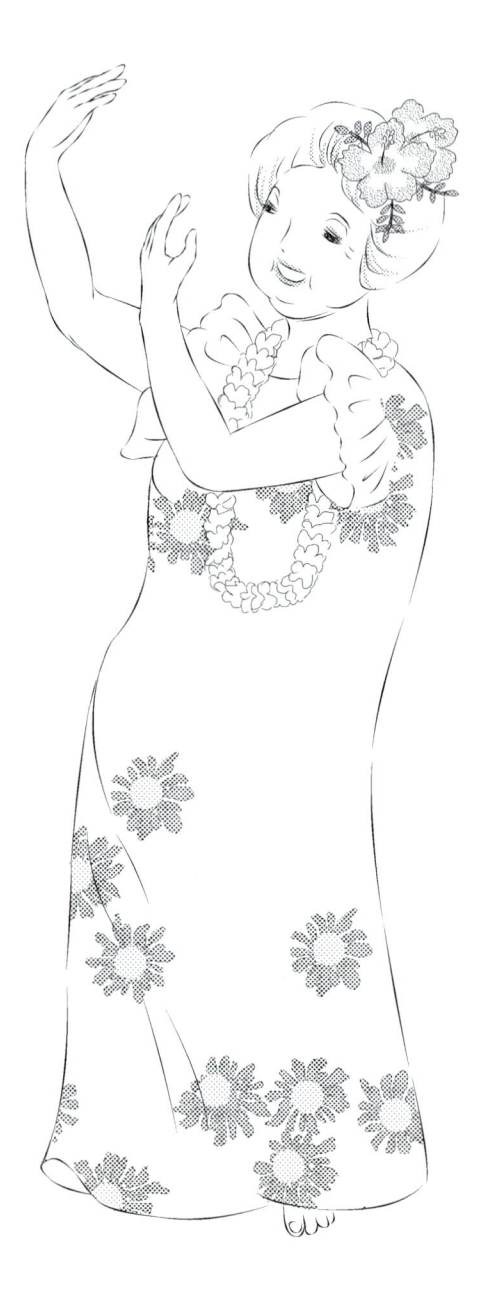

呼吸器	上気道炎	桂枝湯，麻黄附子細辛湯，真武湯，麦門冬湯，滋陰降火湯，滋陰至宝湯
	COPD	桂姜棗草黄辛附湯（桂枝湯合麻黄附子細辛湯），苓甘姜味辛夏仁湯
循環器	高血圧	黄連解毒湯，七物降下湯
	低血圧	真武湯，補中益気湯，半夏白朮天麻湯
	動悸，心悸亢進	炙甘草湯，苓桂朮甘湯
消化器	胃	人参湯，四君子湯，六君子湯，安中散
	下痢	人参湯，附子理中湯，真武湯
	便秘	桂枝加芍薬大黄湯，大建中湯，麻子仁丸，潤腸湯
精神神経	頭痛，頭重	半夏白朮天麻湯，釣藤散，呉茱萸湯
	不眠	酸棗仁湯，加味帰脾湯，黄連解毒湯
	もの忘れ	加味帰脾湯
	認知症	抑肝散，抑肝散加陳皮半夏，釣藤散
	めまい	真武湯，半夏白朮天麻湯，苓桂朮甘湯，当帰芍薬散
整形外科	関節痛，神経痛，しびれ	桂枝加朮附湯，当帰四逆加呉茱萸生姜湯，苓姜朮甘湯，疎経活血湯，八味地黄丸，牛車腎気丸，麻黄附子細辛湯合芍薬甘草湯
	変形性膝関節症	防已黄耆湯
泌尿器科	頻尿，排尿困難	八味地黄丸，牛車腎気丸，清心蓮子飲
	陰萎	桂枝加竜骨牡蛎湯，柴胡加竜骨牡蛎湯，八味地黄丸，補中益気湯
	再発性膀胱炎	猪苓湯合四物湯
皮膚	掻痒症	当帰飲子，真武湯
	美肌効果	温経湯，桂枝茯苓丸，加味逍遙散
眼科	かすみ目，白内障	八味地黄丸
産婦人科	子宮下垂	補中益気湯
その他	易疲労感	補中益気湯，十全大補湯，人参養栄湯
	肥満	防風通聖散，大柴胡湯，防已黄耆湯
	手足のほてり	三物黄芩湯
悪性疾患	衰弱，倦怠感	補中益気湯，十全大補湯，人参養栄湯，黄耆建中湯，六君子湯，四君子湯

腰痛症・坐骨神経痛

　腰痛に悩む人は多い。器質的な原因がある場合もあるし、検査では何も異常がない場合もある。いずれの場合でも漢方薬は症状の軽減に用いられる。
　まず痛みに芍薬甘草湯や四逆散を投与する。慢性的な腰痛には、冷えや瘀血を伴っていることが多い。高齢者には腎虚が多い。女性の腰痛は月経に関連していることも多く、駆瘀血剤が頻用される。

急性腰痛症	芍薬甘草湯	痛みに.
	四逆散	痛み，ストレスによる腰痛に.
慢性腰痛症	桂枝加朮附湯	冷え，神経痛に.
	五積散	冷え症の腰痛に.
	苓姜朮甘湯	腰から下が冷たく重く感じる症状に.
	芍甘黄辛附湯	冷え性の人の神経痛に. エキス剤では芍薬甘草湯と麻黄附子細辛湯を合方.
	疎経活血湯	瘀血や湿による陳旧性の痛みに.
	八味地黄丸	高齢者に．尿量減少，夜間頻尿.
	牛車腎気丸	高齢者に．尿量減少，浮腫，冷え.
女性の腰痛	当帰芍薬散	虚証向き駆瘀血剤.
	疎経活血湯	瘀血や湿による陳旧性の痛みに.
	桂枝茯苓丸	広く使える駆瘀血剤.
	加味逍遥散	不定愁訴の多い人に.
	当帰四逆呉茱萸生姜湯	手足の冷え，血行不良に.
	桃核承気湯	実証向き駆瘀血剤.
	通導散	実証向き駆瘀血剤．気滞に.

打撲・捻挫

打撲や捻挫は瘀血であるから、駆瘀血剤を使用すると早く治癒する。

治打撲一方	虚	打撲による腫れや痛みに.
桂枝茯苓丸		代表的駆瘀血剤.
桃核承気湯	実	実証向き駆瘀血剤．イライラ，月経痛，便秘に.
通導散		実証向き駆瘀血剤．瘀血と気滞に.

治打撲一方と他の駆瘀血剤を併用すると効果的。

昔は鞭打ちの刑などでできた傷を治すために、通導散などの駆瘀血剤が使われたという。韓流ドラマを見ていると拷問のシーンがよくあり、その後、罪人が身分のある人ならば駆瘀血剤を与えたのか？

関節の腫れ・痛み・関節リウマチ

防已黄耆湯	虚	関節の腫れ，特に膝関節の腫れや痛みに有効．浮腫に．
桂枝加朮附(苓)湯		四肢の冷え，冷え症で体力がない人の神経痛，関節痛に．
大防風湯		十全大補湯を用いたいような虚弱な人に．関節の変形に．リウマチなどで症状が進行した人に．
桂芍知母湯		エキス剤は無し．症状の進行した人に．
麻杏薏甘湯	虚実間	関節の熱感，むくみに．鎮咳薬の麻杏甘石湯から石膏を除き消炎利水作用のある薏苡仁を加えたもの．
薏苡仁湯		関節の熱感，やや長引いた関節痛に．
桂枝二越婢一湯加苓朮附		エキス剤では桂枝加朮附湯と越婢加朮湯を合方．
越婢加朮湯	実	関節の熱感，むくみ，口渇に．

皮膚掻痒症

目立った湿疹などがないのに痒みを訴えるものを皮膚掻痒症という。

当帰飲子	虚	血虚による皮膚の乾燥，夜間に悪化する症状に．老人に多し．
真武湯		老人の掻痒感に．冷え，フワフワしためまいに．
桂麻各半湯	虚実間	掻痒感が強く脈が浮の人に．エキス剤では桂枝湯と麻黄湯を合方．
温清飲		皮膚の色つやが悪く，のぼせる人に．
白虎加人参湯	実	口渇，発汗，患部にほてりがある症状に．
茵陳蒿湯		黄疸や肝機能障害による掻痒に．蕁麻疹にも有効．
竜胆瀉肝湯		脈・腹力ともに強く，陰部に掻痒感のある人に．

湿疹・皮膚炎

当帰飲子	虚	皮膚の乾燥，かゆみ，分泌物が少ない症状に．老人によい．
桂枝加黄耆湯		桂枝湯に黄耆を加えたもの．若年者・子供の湿疹に．エキス剤ならば桂枝湯に黄耆を加えるか黄耆建中湯を．
十味敗毒湯	虚実間	化膿性皮膚疾患．繰り返して起こる症状に．
治頭瘡一方		化膿，患部の赤み，便秘傾向に．
消風散		患部の熱感，かゆみ，かさぶた，分泌物が多い症状に．
梔子柏皮湯		消炎・鎮静作用がある．蕁麻疹，皮膚掻痒症に．
温清飲		皮膚が浅黒く，皮膚の乾燥，熱感，かゆみのある人に．
荊芥連翹湯		皮膚が浅黒く慢性化した皮疹に．温清飲に皮膚に働く生薬を加えたもの．
黄連解毒湯	実	皮膚の熱感，赤み，かゆみ，顔面充血に．
白虎加人参湯		口の渇き，皮膚の熱感，赤みに．
竜胆瀉肝湯		治りにくい外陰部の痒み，膣炎に．

慢性的な皮膚のトラブルを抱えている者の多くは瘀血を持っているので、証にあわせて駆瘀血剤を単独、あるいは上記方剤と合わせて使用する。

当帰芍薬散	虚	冷え性，月経不順，月経痛などを伴う湿疹に．
温経湯		冷え性，月経不順，口唇の荒れる症状に．手掌の湿疹によい．
加味逍遥散	虚〜虚実間	主婦湿疹や手掌湿疹に．肝斑にも効果あり．
桂枝茯苓丸	実	肝斑に．にきびにも有効．
桃核承気湯		イライラ，のぼせ，便秘，月経痛，のどを伴う湿疹に．

にきび

■ 炎症のあるとき

赤く盛り上がったり化膿して膿がたまっているときは、下記の方剤を単独、あるいは抗生物質と併用する。

荊芥連翹湯	虚実間	温清飲をベースにした薬．皮膚の浅黒い人に．手足の裏に汗をかきやすい人，副鼻腔・耳・扁桃などの炎症に．
十味敗毒湯		化膿性皮膚疾患に広く使用される．
清上防風湯	実	黄連解毒湯をベースにした薬で，清上とは上部の熱をさます意味であるから上半身の皮疹によい．若者のニキビに．

■ 慢性化しているもの

月経周期と関連して悪化するものが多い．駆瘀血剤を投与する．

当帰芍薬散	虚	冷え，頭重感，めまい，月経不順，月経痛に．
加味逍遥散	虚～虚実間	不定愁訴に多く用いられる．冷えのぼせ，PMS，月経不順，月経痛に．
桂枝茯苓丸	実	冷えのぼせ，月経不順，月経痛に．
桃核承気湯		イライラ，のぼせ，便秘などがみられる人に．

これらの方剤に美肌効果のある薏苡仁を加えるとさらに効果的である．

指掌角皮症

主婦湿疹ともいわれ漢方の比較的よい対象となる．中性洗剤などの直接手にあたる使用を控えることが第一．温経湯が第一選択であるが、証によって他の駆瘀血剤を使用する．

温経湯	虚	冷え性の人に．手掌の湿疹によく使用される．
加味逍遥散		不定愁訴に多く用いられる．冷え性，のぼせに．
当帰芍薬散		冷え性，月経痛，頭重，めまいに．
桂枝茯苓丸	虚実間～実	冷えのぼせ，月経不順，月経痛に．
桃核承気湯	実	のぼせ，便秘，月経痛に．

いずれの方剤も薏苡仁を併用すると更によい．

いらいら・抑うつ・不安

　いらいら・抑うつ・不安をきたす原因疾患は様々であり、精神疾患については専門医の診察を仰がねばならない。特に精神疾患の無い場合は、勿論漢方の絶好の出番であるし、精神疾患の患者でも漢方薬は西洋医学的治療を補完するものである。
　人間の精神状態に深く関わっているのは肝、胆、心である。精神症状の改善には主としてこれらの臓器に働く方剤が選ばれる。

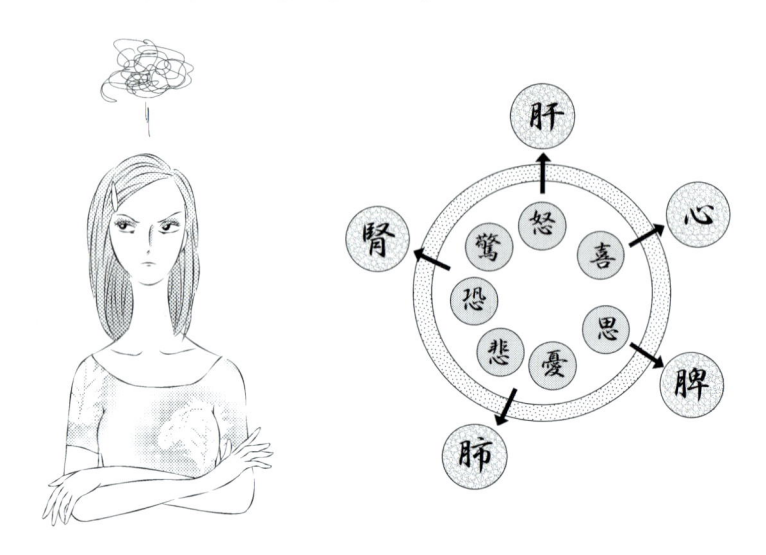

　人間の持つ様々な感情（七情）は各々五臓と関連がある。怒りは肝を傷つけ、喜びは心を傷つけ、思は脾を傷つけ、悲は肺を傷つけ、恐は腎を傷つける。

■ 気うつに理気剤

香蘇散	虚	虚弱な人のうつ状態，不定愁訴に．
半夏厚朴湯	虚実間	咽や前胸部の痞え，異物感，胃症状に．
女神散		頑固な不定愁訴，めまい感に．

　気うつになると、抑うつ、不安、不眠などの症状が多くなる。気を廻らす作用のある厚朴、紫蘇葉、香附子、木香などの生薬が入った方剤が使用される。

■ 肝気の滞り（肝気うっ結）に柴胡剤

柴胡桂枝乾姜湯	虚	最も虚証向き柴胡剤．疲労感，寝汗，不眠に．
加味逍遥散		イライラ，のぼせ，月経不順，月経痛，肩こり，頭痛に．
抑肝散加陳皮半夏		抑肝散より虚証向き．胃腸虚弱に．
抑肝散		肝気の昂ぶりを抑える代表的方剤．

柴胡桂枝湯	虚	少し虚証の不定愁訴に広く使える．
柴朴湯	虚実間	小柴胡湯と半夏厚朴湯の合剤．
四逆散		イライラ，不安感，腹直筋緊張，手足の冷えに．
柴胡加竜骨牡蛎湯	実	イライラ，不眠，動悸，高血圧に．実証向き精神安定剤．
大柴胡湯		最も実証向き柴胡剤．不安，高血圧，不眠などに．

　肝の気の流れが滞るといらいらして怒りやすくなる。眼精疲労、筋肉のけいれんなどが見られる。腹診すると胸脇苦満があり柴胡剤が使用される。

■ 気逆に

桂枝加竜骨牡蛎湯	虚	神経過敏，不安，不眠，多夢，性的ノイローゼに．
苓桂朮甘湯		不安，めまい，動悸，頭痛に．
苓桂甘棗湯		エキス剤では苓桂朮甘湯と甘麦大棗湯を合方．
桃核承気湯	実	イライラ，のぼせ，月経痛，便秘に．

　気逆になると不安や発作的動悸、頭痛などを訴える。桂枝、呉茱萸、黄連などが入った方剤が用いられる。

■ 心の失調に

甘麦大棗湯	虚	ヒステリー症状，あくびが多い人に．
黄連解毒湯	実	のぼせ，イライラ，不眠，高血圧に．
三黄瀉心湯		不安，不眠，イライラ，のぼせ，便秘，心下の痞えに．

　心の失調で焦燥感、不安感、不眠、発作性の顔面紅潮、動悸、舌尖部が赤くなるなどの症状がみられる。

■ 脾の失調に

帰脾湯	虚	食欲不振，疲労，不安，うつ，不眠，寝汗に．
加味帰脾湯		帰脾湯に柴胡と山梔子を加えたもの．のぼせ，イライラに有効．
補中益気湯		食欲不振，疲労，無気力，多汗，寝汗，下痢に．

　脾胃の機能低下で疲労感、無気力、食後すぐに横になりたがる、精神活動低下などの症状がみられ、人参、黄耆などが入った方剤が用いられる。

浮　腫

　浮腫の原因は西洋医学的診断を待たねばならない。大塚敬節先生によると浮腫には指頭で押すと凹むけれども、手を離すとすぐにもどる実腫と、ふわふわ柔らかく押すと凹んだままで戻らない虚腫があり、虚腫は治りにくいと述べておられる。

当帰芍薬散	虚	冷え，貧血，めまいなどを伴う．妊娠中の浮腫に．
防已黄耆湯		多汗，易疲労，水太り，脚のむくみに．
真武湯		新陳代謝が衰退している人のむくみに．
牛車腎気丸		腎虚に伴う冷え，しびれ，尿量減少に．
五苓散	虚実間	代表的利水剤．口渇，尿量減少に．
茵蔯五苓散		五苓散の症状に加え黄疸のある人に．
柴苓湯		五苓散の症状に加え，食欲不振，胸脇苦満などがある人に．
九味檳榔湯		脚気様症状，神経症的症状を訴える人の浮腫に．
木防已湯	実	口渇，尿量減少，心下の広範な痞えあり．心疾患，腎疾患による浮腫に．
越婢加朮湯		口渇，尿量減少，関節の腫れ，湿疹に．

悪性腫瘍

　悪性疾患に対しては、手術や放射線治療、化学療法が優先されることは当然であるが、漢方薬は西洋医学的治療による副作用の軽減や患者の体力気力の向上、QOLの改善に広く使用されている。

開腹手術後の腸閉塞防止	大建中湯
抗がん剤，放射線治療による食欲不振	六君子湯，人参湯
抗がん剤，放射線治療による嘔吐，下痢	半夏瀉心湯
抗がん剤，放射線治療による口内炎	半夏瀉心湯，黄連湯
抗がん剤による末梢神経障害	牛車腎気丸，芍薬甘草湯
乳癌のホルモン治療による更年期障害様症状	桂枝茯苓丸，加味逍遥散
患者の体力，気力，免疫力アップ，癌性貧血の改善	十全大補湯，人参養栄湯，補中益気湯，加味帰脾湯
リンパ浮腫	五苓散，牛車腎気丸，柴苓湯，防已黄耆湯

第3章

頻用処方解説

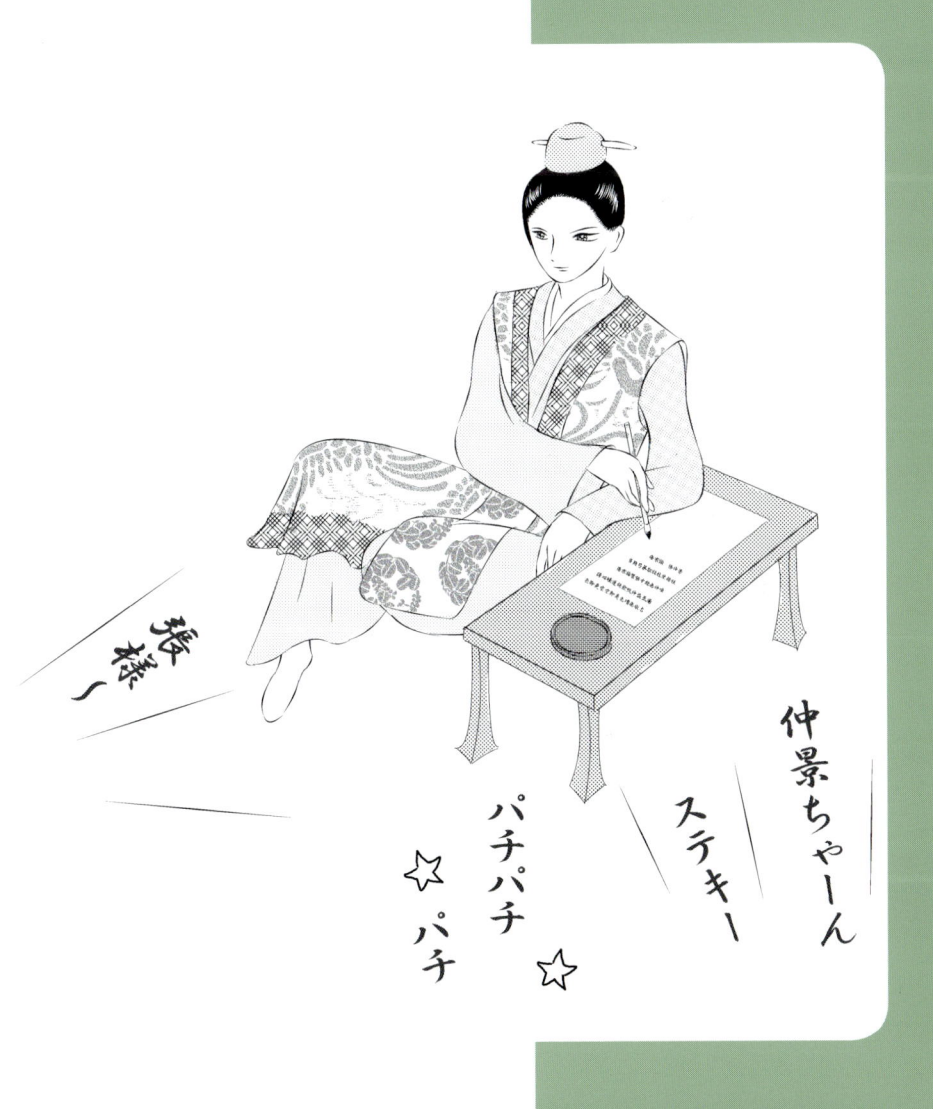

安中散
あんちゅうさん

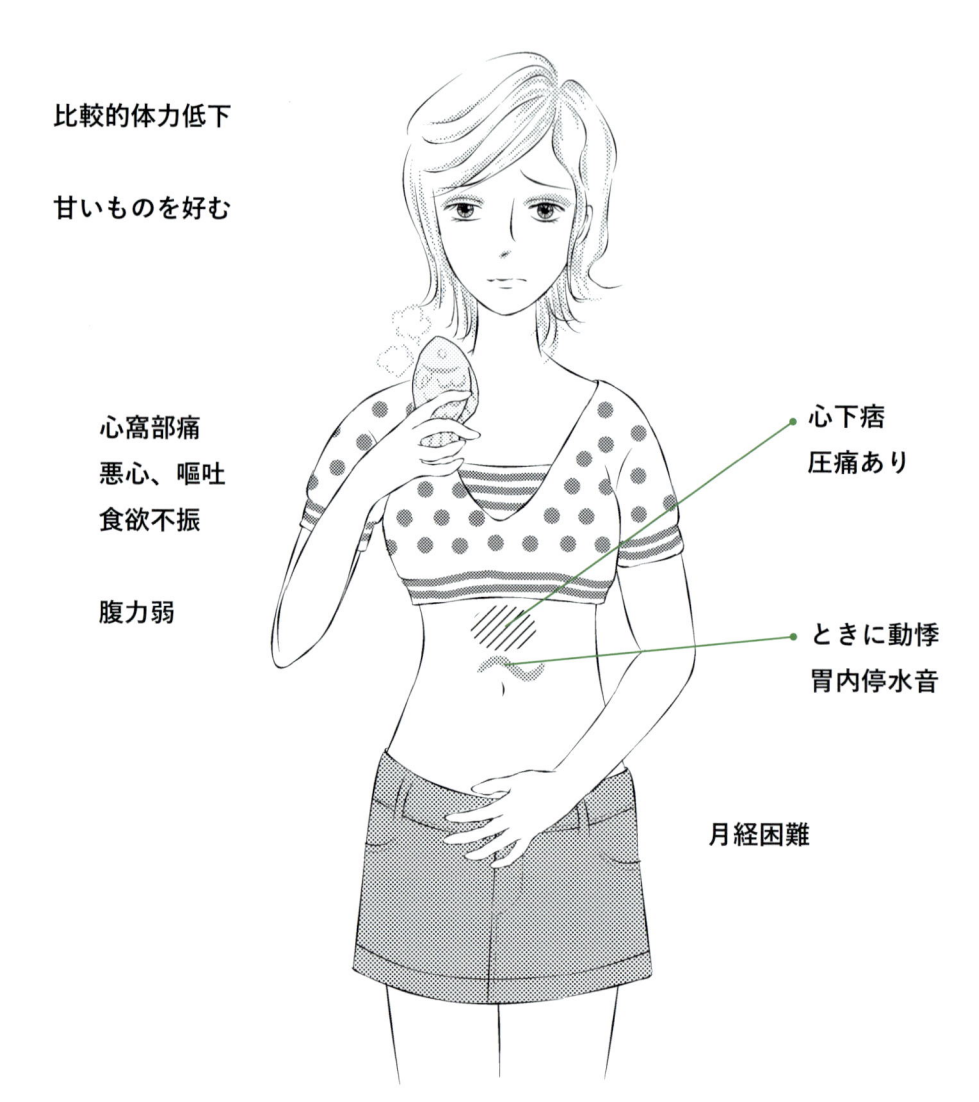

比較的体力低下

甘いものを好む

心窩部痛
悪心、嘔吐
食欲不振

腹力弱

心下痞
圧痛あり

ときに動悸
胃内停水音

月経困難

出典 和剤局方（宋時代）
病態 太陰、虚証
中焦（消化管）を安ずることから名づけられた。

■ 構　成

桂枝	温	発汗，発散，健胃，のぼせを取る
延胡索	温	鎮痛，鎮痙
茴香	温	散寒，止痛，理気，健胃，整腸
牡蛎	平	鎮静，強壮，胃酸過多を中和
甘草	平	健胃，補脾，鎮痛，緩和
縮砂	温	健胃，整腸，鎮静，理気
良姜	熱	健胃，鎮痛，興奮

- 腹候　腹力弱、心下痞、心窩部の圧痛
- 脈候　沈弱、ときに遅
- 舌候　淡白湿潤、薄白苔

■ 目　標

虚弱体質で冷え性、神経質、甘いものを好み、心窩部に痛みがある。胸焼け、げっぷ、食欲不振、はきけ、胃痛、腹痛がある。

虚弱で神経質な人の胃痛に男女を問わず有効。和剤局方には「婦人血気刺痛（うっ血を兼ねた神経性疼痛）し、小腹より腰に連なりて攻注重痛するを治す」とあり、月経痛に有効である。

■ 適　応　例

神経性胃炎、急・慢性胃炎、胃アトニー、胃酸過多症、胃・十二指腸潰瘍。
婦人科領域としては月経痛にも有効。

温経湯
うんけいとう

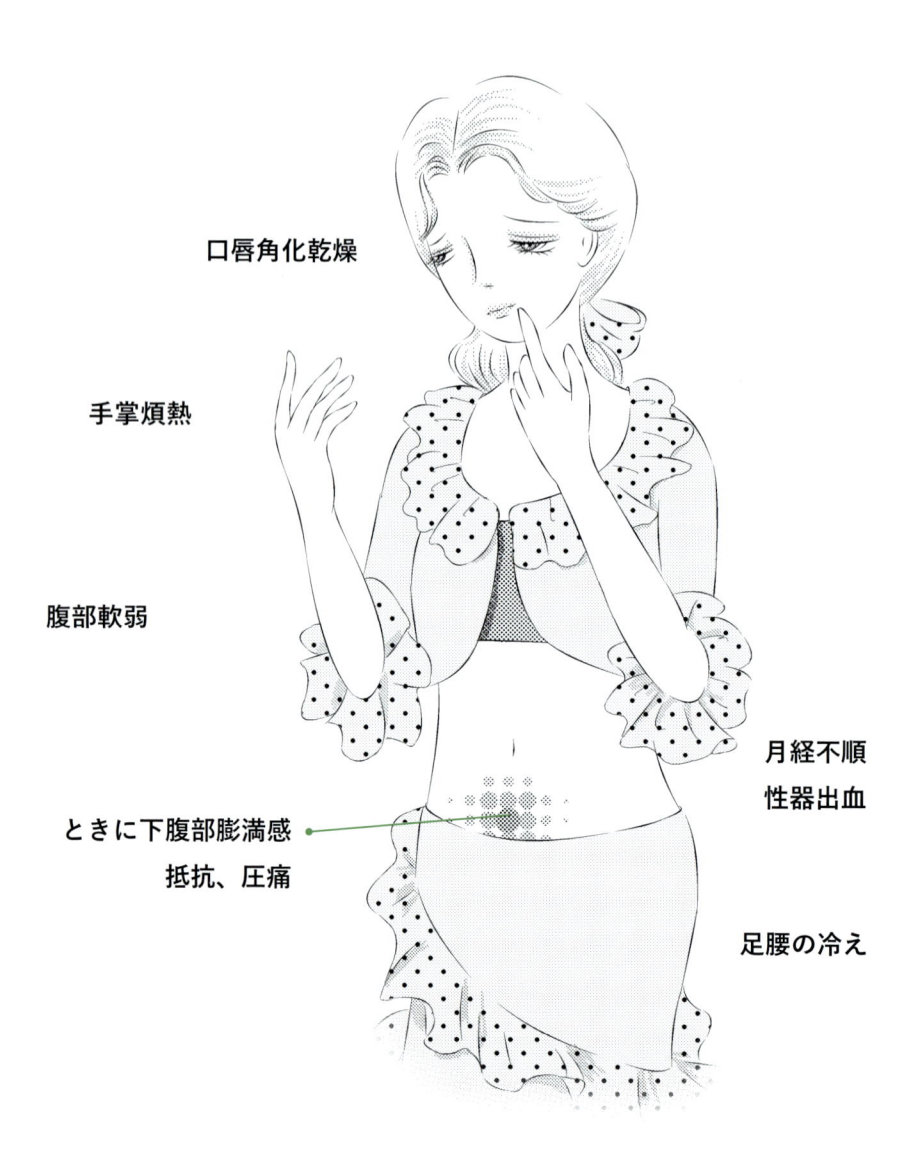

口唇角化乾燥

手掌煩熱

腹部軟弱

ときに下腹部膨満感
抵抗、圧痛

月経不順
性器出血

足腰の冷え

出典　金匱要略（漢時代）
病態　太陰、虚証
　　　　下半身に冷えがあり血虚、瘀血のある人に。経を温める薬である。

■ 構　成

桂枝	温	発汗，発散，健胃，気の巡りを整えのぼせを取る
呉茱萸	熱	散寒，止痛，健胃，頭痛を治す
当帰	温	補血，駆瘀血，月経調整
川芎	温	補血，駆瘀血，理気，月経調整
芍薬	涼	鎮痛，鎮痙，補血
牡丹皮	涼	駆瘀血，消炎
麦門冬	寒	清熱，滋潤，鎮咳
阿膠	平	止血，滋養，鎮静
人参	温	補脾，益気
甘草	平	補脾，健胃，鎮痛，鎮痙，緩和，益気
生姜	温	発散，健胃，鎮吐
半夏	温	鎮吐，祛痰

- 腹候　腹力弱、下腹部に膨満感、不快感、圧痛
- 脈候　沈、弱
- 舌候　淡白湿潤、無苔

■ 目　標

下半身は冷えるが手掌煩熱、口唇乾燥がある。下腹部に膨満感や圧痛があり、月経不順や月経困難を伴う。

■ 適 応 例

卵巣機能不全、月経困難症、更年期障害、不妊症、帯下、冷え性、不眠、神経症、湿疹、進行性指掌角皮症、しもやけ。

気血虚して寒冷を帯びる諸婦人病に用いる。下半身の冷えを伴う排卵障害や不妊症に頻用される。口唇乾燥、手掌煩熱、上熱下寒の証があれば進行性指掌角皮症、湿疹によく効く。

温清飲
うんせいいん

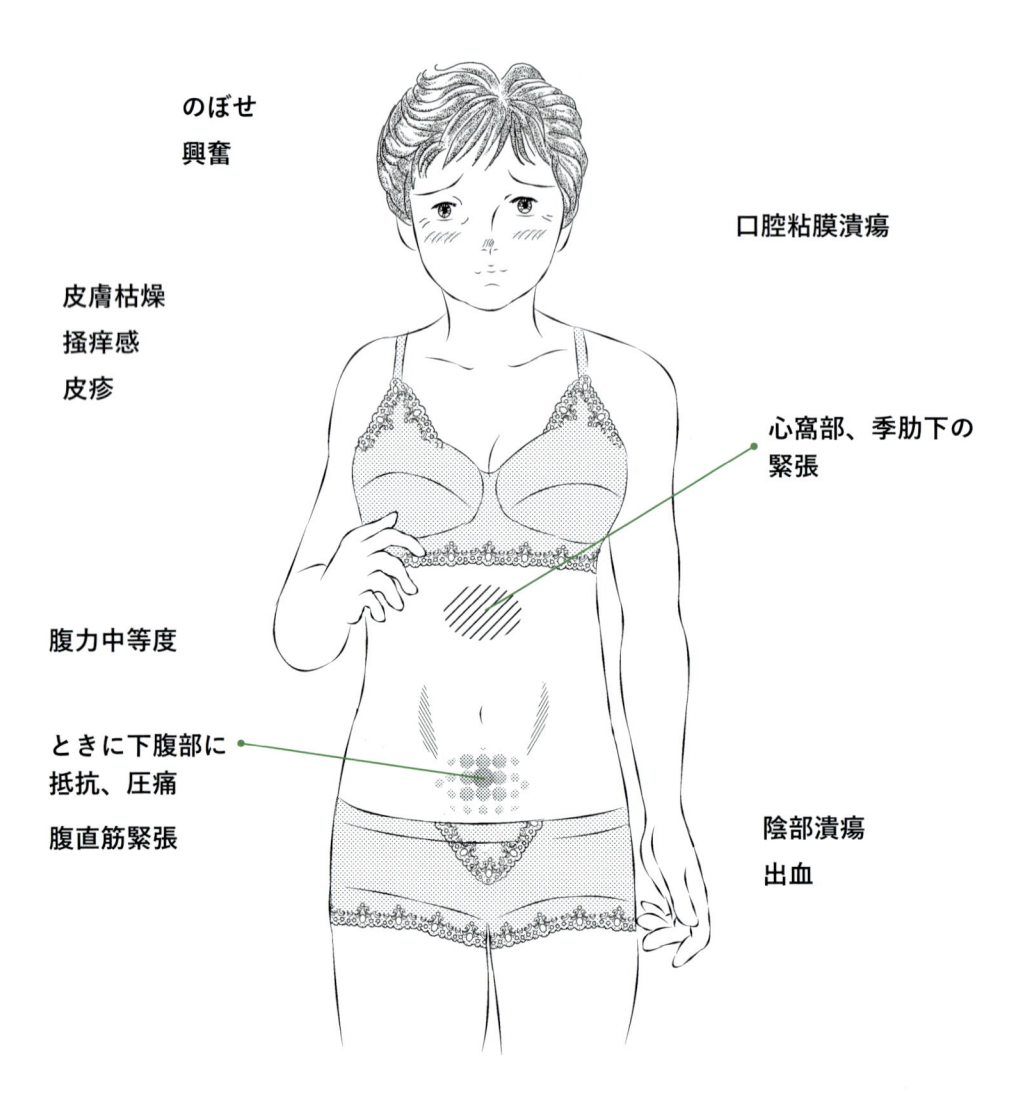

のぼせ
興奮

皮膚枯燥
搔痒感
皮疹

腹力中等度

ときに下腹部に
抵抗、圧痛
腹直筋緊張

口腔粘膜潰瘍

心窩部、季肋下の
緊張

陰部潰瘍
出血

出典　万病回春（明時代）
病態　少陽、虚実間証
　　　　血熱を取る（清熱）黄連解毒湯と寒虚証向きの（温補）四物湯をあわせて温清飲としたものである。

■ 構　成

当帰	温	補血，駆瘀血，月経調整	四物湯 血虚の改善
地黄	温	滋潤，補血	
芍薬	涼	鎮痛，鎮痙，補血	
川芎	温	補血，駆瘀血，鎮痛，月経調整	
黄連	寒	解熱，消炎，健胃	黄連解毒湯 血熱を治す
黄芩	寒	解熱，消炎，止血	
黄柏	寒	解熱，消炎，健胃	
山梔子	寒	解熱，消炎，利胆，止血	

冷やす（瀉す）薬と温める（補う）薬が同時に入っているが、実際に用いると矛盾なく目的を達することができる不思議な処方である。

- 腹候　腹力中、ときに心下痞鞕、下腹部に軽い抵抗、圧痛
- 脈候　細数
- 舌候　舌質紅、白黄苔

■ 目　標
体力中等度、皮膚の色つやが悪くカサカサしている。のぼせて手足がほてり、興奮や不安等神経症状があり、出血がみられる。

■ 適応例
月経不順、月経困難、血の道症、更年期障害、子宮内膜症、子宮筋腫、性器出血、湿疹、皮膚搔痒症、蕁麻疹、ベーチェット病、アレルギー体質の改善、高血圧症、神経症、口内炎、痔出血。

使用は、(1) 止血・補血、(2) 鎮静・精神安定・血圧降下、(3) 皮膚発疹（分泌物のあまりない熱証の皮膚疾患）を治すに大別できる。

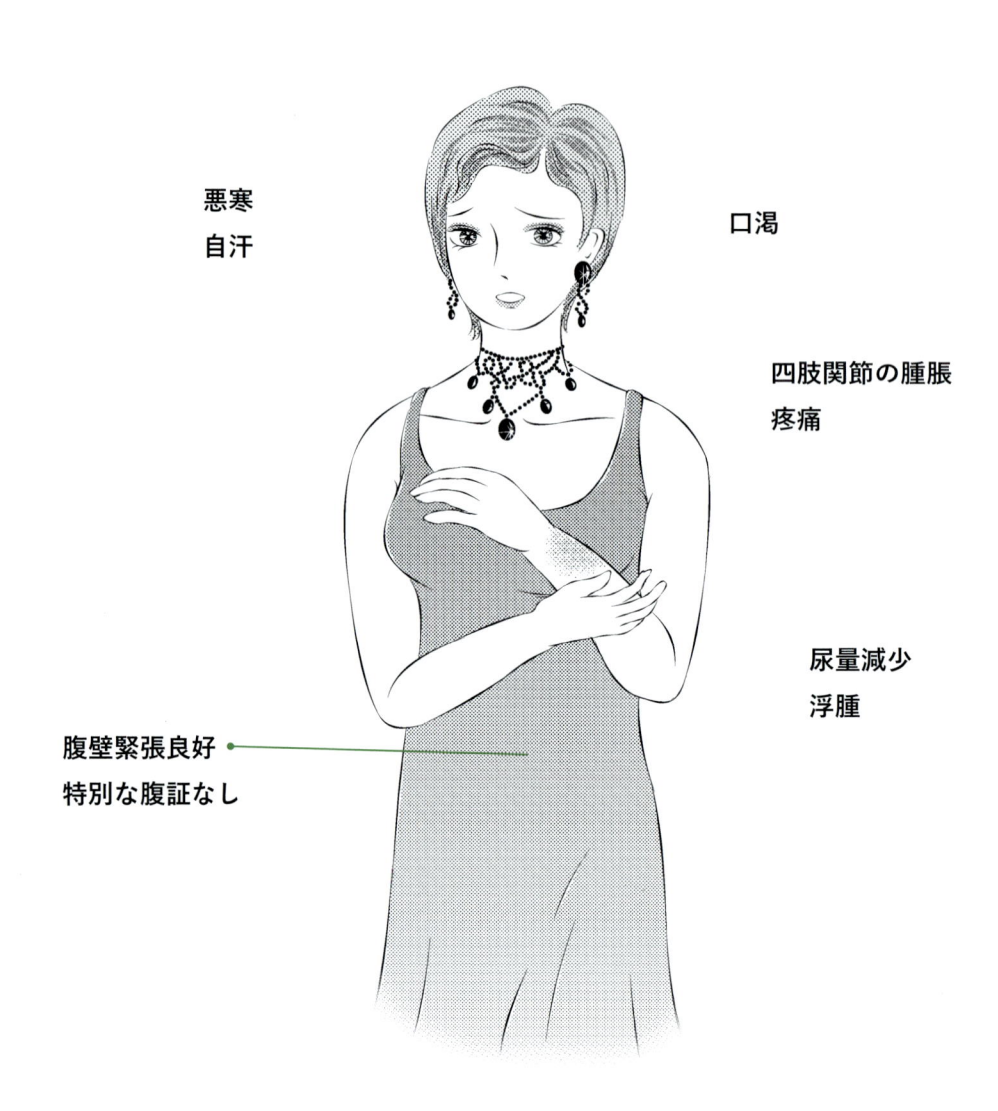

越婢加朮湯
えっぴかじゅつとう

悪寒
自汗

口渇

四肢関節の腫脹
疼痛

尿量減少
浮腫

腹壁緊張良好
特別な腹証なし

出典　金匱要略（漢時代）
病態　太陽～少陽、実証
　　　　風水（皮下に水が停滞して表熱がある）に対する代表的方剤。表熱を去り、湿を除く。

■ 構　成

麻黄	温	発汗，鎮咳
石膏	寒	解熱，消炎，止渇
朮	温	発散，健胃，利水
甘草	涼	補脾，益気，鎮痛，緩和
生姜	温	発散，健胃，鎮吐
大棗	温	補脾，強壮，鎮静

- **腹候**　腹部の緊張は良好、特別な腹証はない
- **脈候**　不定
- **舌候**　淡紅、白膩苔

■ 目　標

比較的体力があり、浮腫、発汗、口渇、尿量減少などを呈する人を目標に用いる。他に喘鳴、咳嗽、四肢関節の腫脹・疼痛、湿疹などを伴うこともある。

■ 適　応　例

慢性関節リウマチ、変形性膝関節症、関節炎、腎炎、ネフローゼ症候群、脚気に伴う浮腫、痛風、けいれん性気管支炎、気管支喘息、急・慢性結膜炎、角膜炎、蕁麻疹、湿疹、足白癬。

　エキス剤では桂枝湯と合方して**桂枝二越婢一湯**として、桂枝加朮附湯と合方して**桂枝二越婢一湯加朮附**として、共に急性熱病や関節リウマチなどに使用される。
　桂枝二越婢一湯は山田光胤先生によると、首から上のグチャグチャの湿疹によく効くとのこと。

越婢加朮湯

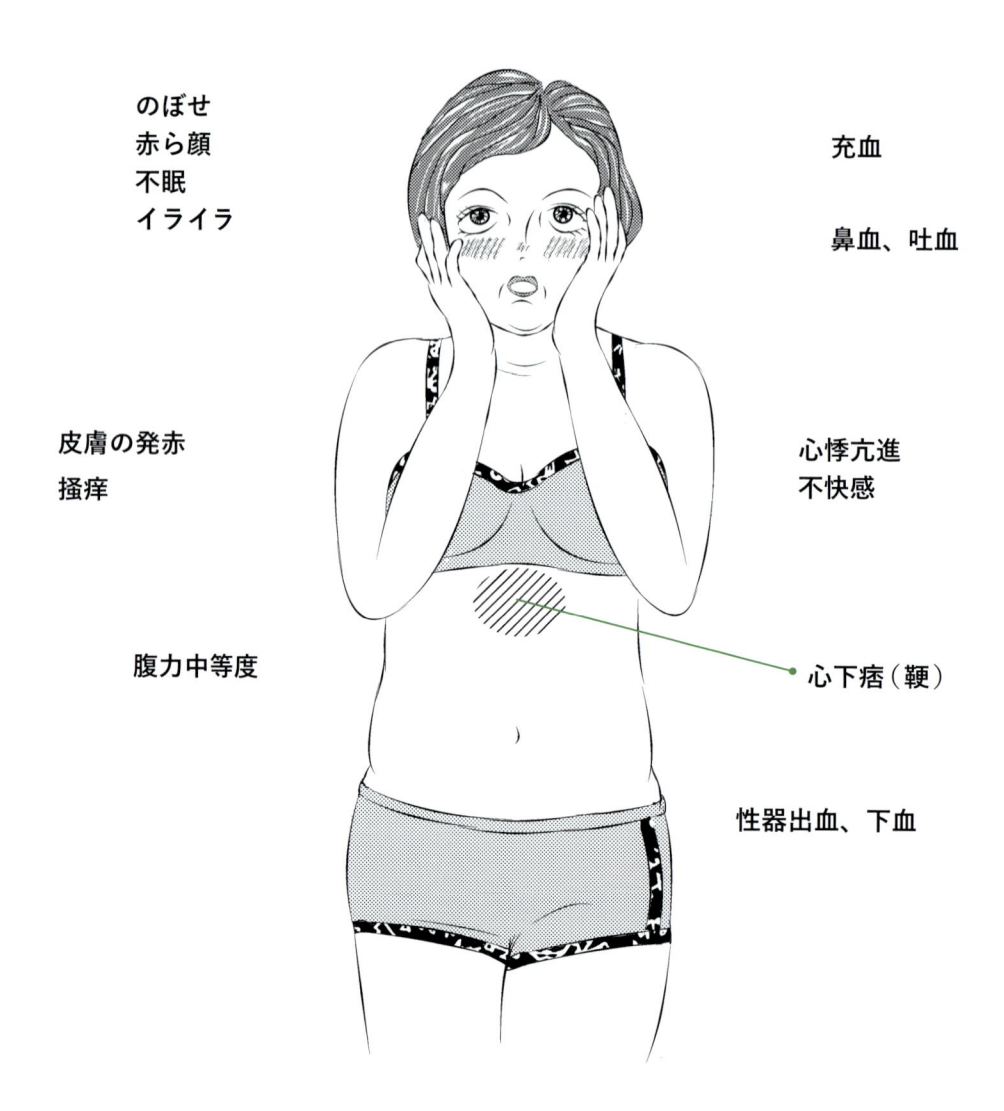

黄連解毒湯(おうれんげどくとう)

のぼせ
赤ら顔
不眠
イライラ

充血

鼻血、吐血

皮膚の発赤
掻痒

心悸亢進
不快感

腹力中等度

心下痞(鞕)

性器出血、下血

出典 外台秘要（唐時代）
病態 少陽、実証
実熱によって起こる炎症と充血を治す基本処方。

■ 構　成

黄連	寒	解熱，消炎，健胃
黄芩	寒	解熱，消炎，止血
黄柏	寒	解熱，消炎，健胃
山梔子	寒	解熱，消炎，利胆，止血

- 腹候　　腹力中、心下痞
- 脈候　　数で力のある脈
- 舌候　　紅、黄苔

■ 目　標

比較的体力があり、のぼせ症状があり赤ら顔。いらいらや不眠、皮膚の発赤、掻痒があり、胃や胸がモヤモヤと痞える。出血傾向。

■ 適 応 例

更年期障害、血の道症、性器出血、不眠、神経症、自律神経失調症、皮膚掻痒症、湿疹、脳出血、鼻出血、高血圧、心悸亢進、脳血管障害後遺症、動脈硬化症、胃炎、二日酔い、喀血、吐血、下血。

黄連解毒湯は急性胃炎などの胃痛、腹痛に使用される。
十二指腸潰瘍の出血や不正性器出血などの止血に使用される。
鎮静作用を利用して不眠症や精神疾患にも使用される。高血圧や更年期障害の随伴症状の改善にも使用される。
いずれの場合も実証で陽証の人向きなので虚証で冷え性の人には向かない。

同じような症状で便秘があれば、**三黄瀉心湯**（黄連、黄芩、大黄）を用いる。

葛根湯
かっこんとう

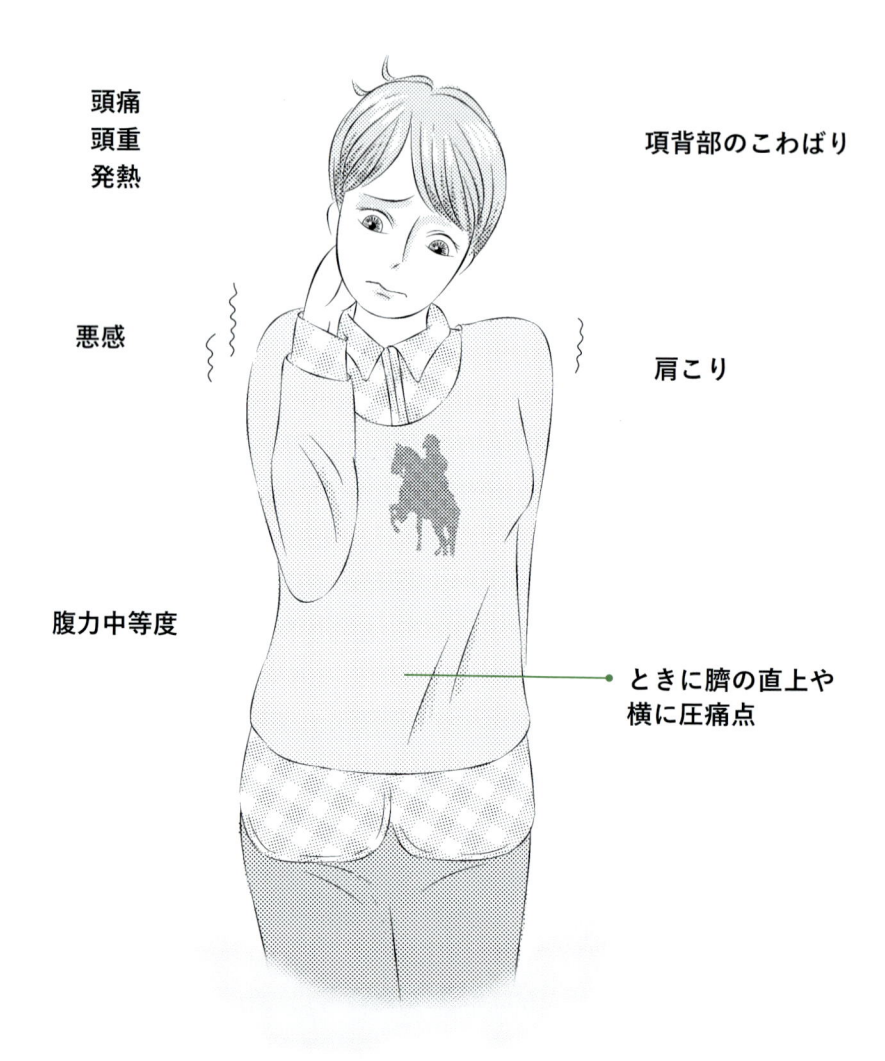

頭痛
頭重
発熱

悪感

腹力中等度

項背部のこわばり

肩こり

ときに臍の直上や横に圧痛点

出典　傷寒論（漢時代）
病態　太陽、実証
　　　　太陽病の代表的薬方。

■ 構　成

葛根	涼	発汗，解熱，止渇，鎮痛，項背部のこりを取る
麻黄	温	発汗，鎮咳
桂枝	温	発汗，発散，健胃，のぼせを取る
芍薬	涼	鎮痛，鎮痙，補血
甘草	平	補脾，益気，鎮痛，鎮痙，緩和，諸薬の調和
大棗	温	補脾，強壮，緩和，鎮静
生姜	温	発散，健胃，鎮吐

- **腹候**　腹力中、慢性症ではときに臍上圧痛点
- **脈候**　浮、緊、慢性病では浮でなくてよいが緊張は良い
- **舌候**　一定せず

■ 目　標

表の実熱証に（体表の熱証で汗をかいていないもの）。
比較的体力があり、頭痛、発熱、悪寒、項背部のこわばり、肩こり等を伴う。急性病では脈が浮で力がある。発汗はない。慢性症では鼻閉、鼻漏、咳嗽、喘鳴、運動器の疼痛・腫脹、皮疹などを伴う。

■ 適 応 例

初期の風邪の第一選択薬、ただし麻黄が入っているので、老人、虚弱者には注意が必要。下痢を伴う風邪にも有効。
慢性疾患では体表に近い部分の炎症（乳腺炎、副鼻腔炎、蓄膿症）、神経痛に（特に三叉神経痛など体上部のものがよい）。関節痛、肩こりにも。

感冒の初期、熱性疾患の初期、炎症性疾患の初期（結膜炎、中耳炎、角膜炎、扁桃炎、乳腺炎、リンパ腺炎）、肩こり、リウマチ、上半身の神経痛、蕁麻疹、尿失禁、夜尿症。

ちょっと長引いた風邪には小柴胡湯と合方して**柴葛解肌湯**として、鼻症状が強いときは葛根湯に川芎、辛夷を加えた**葛根湯加川芎辛夷**を用いるとよい。
四肢の麻痺、五十肩、神経痛、リウマチに蒼朮、附子を加えた**葛根加朮附湯**を。

葛根湯

加味帰脾湯

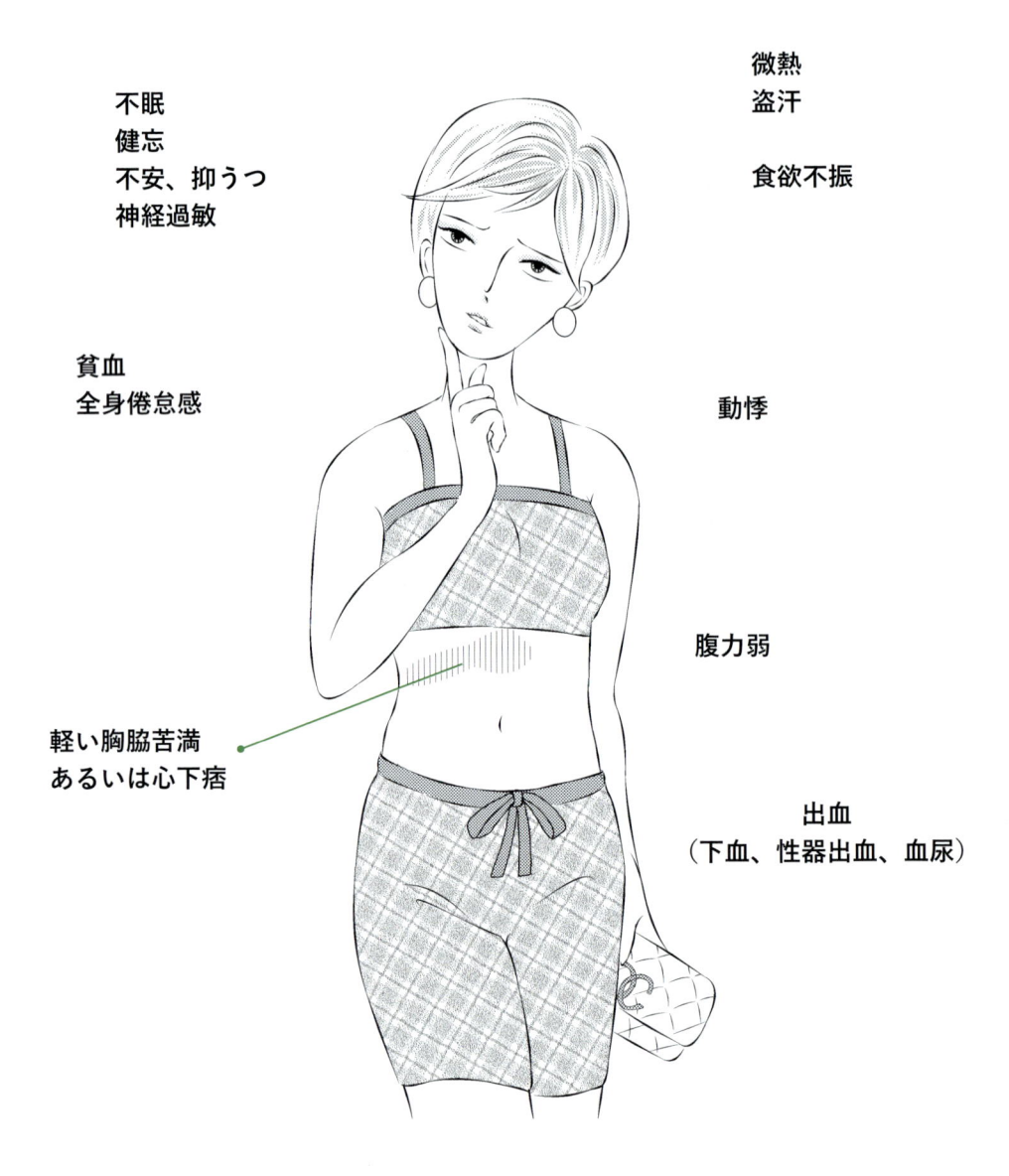

不眠
健忘
不安、抑うつ
神経過敏

微熱
盗汗

食欲不振

貧血
全身倦怠感

動悸

腹力弱

軽い胸脇苦満
あるいは心下痞

出血
(下血、性器出血、血尿)

出典　済世全書（宋時代）
病態　少陽、虚実間証
　　　　心脾両虚を治す帰脾湯にのぼせ、ほてりを取る柴胡、山梔子を加えたもの。

■ 構　成

四君子湯（人参，朮，茯苓，甘草，生姜，大棗）			
竜眼肉	温	滋養，強壮，鎮静	気虚の基本処方である四君子湯に鎮静、催眠、理気作用のある生薬を加えたものが帰脾湯である
黄耆	温	強壮，止汗	
酸棗仁	平	鎮静，催眠	
当帰	温	補血，駆瘀血	
遠志	温	鎮静，強壮，祛痰	
木香	温	理気，健胃，整腸	
柴胡	寒	解熱，消炎，疎肝	
山梔子	寒	解熱，消炎，鎮静，止血	

帰脾湯に柴胡、山梔子を加えて加味帰脾湯となる。帰脾湯の証にやや熱証（のぼせ、炎症）が加わったものである。

- 腹候　　腹力弱、軽い胸脇苦満、心下痞
- 脈候　　沈、細、数
- 舌候　　淡紅湿潤、微白苔または無苔

■ 目　標

虚弱体質で血色が悪い。元気がなく疲労感を訴える。動悸、精神不安、不眠、健忘などの精神症状、出血、微熱、寝汗などがみられる。病後の回復期や神経症、血の道症に。

■ 適 応 例

月経不順、子宮出血、更年期障害、貧血、不眠症、精神不安、神経症、再生不良性貧血、特発性血小板減少性紫斑病。

　大塚敬節先生によると「加味帰脾湯はいろいろ気を使いすぎて、不眠に陥ったり、物忘れをするようになった人に用いるために作られた方剤であるが、吐血、衄血、下血などで貧血している人にも用いられる」[5]とある。

加味逍遙散 (かみしょうようさん)

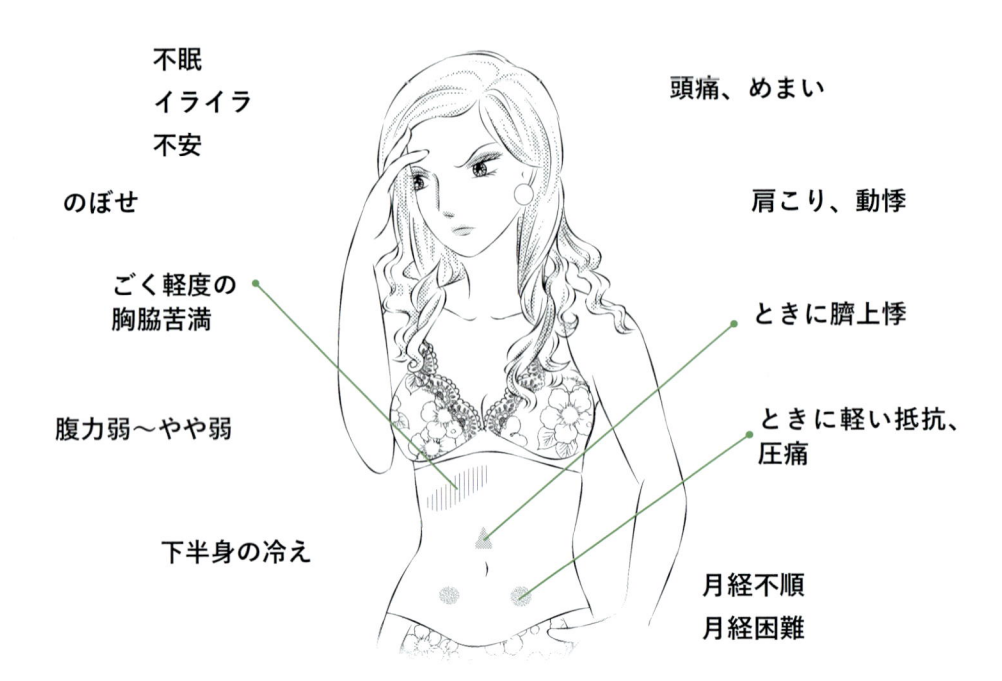

- 不眠
- イライラ
- 不安
- のぼせ
- ごく軽度の胸脇苦満
- 腹力弱～やや弱
- 下半身の冷え
- 頭痛、めまい
- 肩こり、動悸
- ときに臍上悸
- ときに軽い抵抗、圧痛
- 月経不順
- 月経困難

出典 和剤局方（宋時代）

病態 少陽、虚証

逍遥散に解熱、消炎作用のある山梔子と駆瘀血作用のある牡丹皮を加えたもの。

■ 構　成

生薬	性	作用	
柴胡	寒	解熱, 消炎, 疎肝	逍遥散
当帰	温	補血, 駆瘀血, 月経調整	
芍薬	涼	鎮痛, 鎮痙, 補血	
朮	温	健胃, 強壮, 止瀉, 利尿	
茯苓	平	利水, 鎮静	
生姜	温	発散, 健胃, 鎮吐	
薄荷	涼	発汗, 清熱, 駆風	
甘草	平	緩和, 止渇, 鎮痛, 鎮痙	
山梔子	寒	解熱, 消炎, 利胆, 止血	
牡丹皮	涼	消炎, 駆瘀血	

- 腹候　　腹力弱く軽い胸脇苦満、ときに臍上悸、瘀血圧痛点
- 脈候　　沈、弦または弱
- 舌候　　薄い白苔

■目　標

比較的虚弱で心気症的訴えが多く、いらいらし上半身がのぼせる。肩こり、頭痛、動悸、めまい、精神不安、不眠、便秘などを訴える。月経異常、閉経期と関連して現れることが多い。

■適　応　例

月経不順、月経困難症、更年期障害、血の道症、不妊症、冷え性、月経前症候群、不眠症、尿路不定愁訴、神経症、慢性便秘、湿疹、尋常性痤瘡、手掌角化症、虚弱体質、不定愁訴症候群。

山田光胤先生は、加味逍遥散の処方者には下記のような特徴があると述べておられる。

1. 患者は中年の女性が多いが20代のこともある。
2. 妊娠中絶や婦人科手術の後、だんだんと悪くなった人が多い。
3. 訴えのほとんどが不定愁訴で、頭痛、頭重、肩こり、めまいなどが多い。
4. 本人は深刻に悩んでいるが他覚的にはたいした所見がない。
5. 安静時や就床中の動悸を訴える。
6. 紙に症状を書いてくる。
7. 急に全身や局所がカッと熱くなる。実証なら桂枝茯苓丸、虚証なら加味逍遥散を。
8. 疲れやすく疲れが取れない。いつもだるい。
9. 寝つきが悪い。寝ても熟睡感がない。
10. 月経に異常がある。
11. 男性にもかなりの適応症がある。

文献32）より抜粋

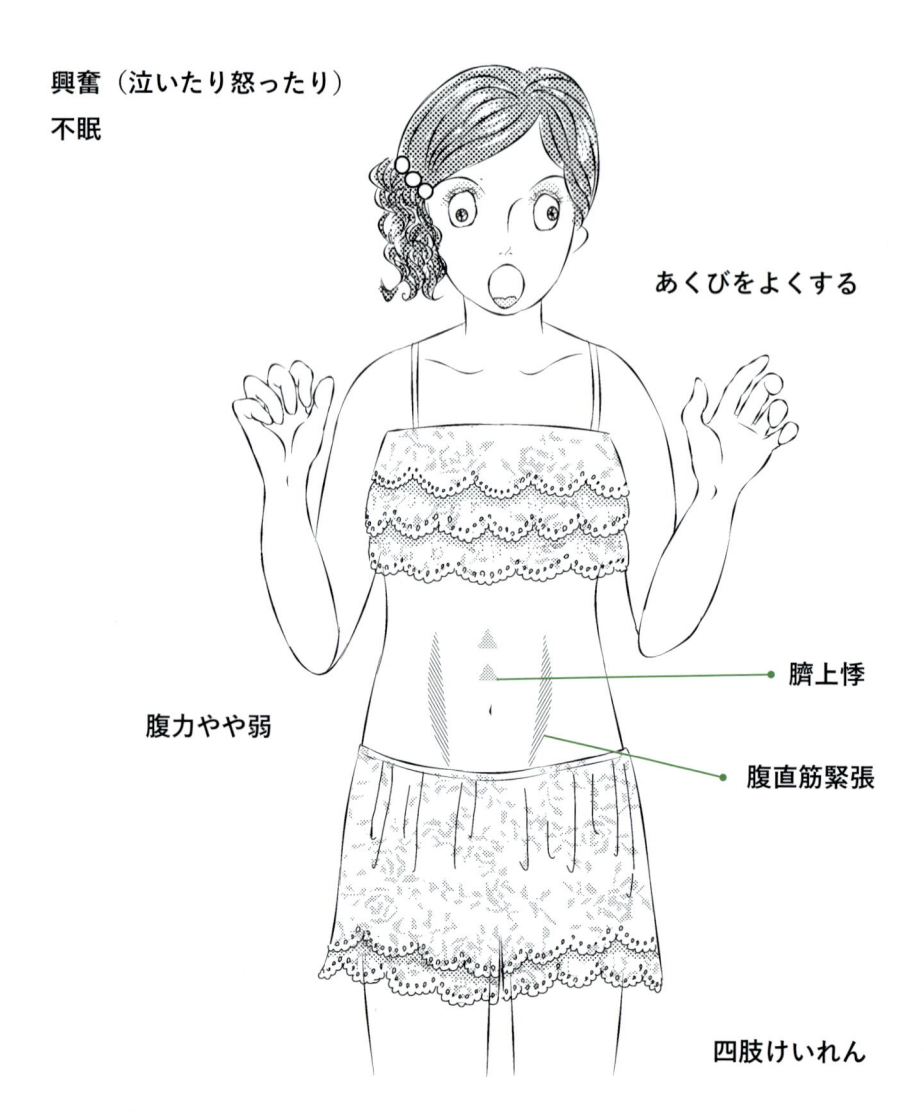

甘麦大棗湯
(かんばくたいそうとう)

興奮（泣いたり怒ったり）
不眠

あくびをよくする

腹力やや弱

臍上悸

腹直筋緊張

四肢けいれん

出典 　金匱要略（漢時代）
病態 　少陽、虚証
　　　　　蔵躁（古典的ヒステリー様症状）に対する処方である。

■ 構　成

小麦	涼	補血，安神，止汗
甘草	平	補脾，益気，緩和，止渇，鎮痛，鎮痙
大棗	温	補脾，健胃，強壮，緩和，鎮静

- 腹候　　腹力弱、腹直筋の緊張
- 脈候　　やや弱く数
- 舌候　　一定せず

■ 目　標

体力中等度、あるいはそれ以下の人で興奮状態になったり、理由なく悲しんだりと気分の変調をきたす人に。あくびを頻回にする。全身または局所の筋肉を硬直、あるいは、けいれんさせる場合に。

■ 適 応 例

神経症、ヒステリー、不眠症、更年期障害、てんかん、チック、小児夜啼症、ひきつけ。

　神経の興奮の甚だしいものを鎮静させ、また諸けいれん症状を緩解させるときに用いる。
　上記三味でなぜ興奮を収め、鎮静効果が発揮されるのかよく分かっていないが、著効例の多い謎の薬である。
　類似処方にパニックディスオーダー等に用いられる**苓桂甘棗湯**（茯苓、桂枝、大棗、甘草）がある。エキス剤では苓桂朮甘湯と甘麦大棗湯を合わせればよい。

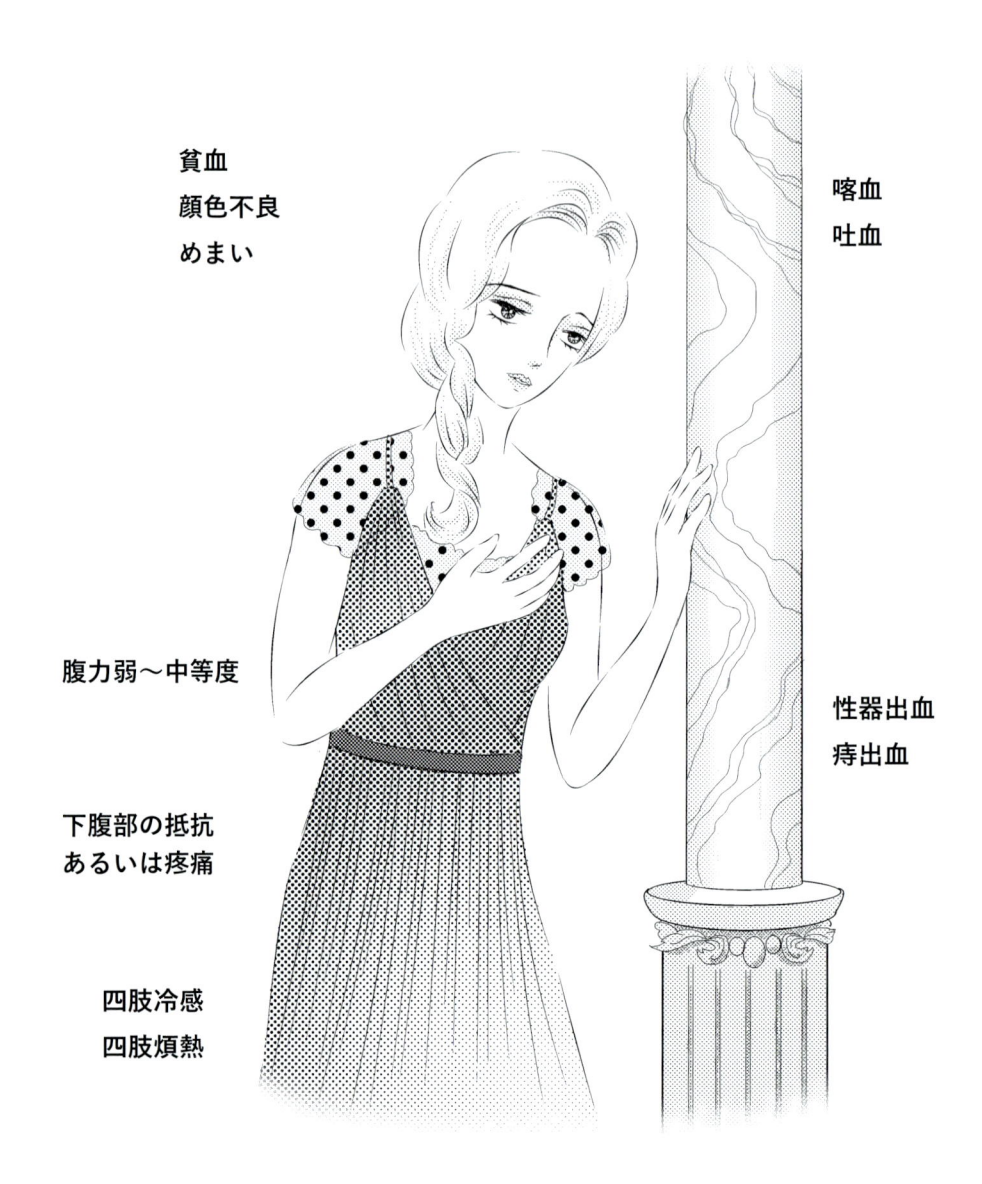

芎帰膠艾湯
きゅう き きょう がい とう

貧血
顔色不良
めまい

喀血
吐血

腹力弱〜中等度

性器出血
痔出血

下腹部の抵抗
あるいは疼痛

四肢冷感
四肢煩熱

出典　金匱要略（漢時代）
病態　太陰、虚証
　　　　血虚の出血、特に下半身の出血によく用いられる。

■ 構　成

当帰	温	補血，駆瘀血，月経調整	
地黄	温	滋陰，補血	血虚の基本処方
芍薬	涼	鎮痛，鎮痙，補血	である四物湯
川芎	温	補血，駆瘀血，理気，鎮痛	
艾葉	温	止血，月経調整	
阿膠	平	補血，止血，滋養，鎮静	
甘草	平	補脾，益気，鎮痛，鎮痙，緩和	

四物湯に止血作用のある艾葉、阿膠を加えたものである。

- 腹候　　腹力弱、下腹部に軽い抵抗
- 脈候　　沈、細
- 舌候　　淡白湿潤、無苔

■ 目　標

比較的体力低下した胃腸障害のない人の、主として痔、性器、腎・泌尿器、消化管の出血、婦人科諸疾患に用いる。貧血、顔色不良、めまい、四肢冷感・脱力感などを伴う。

■ 適　応　例

妊娠中の出血、産後の出血、機能性出血、過多月経、痔出血、血尿、腸出血、強い熱症を呈さない出血には広く用いられる。

炎症による出血、のぼせや高血圧など熱性症状を伴った出血には**黄連解毒湯**や**三黄瀉心湯**を用いる。

芎帰膠艾湯

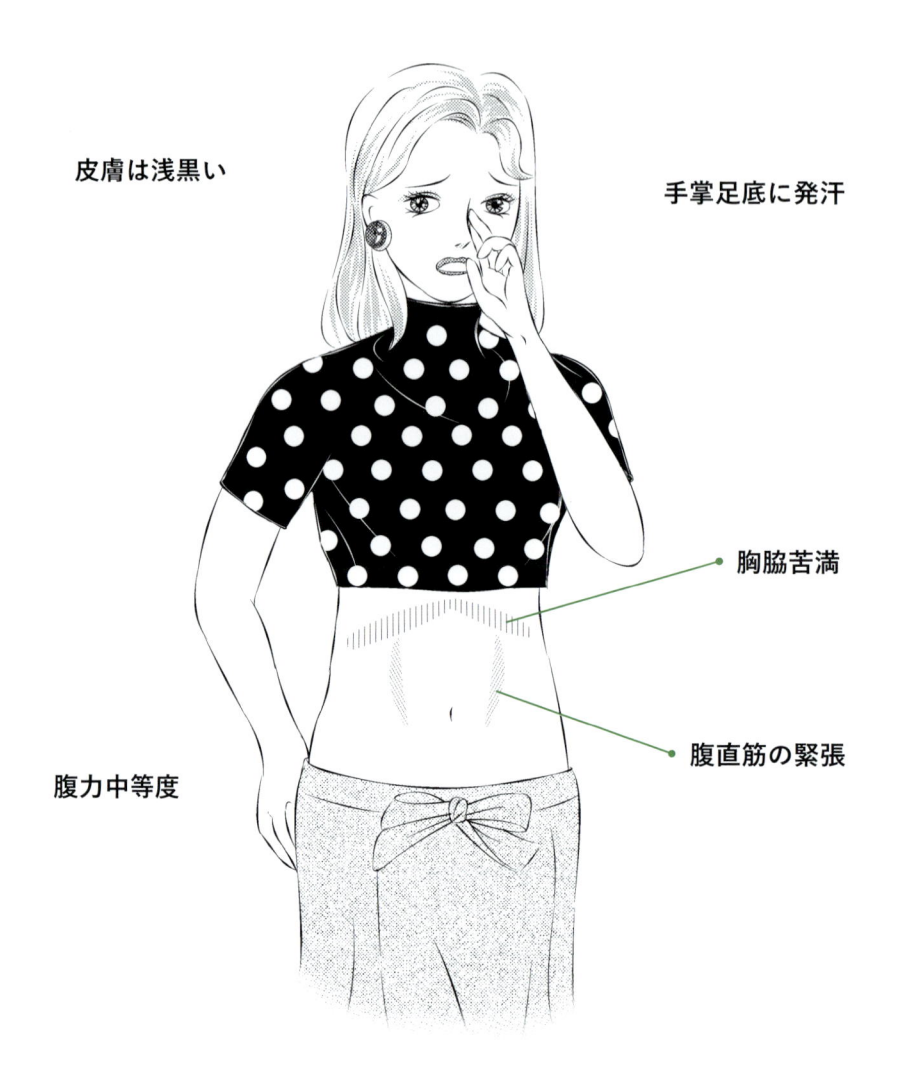

荊芥連翹湯
けい がい れん ぎょう とう

皮膚は浅黒い

手掌足底に発汗

胸脇苦満

腹直筋の緊張

腹力中等度

出典 森道伯一貫堂方（現代）
病態 少陽、虚実間証
耳、鼻、咽喉、肺、皮膚の慢性炎症に。

■ 構　成

生薬	性	効能	方剤
黄連	寒	解熱，消炎，健胃	黄連解毒湯
黄芩	寒	解熱，消炎，止血	
黄柏	寒	解熱，消炎，健胃	
山梔子	寒	解熱，消炎，利胆，止血	
当帰	温	補血，駆瘀血，通経，鎮痛，鎮静，強壮	四物湯
地黄	温	滋潤，補血	
芍薬	涼	鎮痛，鎮痙，補血	
川芎	温	補血，駆瘀血，鎮痛，理気	
柴胡	寒	解熱，消炎，疎肝	血熱、血虚を治す温清飲に9種の生薬を加えたものである
荊芥	温	発汗，発散，皮膚疾患に常用される	
連翹	寒	解熱，消炎，利尿，排膿，皮膚疾患に常用される	
防風	温	発汗，発散，鎮痛，皮膚疾患に常用される	
薄荷	涼	発汗，清熱，駆風	
枳殻	寒	瀉下，健胃	
甘草	平	緩和，止渇，鎮痛，鎮攣	
白芷	温	鎮痛，麻酔，祛痰	
桔梗	平	祛痰，排膿	

- 腹候　腹力中から強、腹直筋緊張、軽度の胸脇苦満
- 脈候　細、数
- 舌候　舌質紅、白黄苔

■ 目　標

体力中等度の人を中心に、副鼻腔、外耳、中耳、扁桃、皮膚などの炎症性疾患で、慢性化した例に用いられる。皮膚が浅黒く、手掌、足蹠に発汗しやすい。

■ 適　応　例

1. 青年期腺病質体質の改善。
2. 上焦に発した炎症に。慢性副鼻腔炎、慢性鼻炎、慢性扁桃炎、急・慢性中耳炎、滲出性中耳炎、慢性頸部リンパ節炎。
3. 皮膚疾患に。尋常性痤瘡、湿疹、アトピー性皮膚炎、尋常性乾癬。

桂枝加芍薬湯

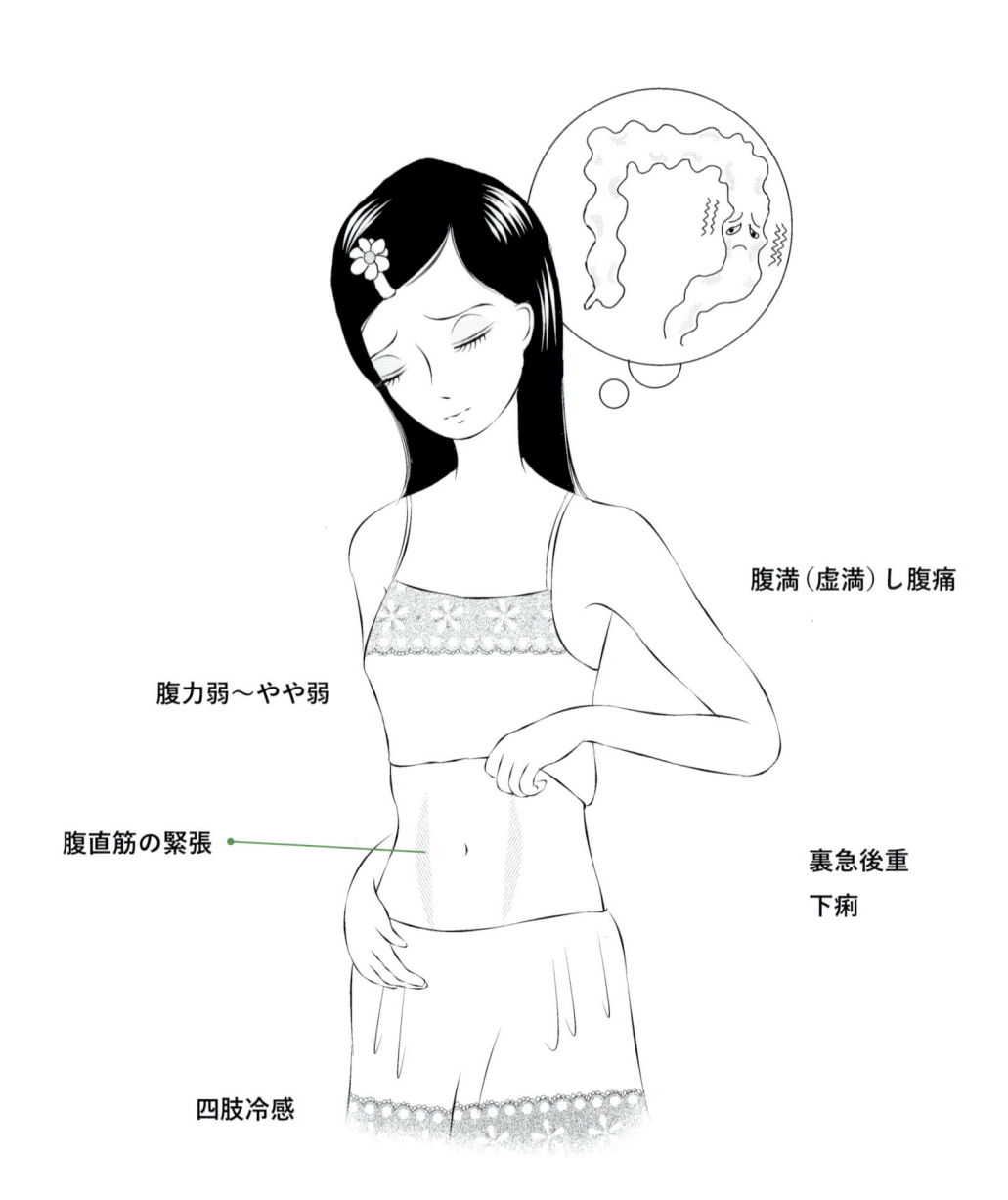

腹満（虚満）し腹痛

腹力弱〜やや弱

腹直筋の緊張

裏急後重
下痢

四肢冷感

出典 傷寒論（漢時代）
病態 太陰、虚証
虚弱な人の腹痛、排便異常に。

■ 構　成

桂枝	温	発汗，発散，健胃
芍薬	涼	鎮痛，鎮痙，補血
甘草	平	補脾，益気，緩和，止渇，鎮痛，鎮痙
生姜	温	発散，健胃，鎮吐
大棗	温	補脾，健胃，強壮，緩和，鎮静

桂枝湯の芍薬を増量したもの。芍薬を増量しただけで太陽病から太陰病期の薬になる。

- 腹候　腹力弱、腹直筋の緊張あり、あるいは腹部膨満（虚満）して腹痛がある
- 脈候　浮、緩（浮でやわらかに力なし往くも来るもゆるやかとしれ）、ときに沈
- 舌候　著変なし

■ 目　標

虚弱な体質で冷え性。腹部膨満感や間歇的な腹痛があり、下痢、下痢と便秘を繰り返す人に。下痢は激しいものでなく、泥状便、しばしば粘液便で、慢性の種々の腸炎、大腸炎でしぶるような粘液便の出るものによい。

■ 適 応 例

しぶり腹、腹痛、腸炎、慢性腹膜炎、慢性虫垂炎、過敏性大腸症候群、常習性便秘、開腹術後の腸管通過障害、潰瘍性大腸炎、クローン病、周期性臍疝痛、尿路結石、胃腸型感冒。

桂枝加芍薬湯に大黄を加えて**桂枝加芍薬大黄湯**となり、桂枝加芍薬湯を使用するような症状で便秘のある人に用いる。

桂枝加朮附湯

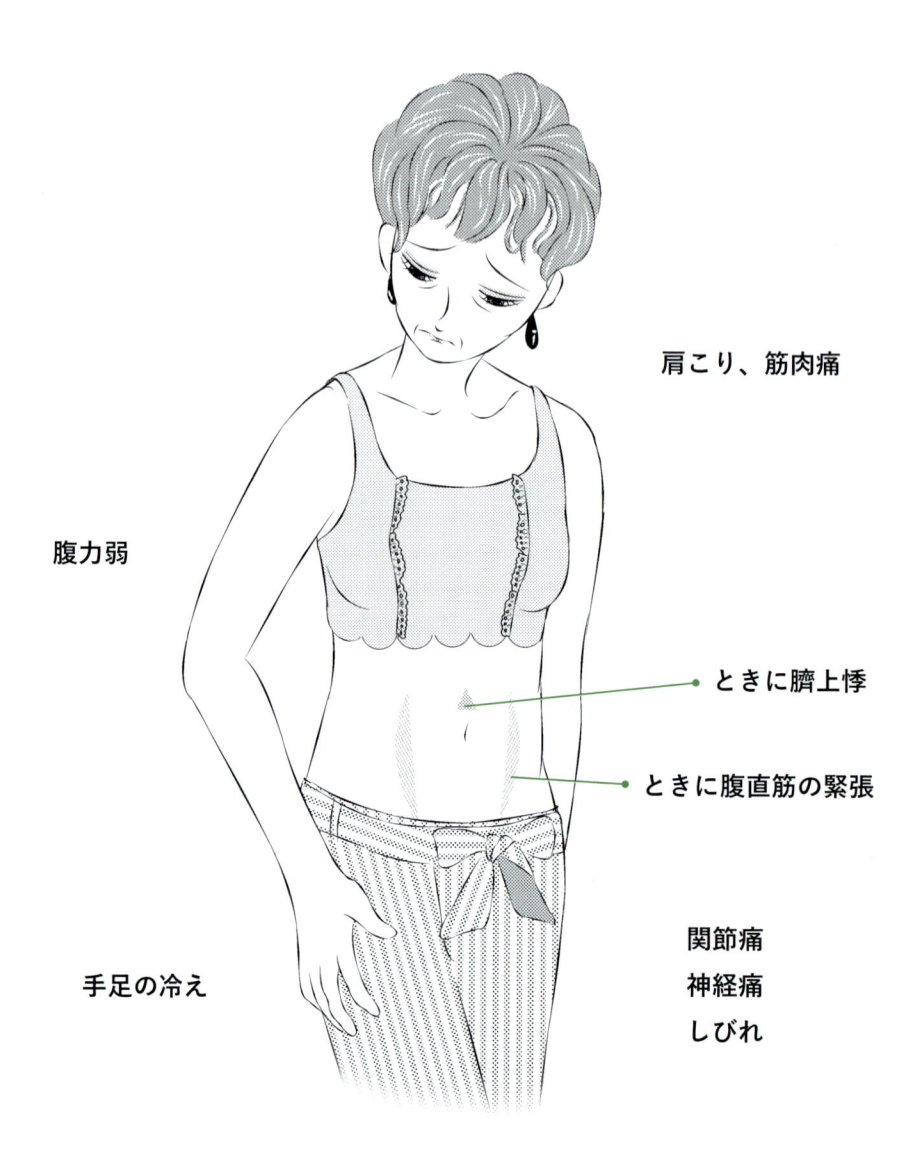

肩こり、筋肉痛

腹力弱

ときに臍上悸

ときに腹直筋の緊張

関節痛
神経痛
しびれ

手足の冷え

出典	吉益東洞（江戸時代）	
病態	太陰、虚証	
	寒と湿に侵された人の基本処方。	

■ 構　成

桂枝	温	発汗，発散，健胃	
芍薬	涼	鎮痛，鎮痙，補血	
甘草	平	補脾，益気，緩和，鎮痛，鎮痙	桂枝湯
大棗	温	補脾，健胃，強壮，緩和，鎮静	
生姜	温	発散，健胃，鎮吐	
朮	温	発散，利尿，鎮痛，祛風湿	
附子	熱	鎮痛，利尿，強心，新陳代謝を高める，四肢の厥冷を治す	

桂枝湯に体を温め、利尿作用のある朮と附子を加えたものである。

- 腹候　腹力弱く、ときに腹直筋の緊張あり
- 脈候　沈、遅
- 舌候　著変なし

■ 目　標

比較的体力が低下した冷え性で、四肢関節の疼痛、腫脹、筋肉痛、四肢の運動障害、神経痛、しびれ感などを訴える。微熱、盗汗、手足のこわばり、尿量減少を伴うこともある。

■ 適　応　例

神経痛、関節痛、筋肉痛、関節炎、関節リウマチ、腰痛症、肩関節周囲炎、変形性関節症、変形性脊椎症、腱鞘炎、冷え性、脳血管障害後遺症。

　傷寒論の桂枝加附子湯に吉益東洞が朮を加えたもの。浮腫があれば茯苓を加えた**桂枝加苓朮附湯**を用いる。

桂枝加竜骨牡蛎湯

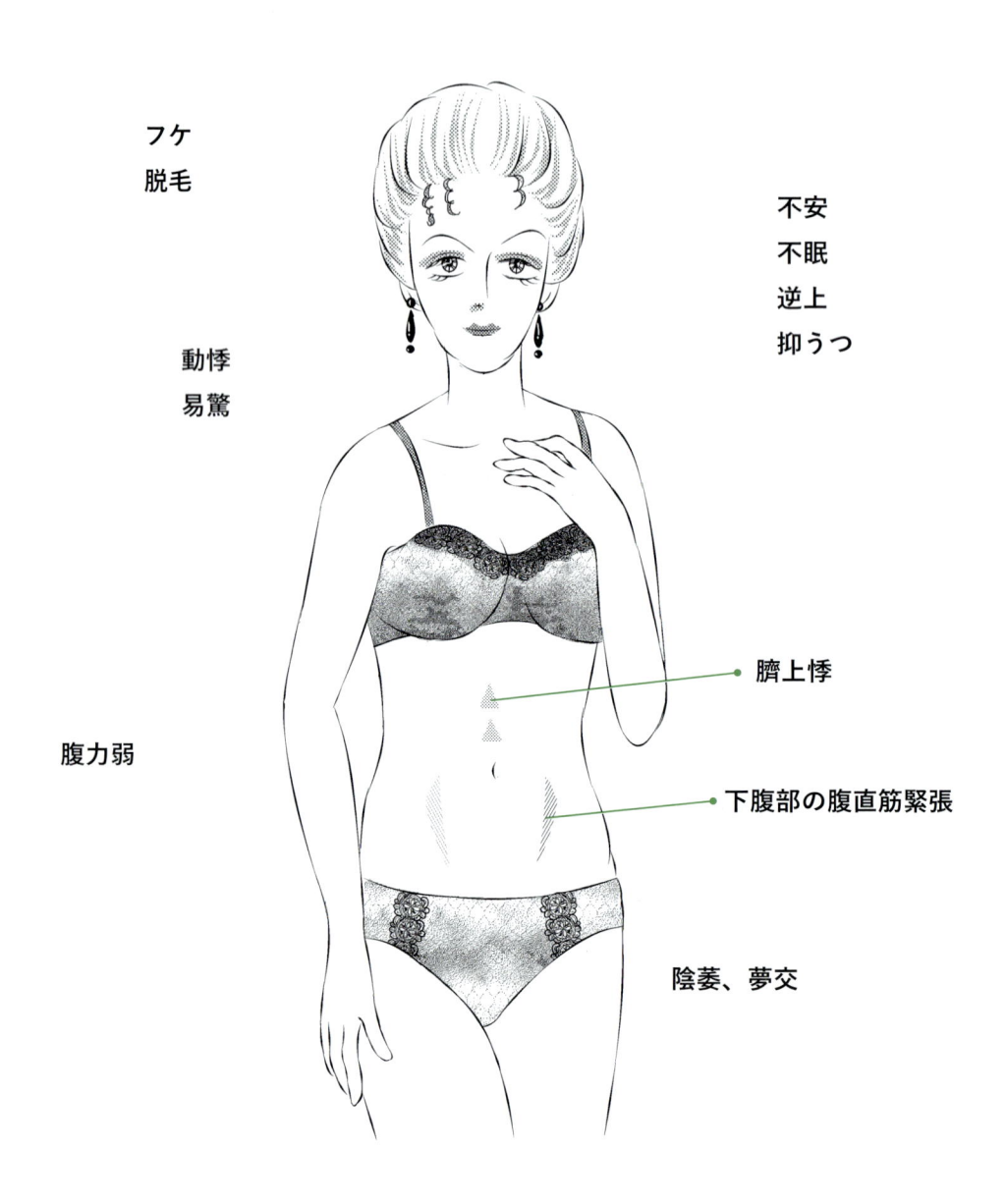

フケ
脱毛

不安
不眠
逆上
抑うつ

動悸
易驚

腹力弱

臍上悸

下腹部の腹直筋緊張

陰萎、夢交

出典　傷寒論（漢時代）
病態　少陽、虚証
　　　　漢方の精神安定剤の一つ。

■ 構　成

桂枝	温	発散，発汗，健胃，のぼせを取る	
芍薬	涼	鎮痛，鎮痙，補血	
甘草	平	補脾，益気，緩和，鎮痛，鎮痙	桂枝湯
生姜	温	発散，健胃，鎮吐	
大棗	温	補脾，健胃，強壮，緩和，鎮静	
竜骨	涼	鎮静，不眠，臍下の動悸を治す	
牡蛎	平	鎮静，鎮驚，安神，強壮，健胃	

桂枝湯に精神安定作用のある竜骨と牡蛎を加えたもの。

- 腹候　　腹力弱、臍上悸、下腹部の腹直筋緊張（小腹弦急）
- 脈候　　浮、弱、遅
- 舌候　　淡白湿潤、薄い白苔

■ 目　標

顔色が悪く体質が虚弱な人の神経過敏、精神不安に用いる。のぼせ、易疲労、盗汗、四肢冷感、易驚、不安、不眠、多夢、神経過敏、脱毛、チック様症状、ふけが多くて困るなどの症状を訴える人に。
精力減退、陰萎、夢交など性的な悩みがある場合にも。

■ 適 応 例

神経症、性的神経症、不眠、うつ状態、心臓神経症、陰萎、円形脱毛症、更年期障害、男性不妊、小児夜尿症、小児夜啼症、チック症。

　桂枝湯に竜骨と牡蛎を加えただけの処方であるが西山英雄先生の「女性と漢方」に性的欲求不満の女性に本方が効いた例が紹介されている。老人の性的逸脱行動にも有効なことが報告されており、円形脱毛症にも著効例が多い不思議な処方である。

桂枝加竜骨牡蛎湯

桂枝湯 (けいしとう)

悪寒
発熱
頭痛
のぼせ

自然発汗あり

腹力弱

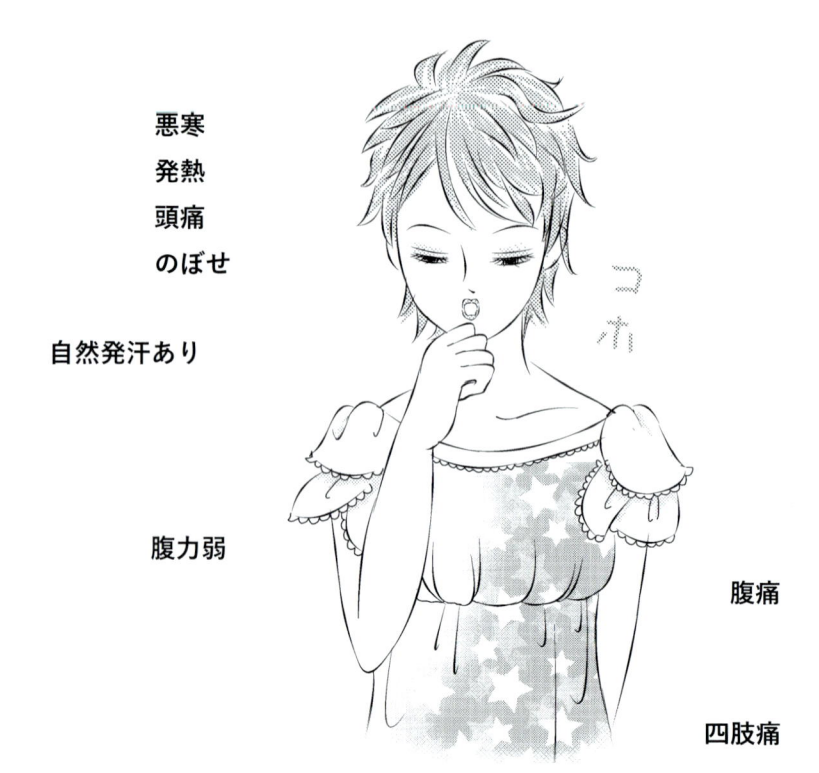

腹痛

四肢痛

出典 傷寒論、金匱要略（漢時代）
病態 太陽、虚証
太陽病の基本的な処方で表虚（軽度に汗が出る）の人に。

■ 構　成

桂枝	温	発汗，発散，健胃，のぼせを取る
芍薬	涼	鎮痛，鎮痙，血行を盛んにする
甘草	平	補脾，益気，緩和，鎮痛，鎮痙
生姜	温	発散，健胃，鎮吐
大棗	温	補脾，健胃，強壮，緩和，鎮静

- **腹候** 腹力弱、他に特別な腹証なし
- **脈候** 浮弱（浮の脈は水にただよう木のごとし、按せばかくれて指にあたらず）、または緩
- **舌候** 淡紅湿潤、無苔または薄白苔

■ 目　　標
比較的体力が低下した表虚（皮膚が少し汗ばむ）の人に。頭痛、悪寒、発熱、のぼせ、身体痛などの太陽病の症状がある。

■ 適　応　例
体力が衰えたときの風邪等の熱性疾患の初期、妊娠中の風邪、頭痛、病後や産後の微熱や寝汗。

服薬後、熱い粥を食べて体を暖かく覆い、わずかに発汗させると早くよくなる。

桂枝湯は漢方の基本となる薬で、気血の巡りを良くして陰陽を調和する作用があり、体力の衰えた人の強壮薬となる。桂枝湯をベースに多くの処方が生まれた。

桂枝加芍薬湯	芍薬を増量した。虚証の便秘、下痢に。
桂枝加芍薬大黄湯	桂枝加芍薬湯に大黄を加えた。虚証の便秘に。
桂枝加桂湯	桂枝湯の桂枝を増量した。のぼせのある頭痛などに。
桂枝加葛根湯	桂枝湯に葛根を加えた。葛根湯の虚証。項背が凝り汗が出る人に。
桂枝加黄耆湯	桂枝湯に黄耆を加えた。小児や虚弱者の湿疹、皮膚の蟻走感、多汗に。
小建中湯	桂枝加芍薬湯に膠飴を加えた。虚弱な小児、若年者の体質改善に。
当帰建中湯	小建中湯から膠飴を除き血虚に効く当帰を加えた。月経困難症などに。
黄耆建中湯	小建中湯に気虚に効く黄耆を加えた。虚弱体質、多汗症などに。
桂枝加附子湯	桂枝湯に附子を加えた。多汗症、知覚障害、神経痛、湿疹に。
桂枝加（苓）朮附湯	桂枝湯に朮、附子（茯苓）を加えた。腰痛や関節痛、神経痛に。
桂枝加竜骨牡蛎湯	桂枝湯に竜骨、牡蛎を加えた。神経症、男性不妊、性的ノイローゼに。
桂麻各半湯	桂枝湯と麻黄湯を合わせたもの。急性熱病、皮膚病、蕁麻疹に。
柴胡桂枝湯	小柴胡湯と桂枝湯を合わせたもの。

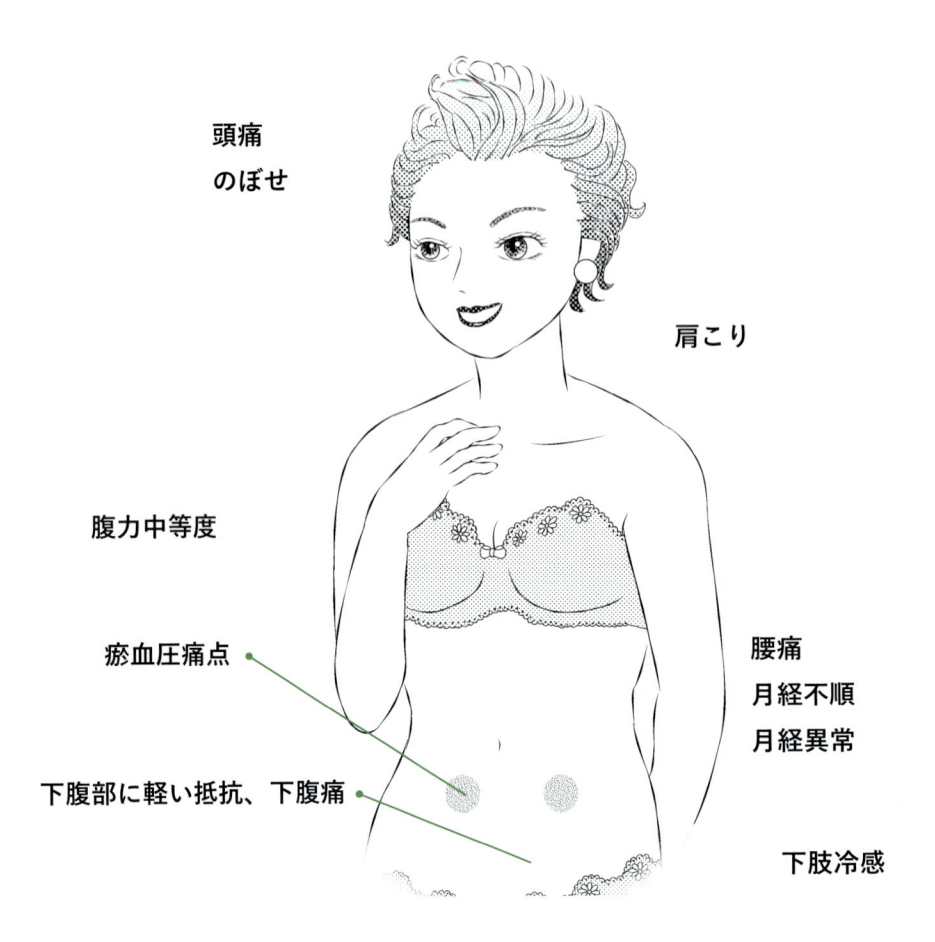

桂枝茯苓丸
けいしぶくりょうがん

頭痛
のぼせ

肩こり

腹力中等度

瘀血圧痛点

下腹部に軽い抵抗、下腹痛

腰痛
月経不順
月経異常

下肢冷感

出典 金匱要略（漢時代）
病態 少陽、虚実間〜実証
代表的駆瘀血剤。中間から実証の瘀血による症状に広く使える。

■ 構　成

桃仁	平	駆瘀血，消炎，通経
牡丹皮	涼	駆瘀血，消炎
桂枝	温	発汗，発散，健胃，気逆を治す
芍薬	涼	鎮痛，鎮痙，補血
茯苓	平	利尿，鎮静

- 腹候　　腹力中、瘀血圧痛点、下腹部に抵抗（小腹鞕満）
- 脈候　　沈渋
- 舌候　　紫紅色で瘀血斑や舌下静脈の怒張あり

■ 目　標

体力中等度もしくはそれ以上で、のぼせ傾向がある人の瘀血を目標に用いる。下腹部の抵抗や痛み、肩こり、頭痛、足の冷え、月経不順、月経困難など瘀血による症状がみられる。

■ 適応例

子宮筋腫、子宮内膜症、子宮付属器の炎症、月経不順、月経困難、更年期障害、骨盤内うっ血症候群、帯下、不妊症、乳腺炎、冷え性、痔核、打撲症、皮下出血、肝斑にきび等の皮膚疾患、湿疹、その他瘀血を伴う疾患に広く使える。

皮膚症状や炎症の強いものにはヨクイニンを加えて**桂枝茯苓丸加薏苡仁**とするとよい。月経不順、血の道症、にきび、肝斑、手足のあれに。

本方は駆瘀血剤の代表的なものであり、方剤の構成は血のみならず、気、水に効く生薬がバランスよく配合されている。腹診や舌診で瘀血の兆候があり、気の動揺、神経症状のある人に広く使用される。矢数道明先生は以下のように分類されている。個々の疾患については多すぎるため割愛する。

婦人科的疾患	子宮内膜炎、卵管炎、月経不順、月経困難、子宮筋腫、不妊症、乳腺症、更年期障害など
皮膚疾患	紫斑病、凍傷、皮膚炎、湿疹、蕁麻疹、肝斑、面皰、皮下出血、打撲、下肢血栓症など
眼疾患	麦粒腫、フリクテン、虹彩炎、眼底出血、中心性網膜炎、ベーチェット病など
神経性疾患	神経質、ノイローゼ、ヒステリー、うつ病、てんかん、自律神経症候群など
その他	痔疾患、前立腺肥大、動脈硬化症、肝炎、リウマチ、甲状腺腫、下肢静脈瘤など

文献 31）より抜粋

香蘇散
（こうそさん）

頭重
頭痛
耳鳴

不安
不眠
抑うつ
めまい

肩こり

心下痞え感

腹力弱

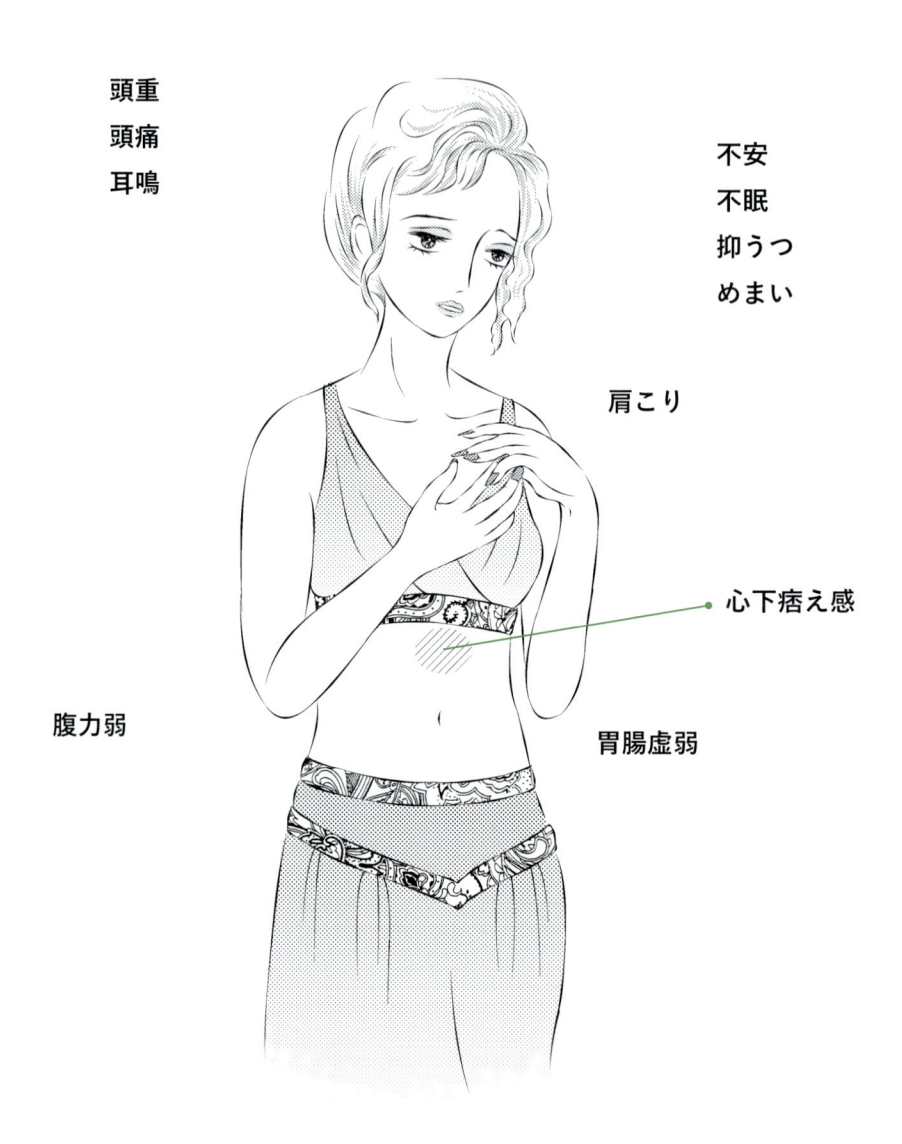

胃腸虚弱

出典 和剤局方（宋時代）
病態 太陽、虚証
虚弱な人の初期の風邪に。気うつを解消する代表的方剤。

■ 構　成

蘇葉	温	発汗，理気，解毒（魚や蟹の中毒によい），鎮咳
香附子	平	理気，鎮痛，通経
陳皮	温	理気，健胃，祛痰
甘草	平	補脾，益気，緩和，止渇，鎮痛，鎮痙
生姜	温	発散，健胃，鎮吐

- 腹候　　腹力弱、心窩部に痞え感あり
- 脈候　　沈弱、感冒症状のときは浮弱
- 舌候　　著変なし

■ 目　標

比較的体力が低下した人の不定愁訴や心身症、感冒の初期に用いられる。不安、不眠、頭痛、抑うつ、耳閉感、食欲不振などの症状を伴い、軽度の発熱、悪寒などを訴えることもある。

■ 適　応　例

胃腸虚弱で神経質な人の感冒の初期、妊娠中の風邪、神経症、更年期障害、うつ状態、慢性胃炎、魚肉中毒、蕁麻疹、耳管狭窄、滲出性中耳炎。

矢數道明先生によると香蘇散は下記のような疾患に使用される。漢方薬のなかでは比較的飲みやすいので、なんとなく気分の晴れない人に投与するとよい。

1. 感冒──軽い感冒で桂枝湯や葛根湯で胃がもたれる人に。
2. 神経衰弱、ヒステリー。
3. 魚中毒──魚中毒による蕁麻疹に。
4. 腹痛──神経性の腹痛で柴胡剤や建中湯類の奏功せぬ人に。
5. 血の道症──心下痞え・肩こり・耳鳴り・頭痛・気うつ。
6. 経閉──気のうっ滞による月経閉止。
7. 下血──気のうっ滞による出血。
8. 薬煩──薬が胸にもたれて気分が悪くなる人に。
9. 神経症──狂乱を起こしそうになるときに用いて予防する。
10. アレルギー性鼻炎、蓄膿症、嗅覚脱失、鼻閉塞。

文献 31) より抜粋

五積散
ご しゃく さん

頭痛
項背のこり

貧血様顔色

上半身の熱感

軽い心下痞

腹力弱

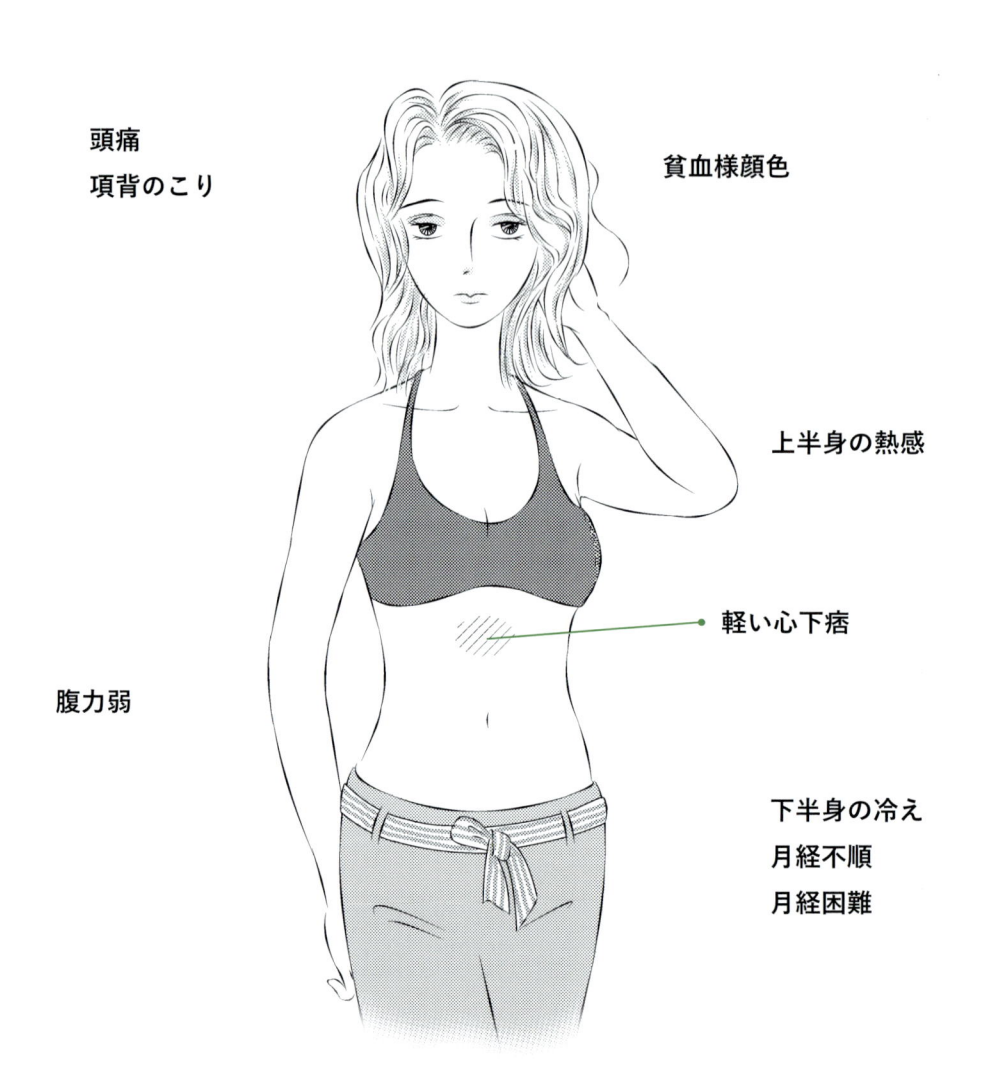

下半身の冷え
月経不順
月経困難

出典　和剤局方（宋時代）
病態　太陰、虚実間証
　　　体内の気、血、痰、寒、食の五つの廻りがうっ積するのを治す方剤である。

■ 構　成

桂枝	温	寒を散ずる	朮	温	利水，健胃
麻黄	温	寒を散ずる	白芷	温	理気，鎮痛，祛痰
当帰	温	補血，駆瘀血	厚朴	温	理気，食積を除く
川芎	温	補血，駆瘀血，理気	枳実	寒	理気，食積を除く
桔梗	平	痰を除く	乾姜	温	食積を除く
陳皮	温	痰を除く，利気	大棗	温	強壮，緩和，鎮静
半夏	温	痰を除く，利気	芍薬	涼	鎮痛，鎮痙，補血
茯苓	平	利水，鎮静	甘草	平	諸薬の調和，鎮痛

　これらの諸薬が合して、気、血、痰、寒、食の停積を治す。体に湿あって冷え、気血水の巡りが悪くなったものを動かして痛みを取る方剤である。構成は複雑であるが平胃散という胃薬が含まれているので、胃腸の悪い人にも使える。解熱鎮痛剤も含まれているので風邪薬としても使える。肝と脾の虚弱な人が、寒と湿に損傷されて起こる諸病に用いる。

- 腹候　　腹壁軟弱、軽い心下痞
- 脈候　　浮弦、あるいは沈遅
- 舌候　　乾湿中間、膩白苔

■ 目　標

　体力中等度の人を中心に、寒冷や多湿によって生じる下腹部痛、腰痛、四肢の筋肉・関節痛などに用いられる。下半身が冷えて上半身がのぼせ、頭痛、項背のこり、悪寒、悪心、嘔吐、月経不順や月経困難を伴う。

■ 適 応 例

　腰痛、下腹痛、神経痛（特に坐骨神経痛）、筋肉痛、関節痛、慢性関節リウマチ、月経困難症、月経不順、更年期障害、感冒、胃腸炎、冷房病、冷え性。

　冷えや湿気によって気が上半身に停滞し、頭痛、めまい、肩こりなどを起こし、下半身は冷えてこわばりや痛みを起こす（上熱下冷）。気候の変わり目に起こる神経痛、感冒、肩こり、四肢や腰の鈍くだるい痛み、月経不順などの不定愁訴に有効で、湿気が多く寒暖差の激しい日本の風土に合った方剤といえる。（原　敬二郎）[27]

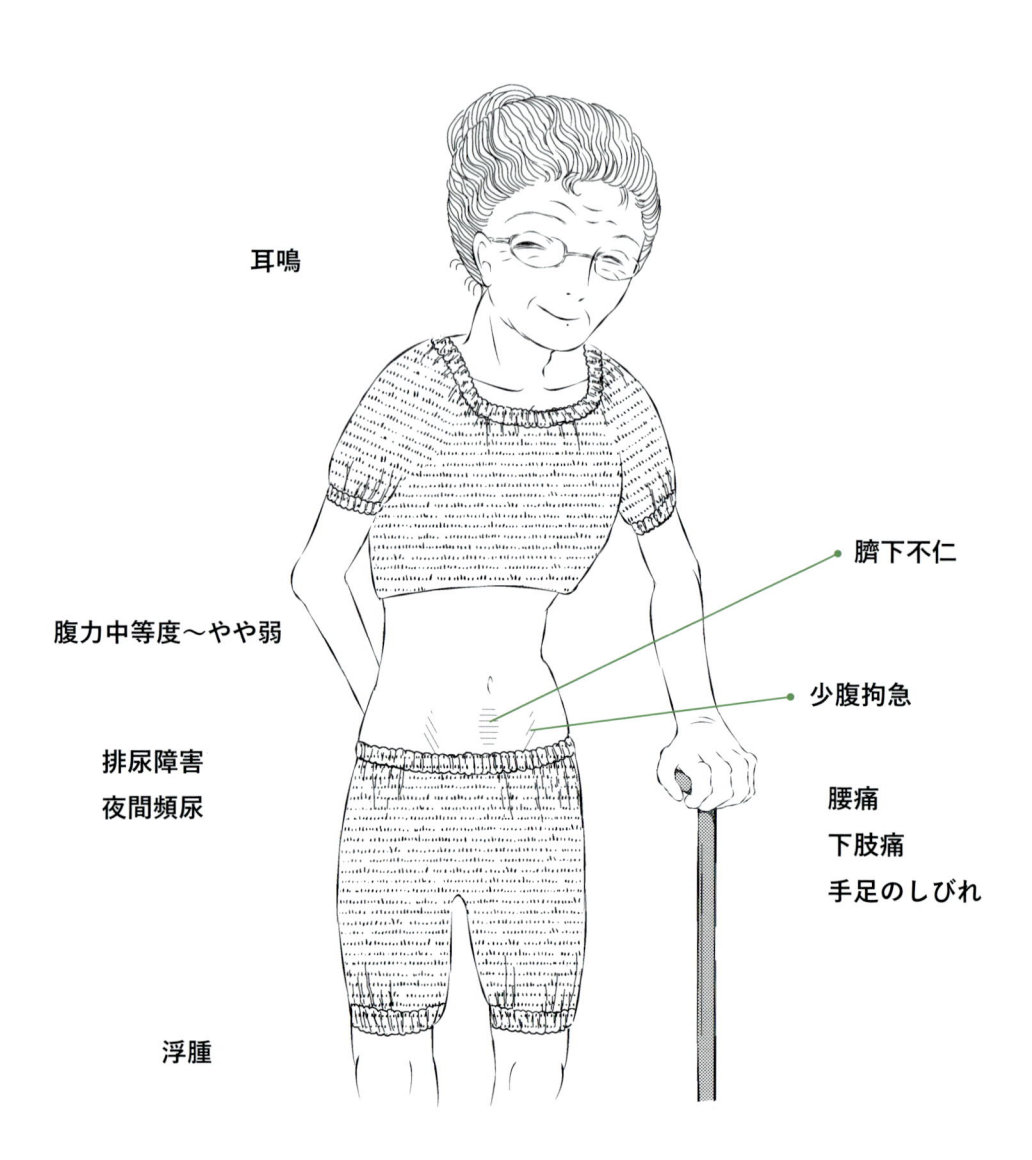

牛車腎気丸
（ごしゃじんきがん）

耳鳴

臍下不仁

腹力中等度〜やや弱

少腹拘急

排尿障害
夜間頻尿

腰痛
下肢痛
手足のしびれ

浮腫

出典 済生方（宋時代）
病態 太陰、虚証

八味地黄丸に牛膝と車前子を加えた方剤である。

■ 構　成

地黄	温	滋潤，補腎，補血	
山茱萸	温	補血，強壮，止汗	
山薬	平	滋養，強壮，止瀉	
茯苓	平	利尿，鎮静	八味地黄丸
牡丹皮	涼	駆瘀血，消炎	
沢瀉	寒	利尿，清熱，めまいを治す	
桂枝	温	解表，気血を巡らせ気逆を治す	
附子	熱	強心，鎮痛，利尿	
牛膝	平	駆瘀血，利尿，鎮痛	
車前子	寒	消炎，利尿，膀胱の湿熱を取る	

- 腹候　　下腹部中央が軟弱（臍下不仁）、腹直筋の下方が緊張（少腹拘急）
- 脈候　　沈、尺脈が弱い
- 舌候　　湿って淡白、白滑苔、または乾燥し無苔（鏡面舌）

■ 目　標

八味地黄丸の証で浮腫傾向があり、排尿障害などの尿不利の著しい人、腰や下肢の痛みの激しい人、陰萎の著しい人に用いる。

■ 適応例

慢性腎炎、糖尿病、高血圧、陰萎、坐骨神経痛、腰痛、排尿困難、頻尿、急・慢性膀胱炎、尿失禁、萎縮性膣炎、老人性皮膚掻痒症、白内障、眼精疲労、脳血管障害後遺症、肩関節周囲炎、骨粗鬆症、耳鳴。

呉茱萸湯
ごしゅゆとう

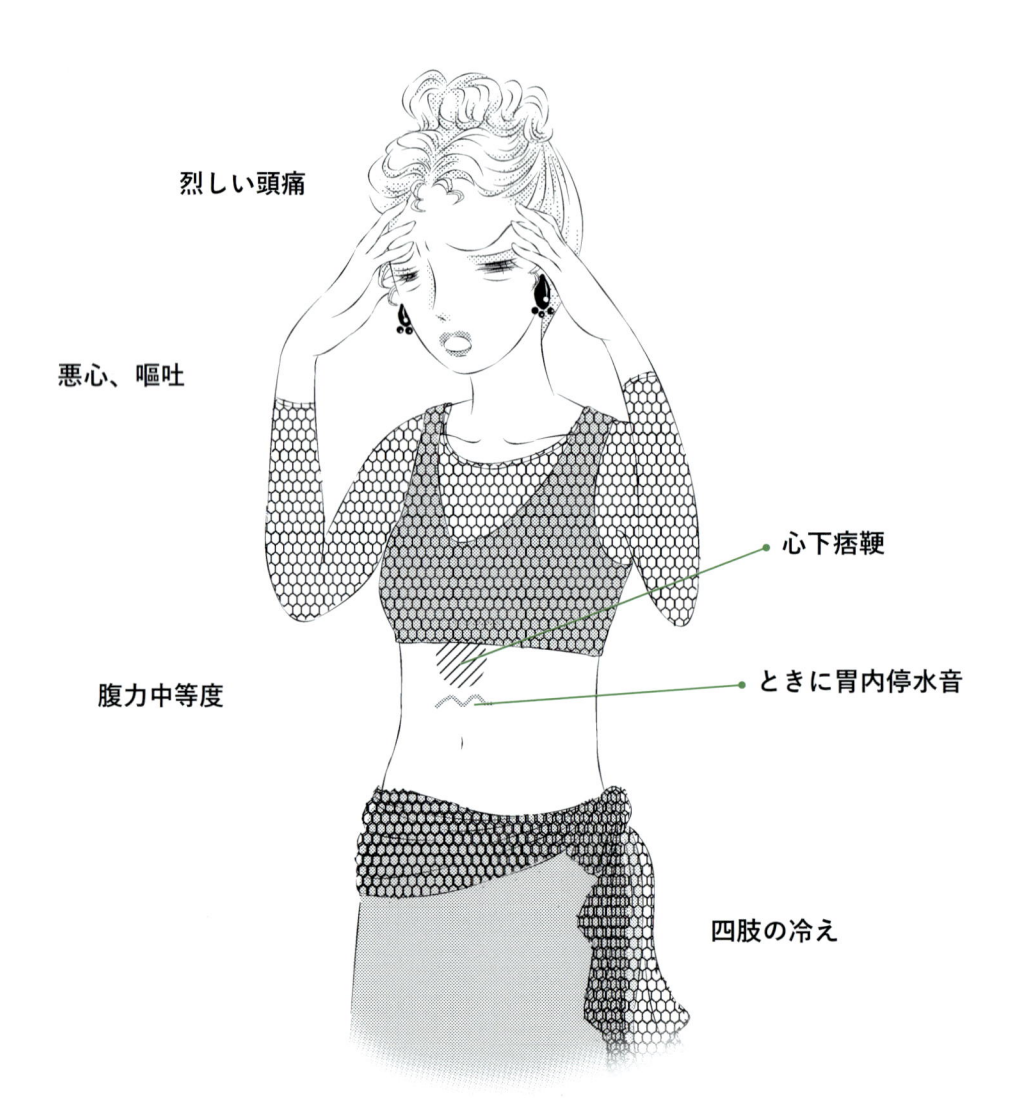

- 烈しい頭痛
- 悪心、嘔吐
- 腹力中等度
- 心下痞鞕
- ときに胃内停水音
- 四肢の冷え

出典 傷寒論（漢時代）
病態 太陰、虚証
冷え症の頭痛に。

■ 構　成

呉茱萸	熱	健胃，鎮痛，利水，脾胃の寒を温め気逆を治す
生姜	温	健胃，鎮嘔
人参	温	補脾，益気
大棗	温	補脾，健胃，鎮静

- 腹候　腹壁軟弱、心下痞鞕、ときに胃内振水音
- 脈候　弦遅、沈細遅
- 舌候　湿潤淡白、白滑苔

■ 目　標

比較的体力低下し、冷え性で手足が冷える（四肢厥冷）人の反復性に起こる頭痛、項部のこり、肩こり、悪心・嘔吐、涎沫などを目標に用いる。

■ 適　応　例

習慣性偏頭痛、習慣性頭痛、筋緊張性頭痛、嘔吐、急・慢性胃腸炎、脚気衝心、頸肩腕症候群、肩こり。

五苓散(ごれいさん)

頭痛
めまい
発汗

口渇
嘔吐

心下痞

腹力やや弱

胃内振水音

尿量減少
下痢

浮腫

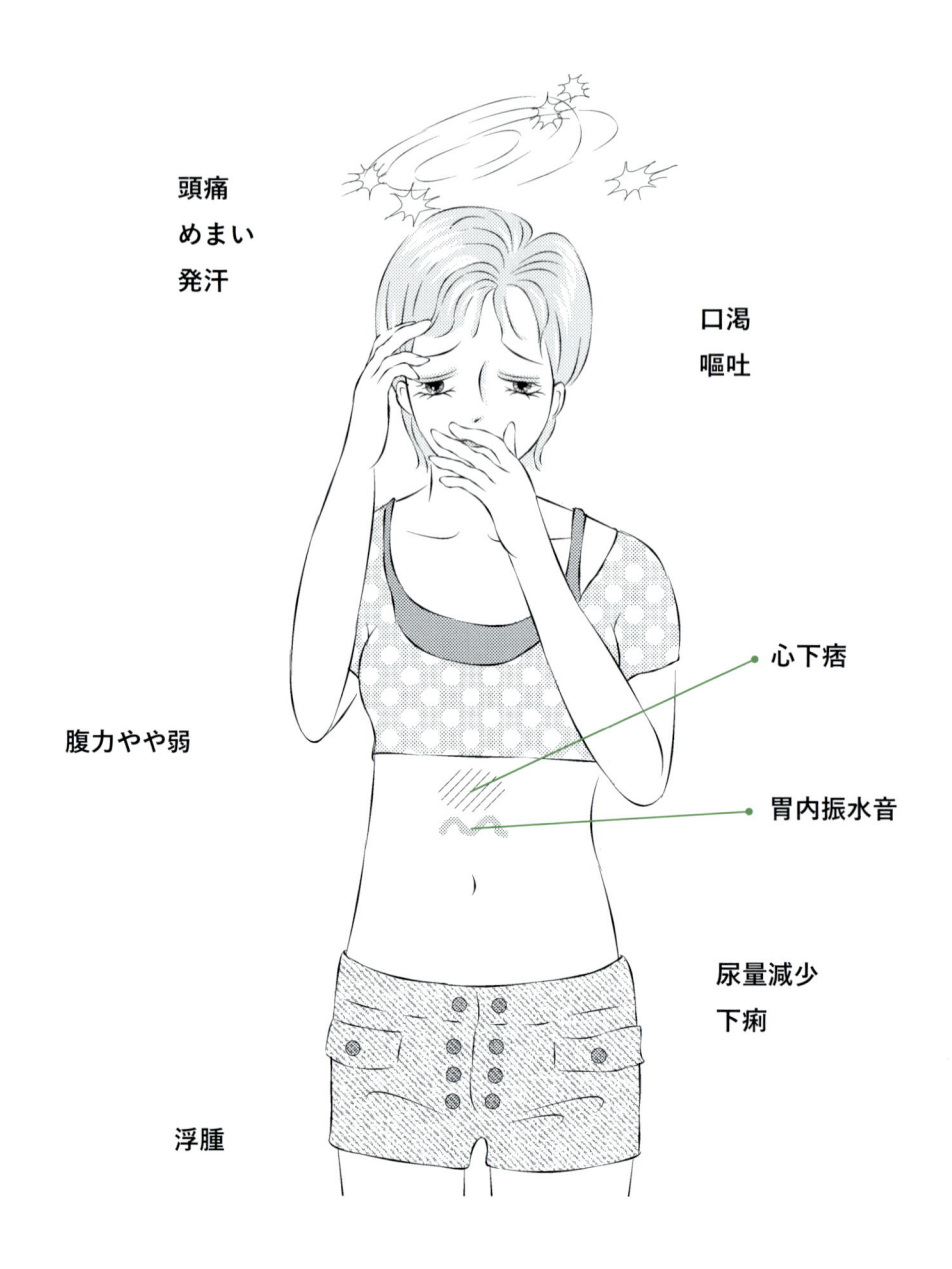

出典　傷寒論、金匱要略(漢時代)
病態　少陽、虚実間証
　　　代表的な利水剤。

■ 構　成

茯苓	平	利水，鎮静，めまい・動悸によい
猪苓	平	利水，清熱
朮	温	補気，健胃，利水，止瀉
沢瀉	寒	利水，清熱，めまい・嘔吐を止める
桂枝	温	発汗，解表，気血の巡りを良くし気逆を治す

- 腹候　腹力中等度、心下痞、胃内振水音
- 脈候　浮、滑
- 舌候　湿潤、白膩苔

■ 目　標

体力の如何を問わず口渇と尿量減少を主目標にする。急性疾患でははっきり現れるが、慢性疾患でははっきりしないことが多い。水毒とされる諸種の疾患・症状に用いられる。浮腫、悪心、嘔吐、頭痛、めまい、下痢、腹痛などを訴える。水を飲むとすぐに吐く。

■ 適　応　例

非常に応用範囲が広い。浮腫に対する第一選択薬

1. 感染症	乳児嘔吐下痢症、感冒性嘔吐症
2. 循環器	うっ血性心不全
3. 消化器	急性胃腸炎、妊娠悪阻、下痢、嘔吐、腹水
4. 代謝・内分泌	糖尿病
5. 腎・泌尿器	慢性腎炎、ネフローゼ症候群、膀胱炎、陰嚢水腫
6. 神経	頭痛、片頭痛（特に月経に関連した頭痛、低気圧や雨天などで起こる頭痛に効く）、三叉神経痛、脳血管障害急性期、慢性硬膜下血腫
7. 耳鼻咽喉	めまい、メニエール症候群
8. 眼	仮性近視
9. 皮膚	伝染性軟属腫、ストロフルス、帯状疱疹
10. その他	二日酔い、乗り物酔い

「安井廣迪：五苓散（傷寒論・金匱要略），Phil 漢方 3：p.8, 2003」より一部改変

柴苓湯　　五苓散と小柴胡湯を合わせたもの。慢性腎炎、妊娠中の浮腫、習慣性流産などに。

茵蔯五苓散　五苓散に消炎、解熱、利胆作用のある茵蔯蒿を加えたもの。黄疸、腎炎、ネフローゼに。

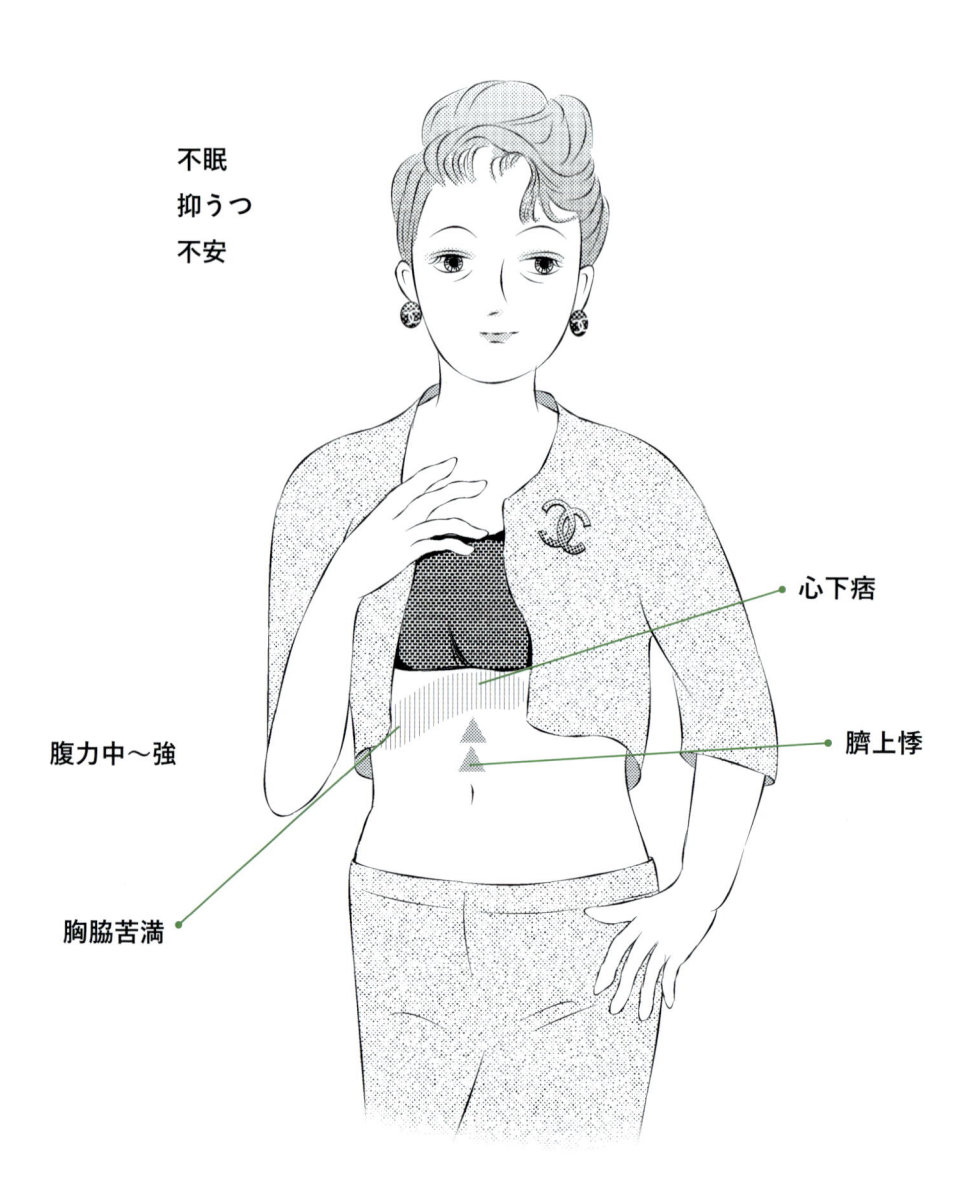

柴胡加竜骨牡蛎湯
(さいこかりゅうこつぼれいとう)

不眠
抑うつ
不安

腹力中〜強

胸脇苦満

心下痞

臍上悸

出典 傷寒論（漢時代）
病態 少陽、実証
漢方の精神安定剤。

■ 構　成

柴胡	寒	解熱，消炎，肝の気滞を治す	
黄芩	寒	解熱，消炎，止血	小柴胡湯から甘草を除いたもの
半夏	温	鎮吐，祛痰，利水，気逆を治す	
人参	温	補脾，健胃，益気	
生姜	温	発散，健胃，鎮吐	
大棗	温	補脾，健胃，精神安定	
桂枝	温	解表，気血を巡らし気逆を治す	
茯苓	平	利水，鎮静，動悸を治す	
竜骨	涼	鎮静，収斂，不眠，臍下の動悸を治す	
牡蛎	平	鎮静，収斂，安心，動悸を鎮る	

　小柴胡湯に精神安定作用のある竜骨、牡蛎と気逆を治す桂枝、動悸に効く茯苓を加えたものである。大黄を加えることもある。

- 腹候　　腹力中〜強、胸脇苦満、心下痞、臍上悸
- 脈候　　弦、ときに数
- 舌候　　白黄苔

■ 目　標

比較的体力のある人で驚きやすく、精神不安、心悸亢進、いらいら、不眠等を訴える。
胸脇苦満と精神神経症状を目標に用いる。頭痛、めまい、動悸、不眠などの不定愁訴や精神不安、焦燥感、憂うつ感、精力減退などを訴える。腹診で胸脇苦満を認め、腹部の緊張力が良ければこの処方を考える。
精神神経症状を訴えなくても高血圧や易疲労などの身体症状を訴え、大柴胡湯ほど実証でないと思ったらこの処方を選択する。

■ 適 応 例

高血圧、動脈硬化症、慢性腎炎、神経症、神経性心悸亢進症、うつ状態、てんかん、ヒステリー、更年期障害、陰萎、不眠症、円形脱毛症、小児夜啼症。

柴胡加竜骨牡蛎湯

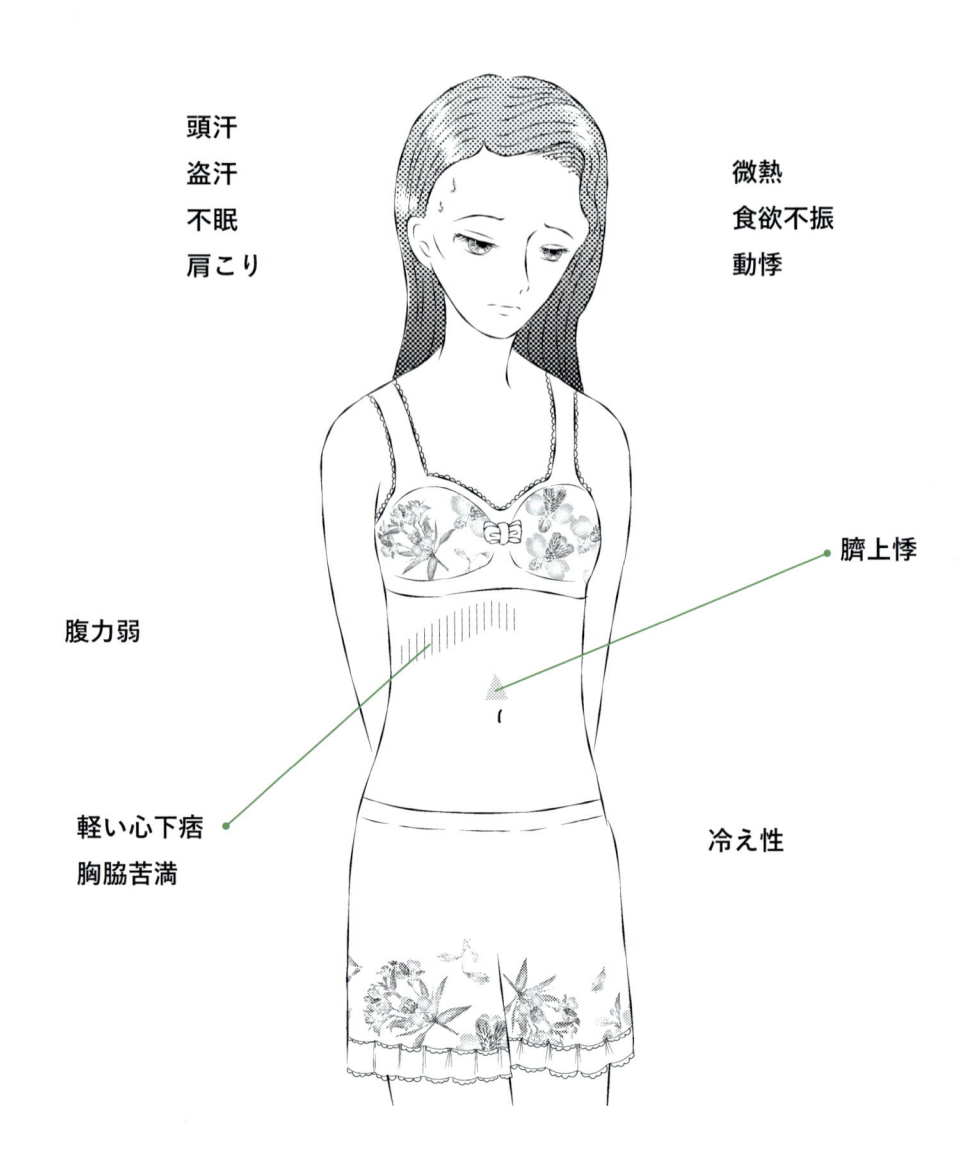

柴胡桂枝乾姜湯
さいこけいしかんきょうとう

頭汗
盗汗
不眠
肩こり

微熱
食欲不振
動悸

腹力弱

臍上悸

軽い心下痞
胸脇苦満

冷え性

出典　傷寒論、金匱要略（漢時代）
病態　少陽、虚証
　　　　少陽病虚証向き方剤。柴胡加竜骨牡蛎湯の虚証。

■ 構　成

柴胡	寒	解熱，消炎，肝の気滞を取る
黄芩	寒	解熱，消炎，止血
桂枝	温	解表，気血を巡らし気逆を治す
甘草	平	補脾，益気，解熱，解毒，緩和
乾姜	温	強壮，健胃，裏を温め血行促進
栝楼根	寒	消炎，滋潤，口乾を治す
牡蛎	平	鎮静，収斂，鎮驚，安神，動悸を鎮める

- 腹候　　腹力弱、ごく軽い胸脇苦満、臍上悸
- 脈候　　弦、細
- 舌候　　淡紅、薄白苔

■ 目　標

体力が無く冷え性で貧血傾向。動悸、息切れ、不眠、寝汗、微熱、首から上に汗をかきやすい、口渇、食欲不振などがみられる。
山田光胤先生は柴胡桂枝乾姜湯について次のような特徴を挙げておられる。
1）患者はなんとなく活気がない、2）動悸、3）顔、頭、頸に発汗、4）なんとなく寒い、などの特徴があり柴胡加竜骨牡蛎湯の虚証に用いるものであると。

■ 適　応　例

更年期障害、血の道症、月経不順、産後の回復不全、神経症、不眠症、感冒、気管支炎、肺結核、胃下垂、胃潰瘍、胆石、肝炎。

　昔は肺結核などの消耗性疾患に用いられたが、現在は肝気の滞りによる精神神経症状のある人に使用されることが多い。

柴胡桂枝湯
さいこけいしとう

頭痛
頭汗
盗汗

不安
不眠
食欲不振
嘔気

腹力中等度

腹直筋緊張

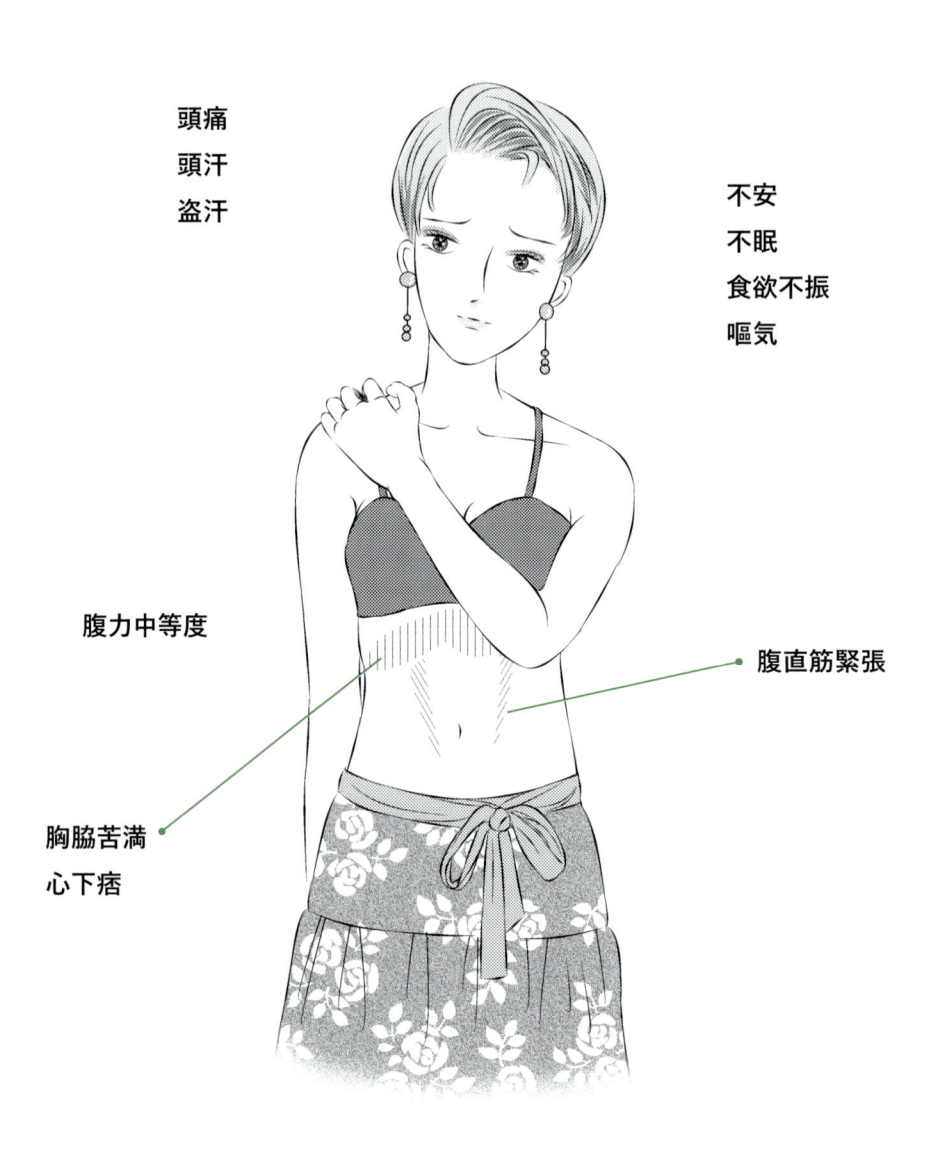

胸脇苦満
心下痞

出典 傷寒論、金匱要略（漢時代）
病態 太陽と少陽の併病、虚証
太陽少陽併病の代表的方剤。

136

■ 構　成

生薬	性	効能		
柴胡	寒	解熱，消炎，肝気の滞りを治す	小柴胡湯	桂枝湯
黄芩	寒	解熱，消炎，止血		
人参	温	補脾，益気，滋潤		
半夏	温	鎮嘔，去痰，利水，気逆を治す		
甘草	平	補脾，益気，鎮痛，鎮痙，緩和		
生姜	温	補脾，発散，鎮吐		
大棗	温	補脾，健胃，強壮，緩和，鎮痛		
桂枝	温	解表，気血を巡らし気逆を治す		
芍薬	涼	鎮痛，鎮痙，補血		

　小柴胡湯に発熱、悪寒、自汗、頭痛などの表証を取る桂枝と、鎮痛、鎮痙作用のある芍薬を加えたものである。

- 腹候　　腹力中、胸脇苦満、両側腹直筋の緊張
- 脈候　　浮、あるいは弦弱
- 舌候　　薄白苔

■ 目　標

　発熱、頭痛、発汗、関節痛などの太陽病の症状が残っていて、吐き気、食欲不振、心窩部の痞え感など少陽病の症状の現れた人に用いる。少し長引いた風邪などの急性疾患に用いられる他、慢性疾患にも使用される。胃潰瘍、十二指腸潰瘍、胆のう炎などの上腹部痛に対して右胸脇苦満（上腹直筋緊張があればさらによい）があれば使用する。神経症やてんかん、不定愁訴にもよい。慢性病では不安、不眠、のぼせ、腹痛などを伴う。

■ 適 応 例

　感冒、肺炎、肺結核、急・慢性胃炎、胃・十二指腸潰瘍、胆石、肝機能障害、更年期障害、神経症、不眠症、てんかん。
　適応は次のようにも分けられる。
　1. 微熱、自汗などの表虚を伴う呼吸器疾患に ── 肺結核、胸膜炎、感冒など。
　2. 消化器系、上腹部痛、臍部、側腹部痛などの痛みを伴う消化器の疾患に ── 胃・十二指腸潰瘍、胆石症、胆嚢炎。
　3. 神経症、ヒステリー、てんかんなどに。
　4. いわゆる血の道症に。

　応用範囲の広い方剤で、何を投与してよいか分からないときは柴胡桂枝湯を投与して様子をみるという先生もおられる。

滋陰降火湯
（じいんこうかとう）

皮膚は乾燥

烈しい咳
粘稠な痰

腹力やや軟
特別な腹証はない

便秘

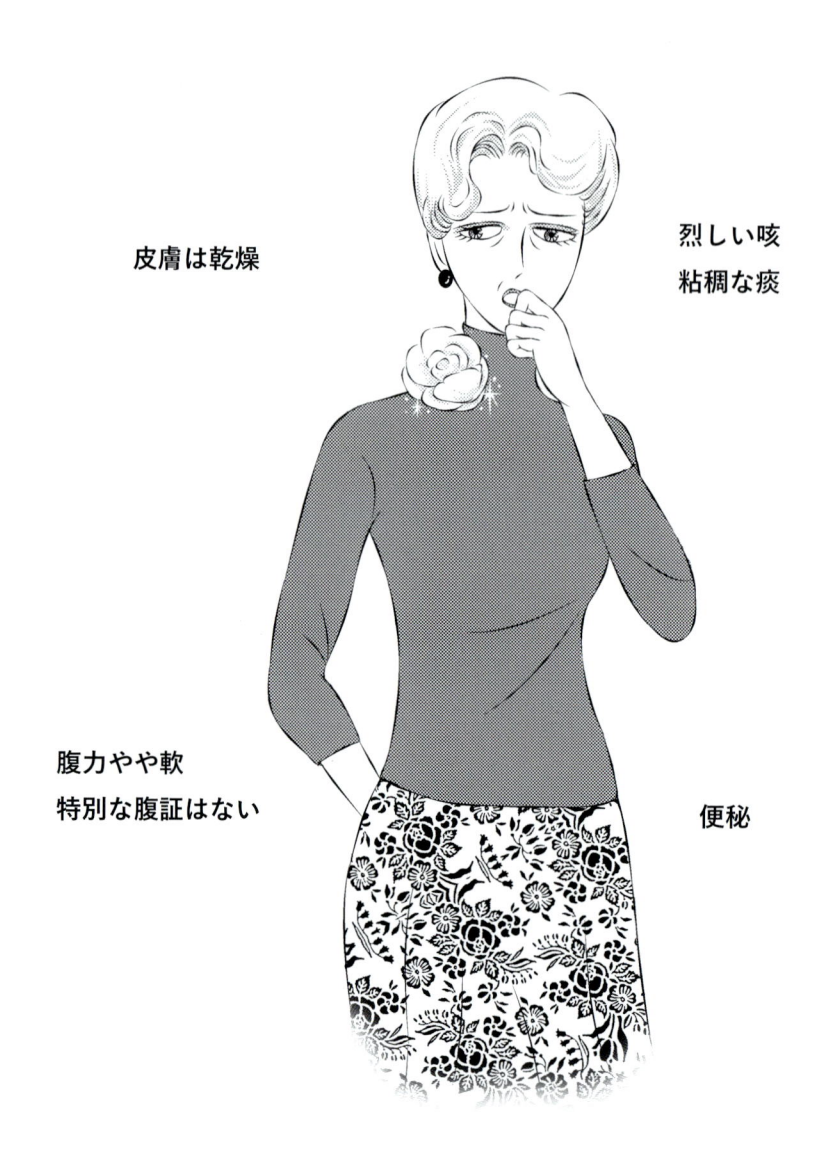

出典　万病回春（明時代）
病態　少陽、虚証
　　　　腎陰虚による呼吸器の乾燥、炎症を治す。

■ 構　成

地黄	寒	補陰，涼血	肝の火を潤す
芍薬	涼	鎮痛，鎮痙，補血	
当帰	温	補血，駆瘀血	
麦門冬	寒	清熱，潤燥，鎮咳，肺を潤す	肺を潤す
天門冬	寒	清熱，潤燥，鎮咳，肺を潤す	
知母	寒	解熱，消炎	地黄とともに腎の熱を取る
黄柏	寒	解熱，消炎，健胃	
陳皮	温	理気，健胃，祛痰	
朮	温	補脾，益気，利水	
甘草	平	補脾，益気，解熱，鎮咳	

「陰を潤し、火を降ろす」とは、泌尿器あるいは呼吸器の高熱疾患のため津液枯燥した場合で、腎水の枯燥を滋潤し、胸部の熱を清解する意味である。消耗熱のために体液が虚耗し、枯燥したものを潤す方剤である。

- 腹候　　腹力やや軟、特別な腹証なし
- 脈候　　沈、数
- 舌候　　乾燥傾向、微白苔か無苔

■ 目　標

高齢者などの比較的体力が低下した人の咳嗽に用いる。咳嗽（特に就寝時または夜間）、乾咳、粘稠性喀痰、口腔・咽頭乾燥感、嗄声、微熱、便秘などを伴う。ときに皮膚の浅黒さや乾性ラ音を認めることがある。

西本　隆先生の滋陰降火湯の証についての解説を引用させて頂く。

局所（呼吸器）症状	乾性（痰の少ない）の咳嗽，喘鳴	
全身症状	陰虚症状	便秘傾向，皮膚が浅黒い，全身倦怠感など
	虚熱症状	潮熱，ほてり，盗汗，口乾，咽頭不快感

「西本　隆：滋陰降火湯と滋陰至宝湯－肺陰虚証の咳嗽－，伝統医学Vol.7-2：p.44，2004」より一部改変

■ 適応例

急・慢性気管支炎、気管支喘息、気管支拡張症、間質性肺炎、肺気腫、かぜ症候群、喉頭炎、咽頭炎、上気道炎、咽喉頭異常感症、口腔・咽喉乾燥症（シェーグレン症候群）。

四逆散
（しぎゃくさん）

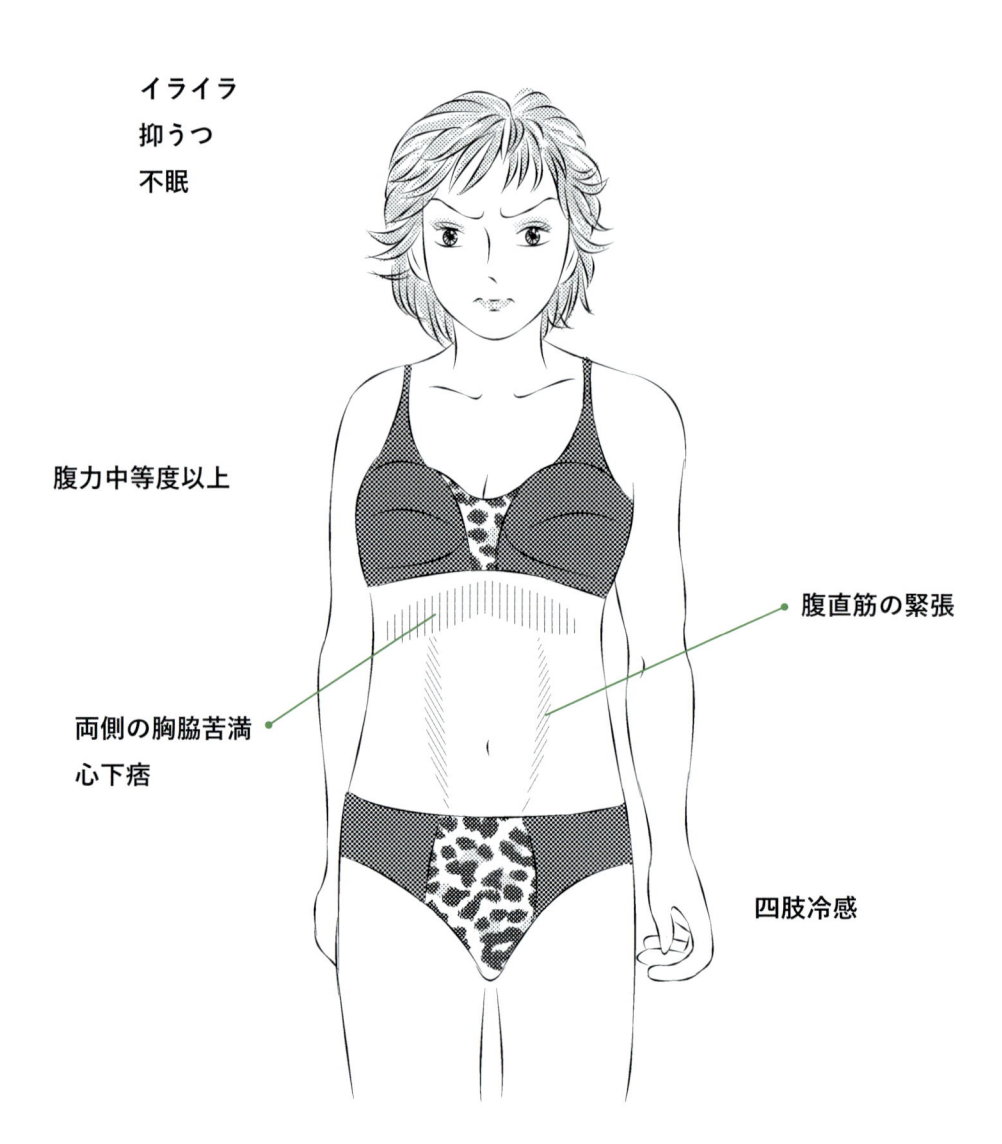

イライラ
抑うつ
不眠

腹力中等度以上

両側の胸脇苦満
心下痞

腹直筋の緊張

四肢冷感

出典 傷寒論（漢時代）
病態 少陽、虚実間証
大柴胡湯と小柴胡湯の中間に位置する柴胡剤。
肝気の昂りを治す方剤で、漢方のトランキライザーと言われている。

■ 構　成

柴胡	寒	解熱，消炎，肝気の滞りを治す
枳実	寒	健胃，鎮痛，瀉下，心下季肋下の張りを取る
芍薬	涼	鎮痛，鎮痙，血の廻りをよくする
甘草	平	補脾，益気，解熱，解毒，鎮咳，緩和

- 腹候　腹力中、両側胸脇苦満と両側腹直筋の緊張（竹の字型）
- 脈候　沈緊、または弦
- 舌候　薄白苔、薄黄苔

■ 目　標

大柴胡湯より虚証で、小柴胡湯より少し実証、二方の中間に位する病証というのが目標である。体力中等度もしくはそれ以上の人で、胸脇苦満、腹直筋のれん急があり、いらいら、不眠、抑うつ感、肩・頸部・背筋のこりなどがある場合に用いる。

■ 適 応 例

胆嚢炎、胆石症、急・慢性胃炎、胃酸過多、胃・十二指腸潰瘍、慢性鼻炎、副鼻腔炎、中耳炎、気管支炎、神経質、不安神経症、ヒステリー、肩こり。

応用範囲が広く、肝の病、胃の病、筋緊張の病、神経症状の諸疾患に適用される。
緊張のため手掌に汗をかく多汗症に使用される。
婦人科領域では更年期障害、月経困難症、月経前症候群（PMS）等に用いられる。

四物湯
し もつ とう

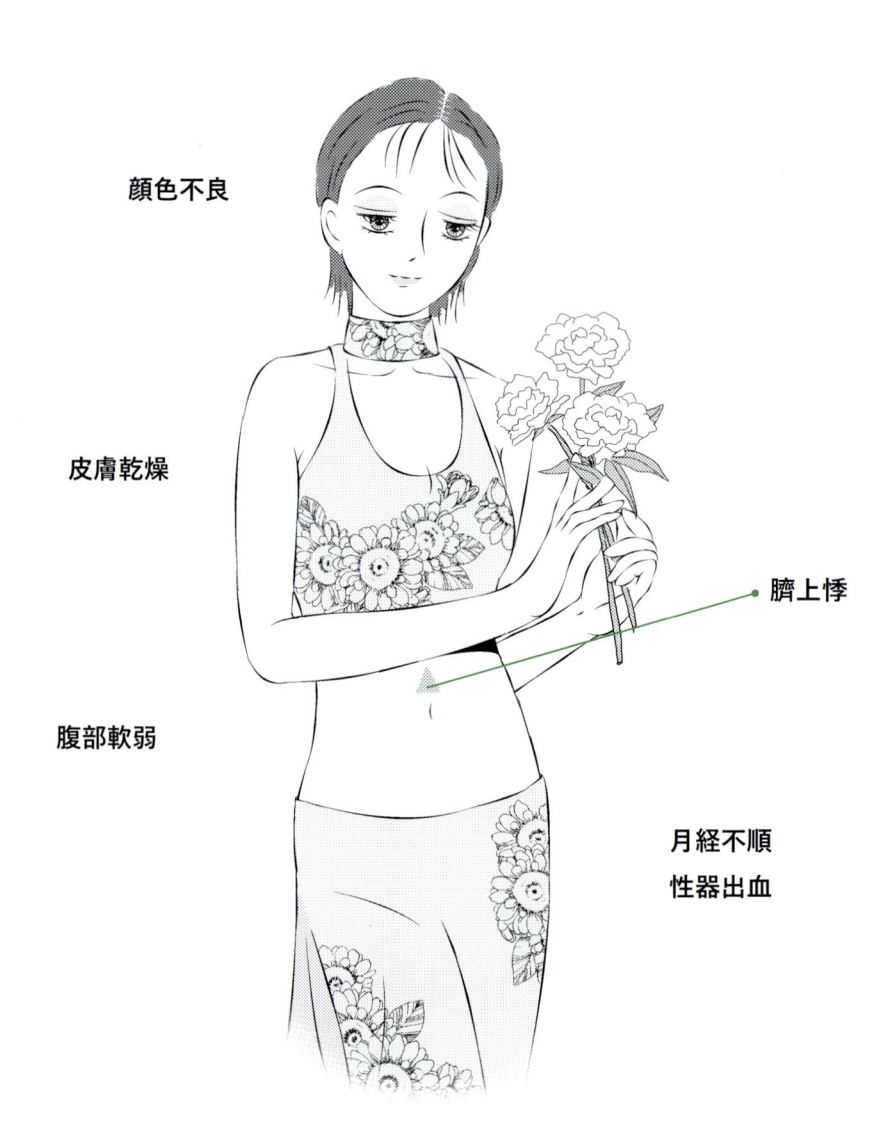

顔色不良

皮膚乾燥

臍上悸

腹部軟弱

月経不順
性器出血

出典	和剤局方（宋時代）	
病態	太陰、虚証	
	血虚の基本処方。婦人の聖薬と言われてきた。	

■ 構　成

当帰	温	補血，血を巡らし腸を潤し月経を整える
地黄	温	補血，陰液を増す
芍薬	涼	補血，鎮痛，鎮痙
川芎	温	駆瘀血，理気，鎮痛

- 腹候　　腹部軟弱、臍上悸、ときに下腹部に軽い抵抗
- 脈候　　沈、弱
- 舌候　　淡、薄白苔か無苔

■ 目　標

体力低下した人で顔色悪く、皮膚が乾燥し、冷え性であるが胃腸障害の無いときに用いる。

■ 適　応　例

冷え性、月経不順、過多月経、更年期障害、血の道症、自律神経失調症、不妊症、しもやけ、産後あるいは流産後の疲労回復、肝斑、湿疹、皮膚掻痒症。

単剤で用いられるよりも合剤で使用されることが多い。

黄連解毒湯と合わせて**温清飲**。
苓桂朮甘湯と合わせて**連珠飲**。
猪苓湯と合わせて**猪苓湯合四物湯**。
釣藤、黄耆、黄柏を加味して**七物降下湯**となる。
四君子湯と合わせて**八珍湯**となる。これに桂枝、黄耆を加えて**十全大補湯**となる。
阿膠、艾葉、甘草を加えて**芎帰膠艾湯**となる。

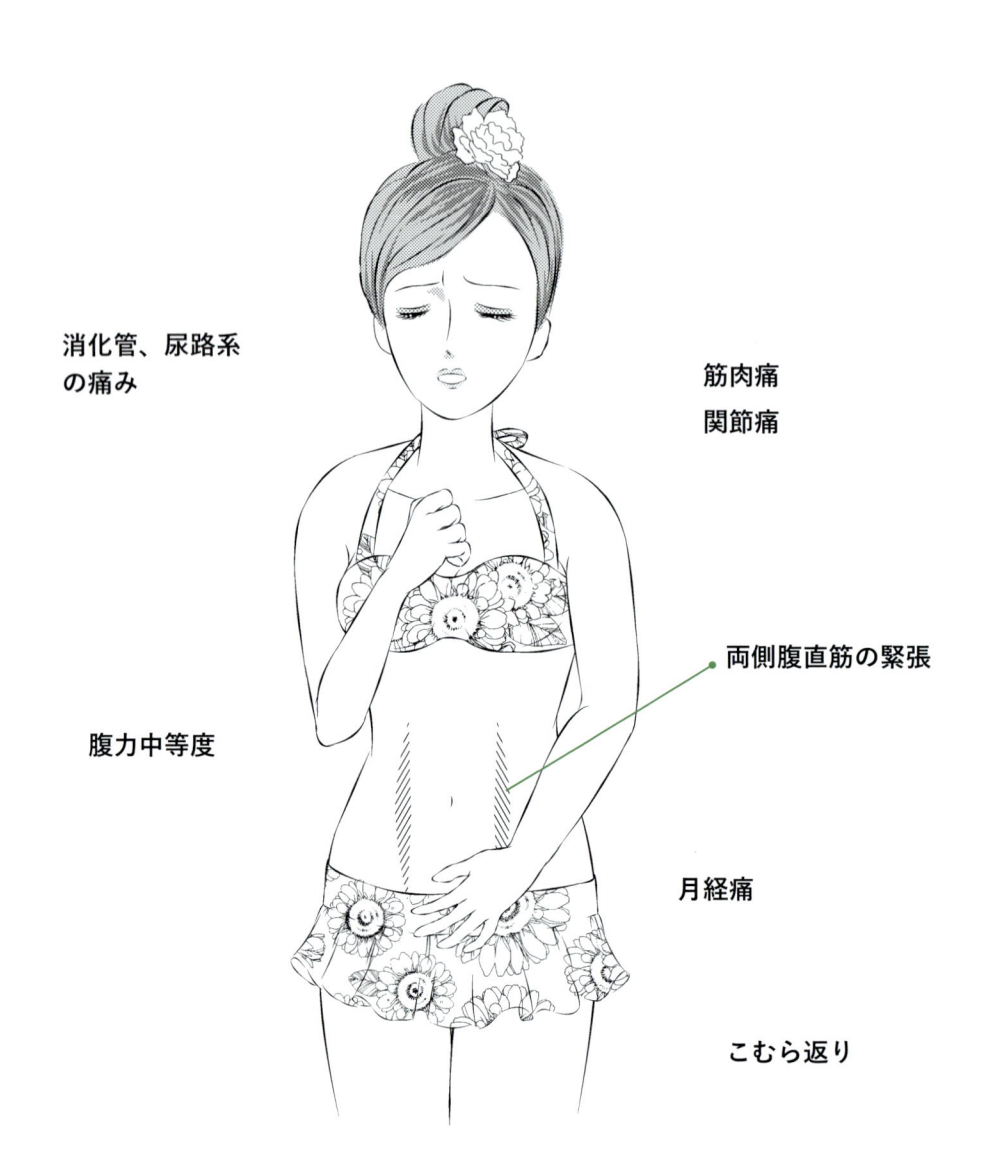

芍薬甘草湯
しゃくやくかんぞうとう

消化管、尿路系
の痛み

筋肉痛
関節痛

両側腹直筋の緊張

腹力中等度

月経痛

こむら返り

出典 傷寒論（漢時代）
病態 太陰、虚証
鎮痛、鎮痙の基本処方。

■ 構　成

芍薬	涼	補血，鎮痛，鎮痙
甘草	平	補脾，益気，解熱，解毒，鎮痛，鎮痙，鎮咳

本方は別名「去杖湯」ともいい、痛みのため足腰が弱って歩けなくなった人を治し、杖を捨て去ることができる薬である。

- 腹候　　腹壁やや軟、両側腹直筋の緊張
- 脈候　　沈、弱、または不定
- 舌候　　湿潤、ときに薄白苔

■ 目　標

骨格筋および平滑筋（消化管、胆道、尿路、子宮）の急激なけいれん、及び、けいれん性疼痛を目標として体力、体質に関わらず広く用いられる。

■ 適応例

尿路、胆道、消化管などの疝痛（胃痛、腸閉塞、胆石や腎石など）、過労性筋肉痛、急性腰痛、肩関節周囲炎、腓腹筋けいれん、坐骨神経痛、項部痛、捻挫。
産婦人科領域では月経困難症、妊娠時の腹痛やこむら返りに用いられる。

鎮痛鎮痙とはまったく異なる用途として、多嚢胞性卵巣症候群（PCOS）、高プロラクチン血症、高テストステロン血症による月経不順に用いられる。

冷え性には附子を加えて**芍薬甘草附子湯**とする。

甘草の含有量が多いので偽アルドステロン症に注意。漫然とした長期投与や甘草を含む他剤との併用を避ける。

芍薬甘草湯

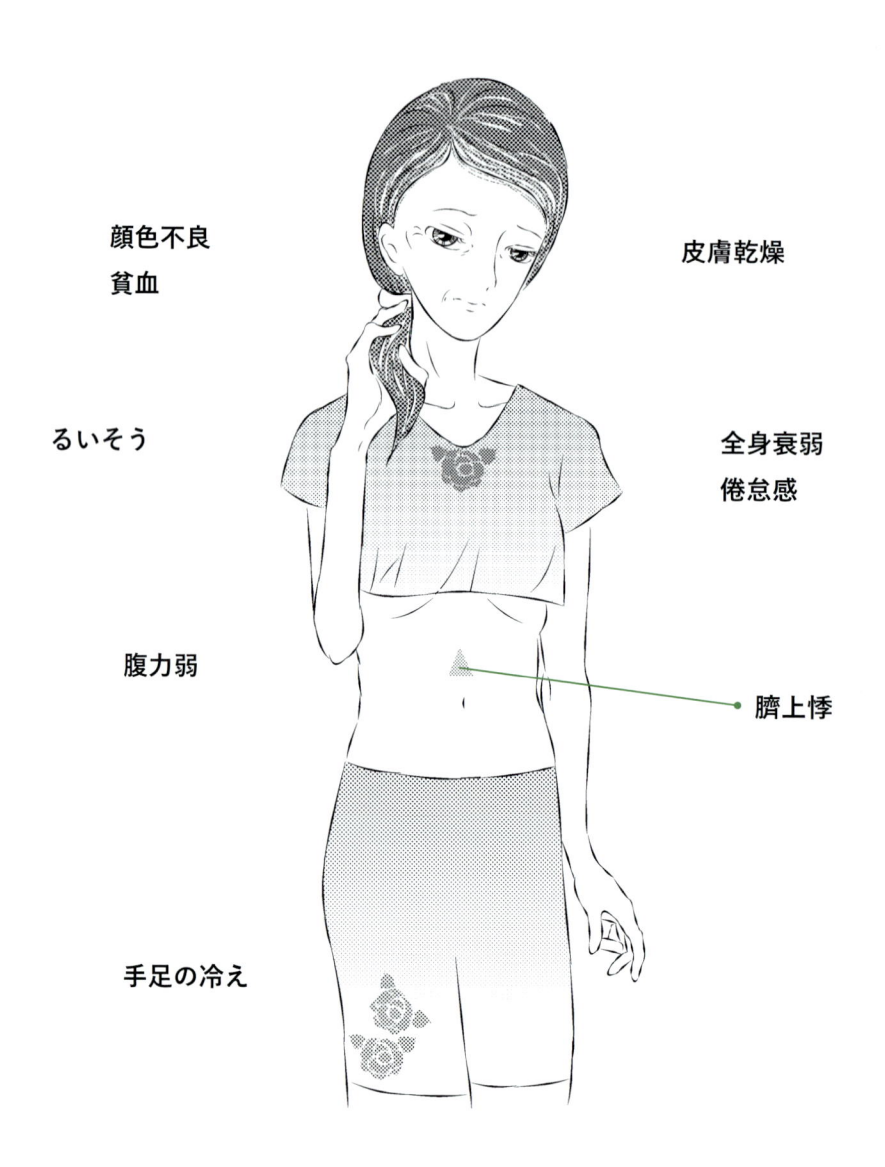

十全大補湯
じゅうぜんたいほとう

顔色不良
貧血

るいそう

腹力弱

手足の冷え

皮膚乾燥

全身衰弱
倦怠感

臍上悸

出典 和剤局方（宋時代）
病態 太陰、虚証
四物湯と四君子湯を合わせたものに桂枝、黄耆を加えたもので、気血両虚に用いられる。

■ 構　成

人参	温	
朮	温	四君子湯
茯苓	平	気虚の基本処方、補気
甘草	平	
当帰	温	
地黄	温	四物湯
芍薬	涼	血虚の基本処方、補血
川芎	温	
桂枝	温	解表、気血の巡りを良くし気逆を治す
黄耆	温	気を益す、体表の防衛力を高め汗を止める

　この方は気血、陰陽、表裏、内外、皆虚したものを大いに補うという意味で十全大補湯と名付けられた。

- 腹候　腹壁軟弱無力、ときに臍上悸
- 脈候　沈、細、微弱
- 舌候　湿潤、微白苔または無苔

■ 目　標

　病後、術後あるいは慢性疾患で疲労衰弱した人に。全身倦怠感、食欲不振、顔色不良、皮膚枯燥、貧血、盗汗、微熱などを伴う。

■ 適　応　例

　病後の体力低下、疲労倦怠、食欲不振、寝汗、冷え性、貧血、産後や手術後の衰弱、癌化学療法・放射線療法の副作用軽減、悪性疾患。

　十全大補湯から川芎を去り、陳皮・遠志・五味子を加えると**人参養栄湯**となる。
　十全大補湯に健胃・去痰・鎮静効果を兼ねたもので、呼吸器疾患の長引く咳などに使用される。
　十全大補湯から茯苓と桂枝を去り、鎮痛作用のある防風・羌活・杜仲・附子と理血作用のある牛膝、滋養作用のある黄耆、強壮鎮静作用のある大棗を加えたものが**大防風湯**で、虚弱な人の関節リウマチなどに使用される。

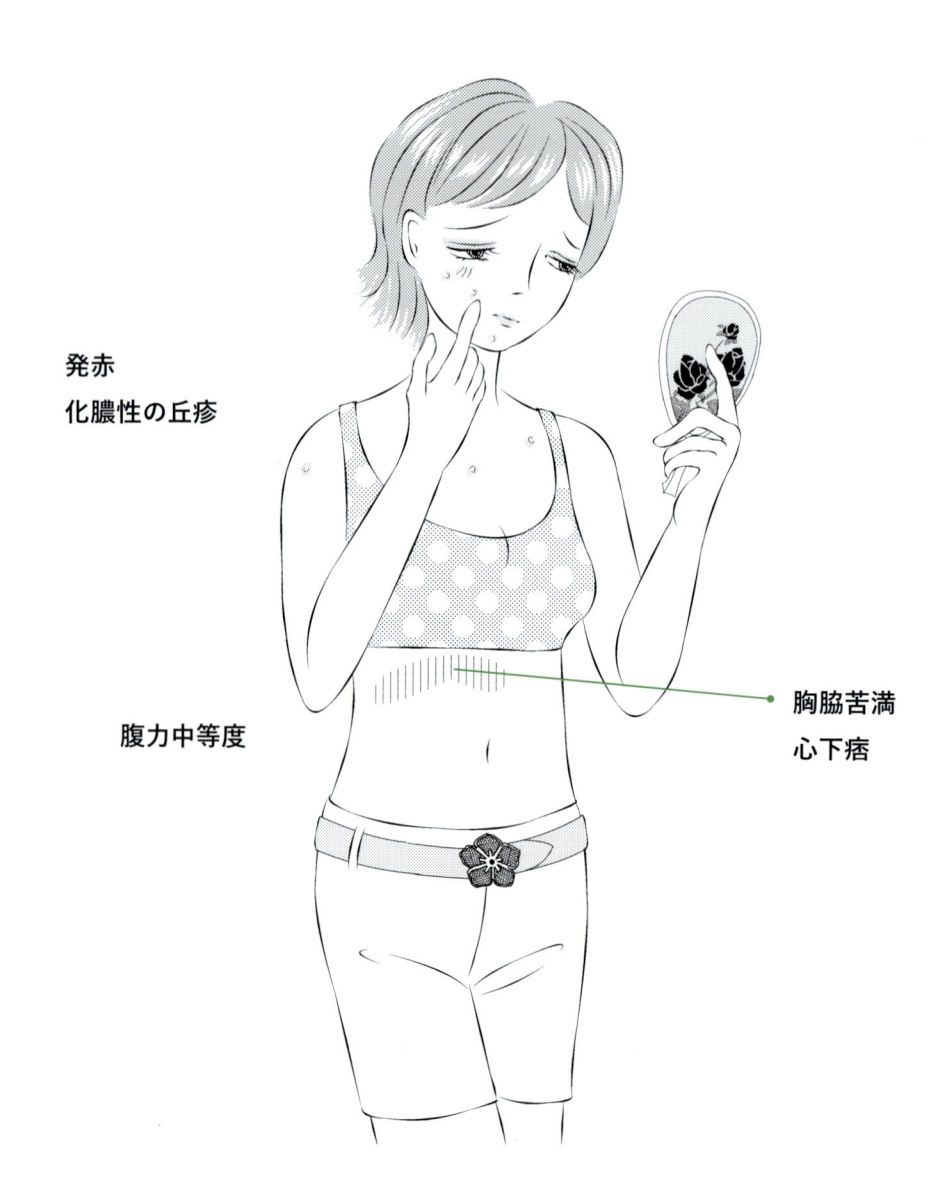

十味敗毒湯
じゅう み はい どく とう

発赤
化膿性の丘疹

腹力中等度

胸脇苦満
心下痞

出典 華岡青洲方（江戸時代）

病態 少陽、虚実間証

化膿傾向のある皮疹の初期に。

■ 構　成

独活	温	発汗，鎮痛
防風	温	発汗，発散，鎮痛，皮膚疾患に常用される
荊芥	温	発汗，発散，駆風，皮膚疾患に常用される
柴胡	寒	解熱，消炎，疎肝
川芎	温	駆瘀血，理気，鎮痛
桔梗	平	祛痰，消炎，排膿
茯苓	平	利水，鎮静
樸樕		消炎，鎮痛，皮膚病の収斂
甘草	平	緩和，鎮痛，鎮痙
生姜	温	発散，健胃，鎮吐

- 腹候　　腹力中、胸脇苦満
- 脈候　　浮実、または数
- 舌候　　淡紅やや乾燥白苔

■ 目　標

小柴胡湯の適応する体質傾向を有し、神経質で胸脇苦満があり、化膿症を繰り返す人の諸種皮膚疾患に頻用される。

皮膚所見は、膿疱、散発性・びまん性発疹（丘疹・膨疹）、滲出液が乏しいなどの特徴がみられる。

■ 適 応 例

化膿性皮膚疾患、急性皮膚疾患の初期、蕁麻疹、急性湿疹、白癬、膿皮症、尋常性痤瘡、接触性皮膚炎、アレルギー体質・化膿しやすい体質の改善、慢性中耳炎、鼻炎、副鼻腔炎、扁桃炎、麦粒腫、リンパ節炎。

潤腸湯
じゅんちょうとう

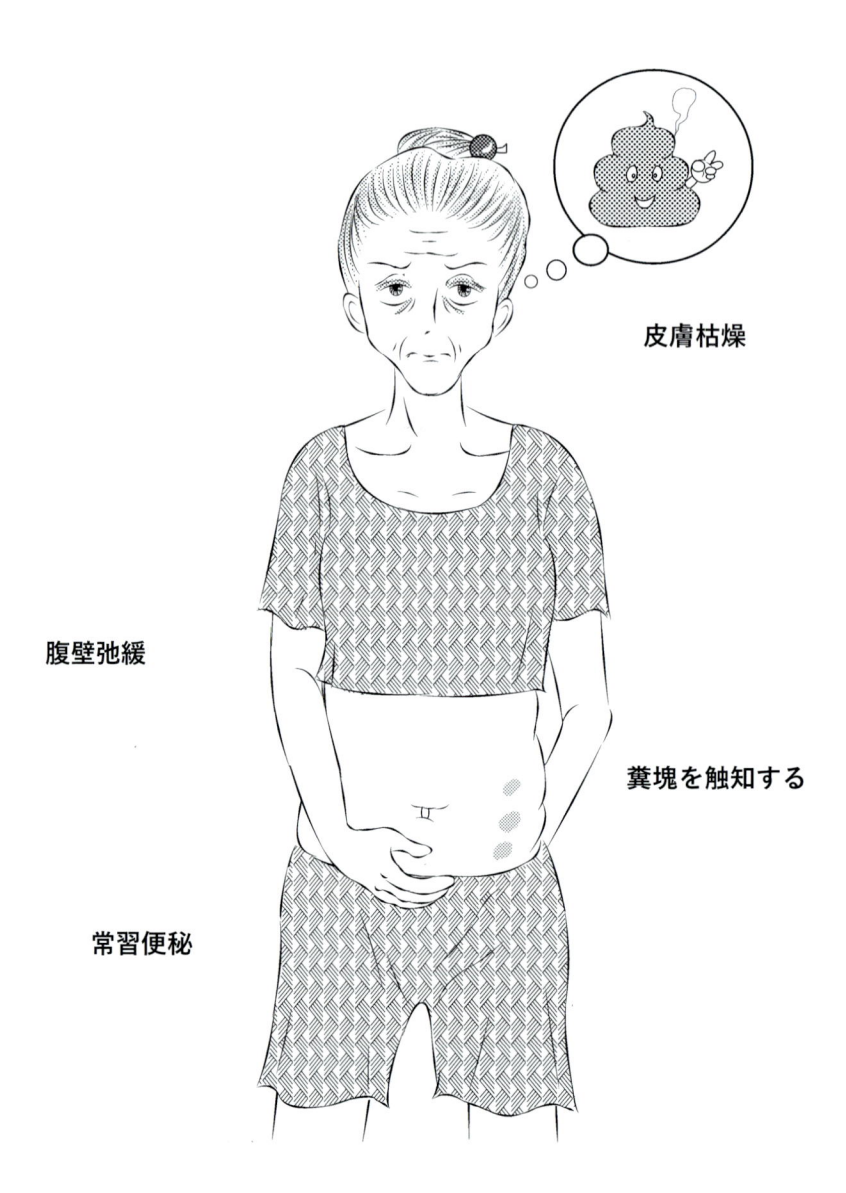

皮膚枯燥

腹壁弛緩

糞塊を触知する

常習便秘

出典 万病回春(明時代)

病態 太陰、虚実間証
体液不足による便秘に腸を潤すことによって便通をつける緩和な瀉下薬。

■ 構　成

麻子仁	平	潤腸，瀉下
杏仁	温	潤腸，鎮咳，祛痰
地黄	温	補血，滋潤
枳殻	寒	瀉下，健胃
厚朴	温	健胃，鎮吐，気を巡らし気逆を治す
当帰	温	補血，潤腸
大黄	寒	瀉下，利胆，消炎，健胃
桃仁	平	駆瘀血，潤腸
黄芩	寒	清熱，消炎，止血
甘草	平	補脾，解熱，解毒，鎮痛，鎮痙

構成は麻子仁丸に似ているが、地黄、当帰、桃仁など体を潤し血流をよくする生薬が加わっている。

- 腹候　腹壁は堅いかあるいは軟弱、糞塊を触知することあり
- 脈候　沈、細、数
- 舌候　紅く乾燥

■ 目　標
体力中等度、あるいはやや低下した人の弛緩性便秘に。ときにけいれん性便秘に用いられる。皮膚枯燥した高齢者に多い。

■ 適応例
老人、虚弱者の便秘。

小建中湯
しょうけんちゅうとう

疲労倦怠感

腹力やや弱

腹直筋緊張

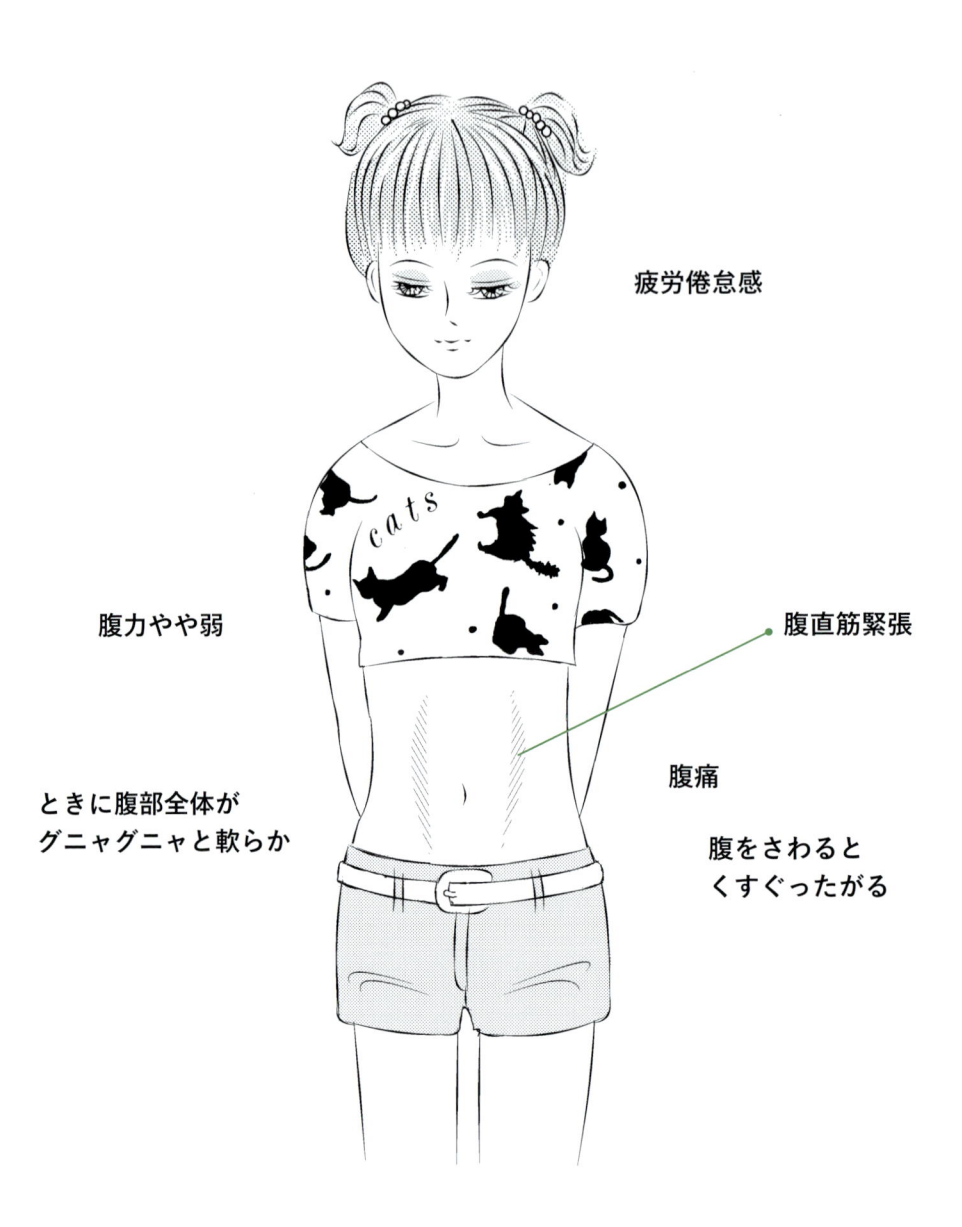

腹痛

ときに腹部全体が
グニャグニャと軟らか

腹をさわると
くすぐったがる

出典 傷寒論、金匱要略（漢時代）
病態 太陰、虚証
　　　 虚弱な小児、若年者の体質改善に。

■ 構　成

膠飴	温	強壮，緩和，脾胃を補い腹痛を緩める	
甘草	平	補脾，益気，解熱，解毒，鎮咳	桂枝加芍薬湯
桂枝	温	解表，気血を巡らし気逆を治す	
芍薬	涼	鎮痛，鎮痙，補血	
生姜	温	発散，健胃，鎮吐	
大棗	温	補脾，鎮静	

　桂枝加芍薬湯に滋養作用のある膠飴を加えたもので、さらに虚証向きと言える。甘いので子供にも飲みやすい。中を建立する、つまり中焦（主として消化機能）を改善する薬である。

- 腹候　　腹力やや弱、両側腹直筋緊張（腹皮拘急）、あるいは腹部全体が軟らかい
- 脈候　　浮弱または沈弱、ときに濇
- 舌候　　淡白、薄あるいは無苔

■ 目　標

　体力が低下し、体質が虚弱な人の疲労倦怠感、腹痛などを目標に用いる。腹痛、排便異常（軟便あるいは便秘）、心悸亢進、盗汗、鼻出血、四肢の倦怠感、および冷感、尿意頻数、神経過敏などの症状を伴い、時に手足のほてり、口乾などが見られる。

■ 適 応 例

　慢性胃腸炎、過敏性腸症候群、小児虚弱体質、周期性臍疝痛、胃腸虚弱児、起立性調節障害、小児夜尿症、夜啼症、神経症、心身症、疲労倦怠。
　小建中湯の重要な症候は腹痛である。子供や虚弱な体質の女性の腹痛によい。人参湯や大建中湯（中建中湯と呼ぶ）と合方してよいことがある。

当帰建中湯　小建中湯から膠飴を去り、代わりに血虚を補う当帰を加えたもの。月経困難症や月経不順、子宮出血、下腹痛、痔、脱肛などに使用される。

黄耆建中湯　小建中湯に気虚を補う黄耆を加えたもの。寝汗、夜尿症、アレルギー性鼻炎、慢性中耳炎、皮膚潰瘍、手術創口癒合の悪い人などに。

帰耆建中湯　当帰建中湯と黄耆建中湯を合方した。すなわち黄耆建中湯に当帰を加えたもの。

小柴胡湯
しょうさいことう

口が苦い
口が乾く
食欲不振
嘔気

目眩

腹力中等度

胸脇苦満
心下痞

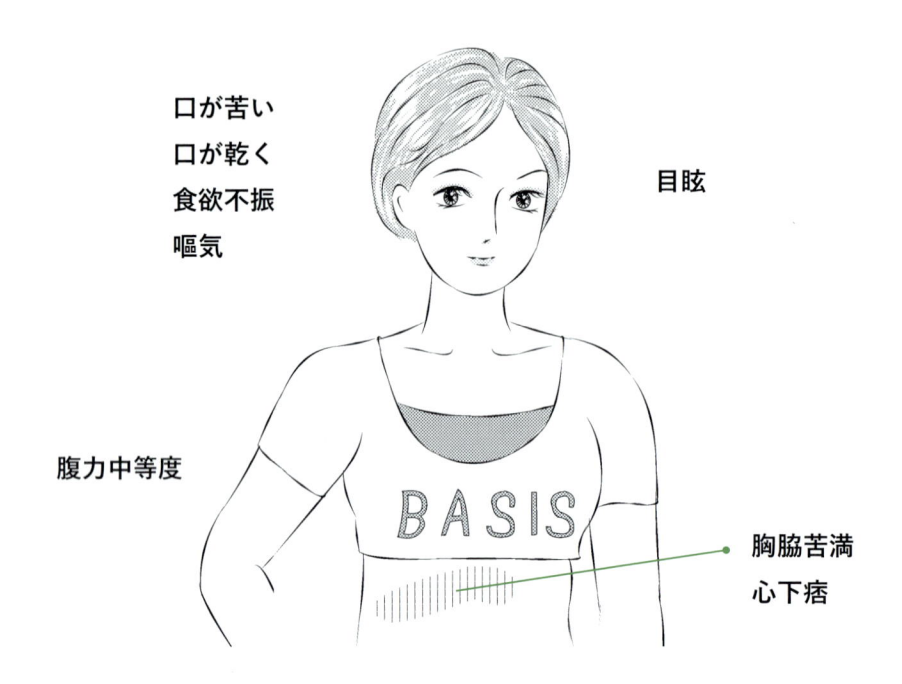

出典 傷寒論、金匱要略（漢時代）
病態 少陽、虚実間証
少陽病の代表的方剤である。体力中程度の人の少陽病に。

■ 構　成

柴胡	寒	解熱，消炎，肝の気滞を治す	攻める薬
黄芩	寒	解熱，消炎，止血	
半夏	温	鎮吐，祛痰，利水，気逆を治す	
人参	温	補脾，健胃，益気	守る薬
甘草	平	補脾，鎮痛，解毒，諸薬の調和	
生姜	温	発散，健胃，鎮吐	
大棗	温	補脾，健胃，精神安定	

半表半裏の邪を攻守の薬剤で和解し除くものである。

- 腹候　腹力中、胸脇苦満、心下痞
- 脈候　弦
- 舌候　薄白苔

■ 目　標
傷寒病を患って5〜6日目（急性熱性病の少陽期）、発熱と悪寒が交互に現れる（往来寒熱）、上腹部が張って苦しく胸脇苦満がある、口が苦く口が乾く、食欲不振、嘔吐、めまいなどの少陽病期の症状がある人に。慢性疾患でも少陽病の様相を呈している場合に広く用いられる。

■ 適　応　例
肺炎、気管支炎、感冒、胸膜炎、肺結核、リンパ腺炎、慢性胃腸障害、肝機能障害、胆嚢炎、胆石症、慢性肝炎、咽頭炎、中耳炎、副鼻腔炎、扁桃腺炎、産後回復不全、月経前・中・後期の発熱、熱性急性病の遷延、リンパ節炎、心身症、神経症。

咽喉頭の痛みが強ければ桔梗石膏を加えた**小柴胡湯加桔梗石膏**を用いる。

小柴胡湯加桔梗石膏と葛根湯を合方すると**柴葛解肌湯**に似たものとなり、発熱、頭痛、不眠、四肢煩痛する風邪に用いる。

小柴胡湯と半夏厚朴湯を合方して**柴朴湯**となる。気管支炎、気管支喘息、小児喘息、感冒、慢性胃炎、不安神経症、咽・喉頭異常感、食道神経症などに。

小柴胡湯と五苓散を合法して**柴苓湯**となる。水様性下痢、急・慢性胃腸炎、暑気あたり、急・慢性腎炎、ネフローゼ、慢性肝炎、肝硬変、胃腸型感冒、膠原病に。産婦人科領域では妊娠中毒症の治療、習慣性流産の予防に用いられる。

小柴胡湯と小陥胸湯（黄連、栝楼仁、半下）を合わせて**柴陥湯**となり、胸痛を伴う咳痰、肋膜炎などに用いる。

矢数道明先生によると小柴胡湯は少陽病を代表する処方であり、これほど応用範囲の広い薬はないという。

1. 小柴胡湯証の人の体質改善
2. 諸急性熱性病（感冒、流感、チフス、マラリア等）の少陽病期
3. 胸部疾患（気管支炎、気管支喘息、肺炎、肺気腫、膿胸、肺結核等）
4. 肝胆胃部疾患（肝炎、胆嚢炎、胆石症、胃炎、胃酸過多症、胃潰瘍等）
5. 頭頸部疾患（頸部リンパ節炎、円形脱毛症、扁桃炎、中耳炎、耳下腺炎、乳腺炎、肩こり等）
6. 腎炎、腎結石、腎盂炎
7. 睾丸炎、副睾丸炎、附属器炎、産褥熱、血の道症
8. 皮膚疾患（陰部掻痒症、いんきん、凍瘡、ヘルペス、禿頭症、頭汗等）
9. 神経性疾患（神経質、神経性不食症、神経衰弱、ノイローゼ、癲癇持ち、不眠症等）

文献31）より抜粋

小青竜湯
しょうせいりゅうとう

喀咳
泡沫水様の喀痰

水様性鼻汁
鼻閉

心下痞鞕

腹力やや弱

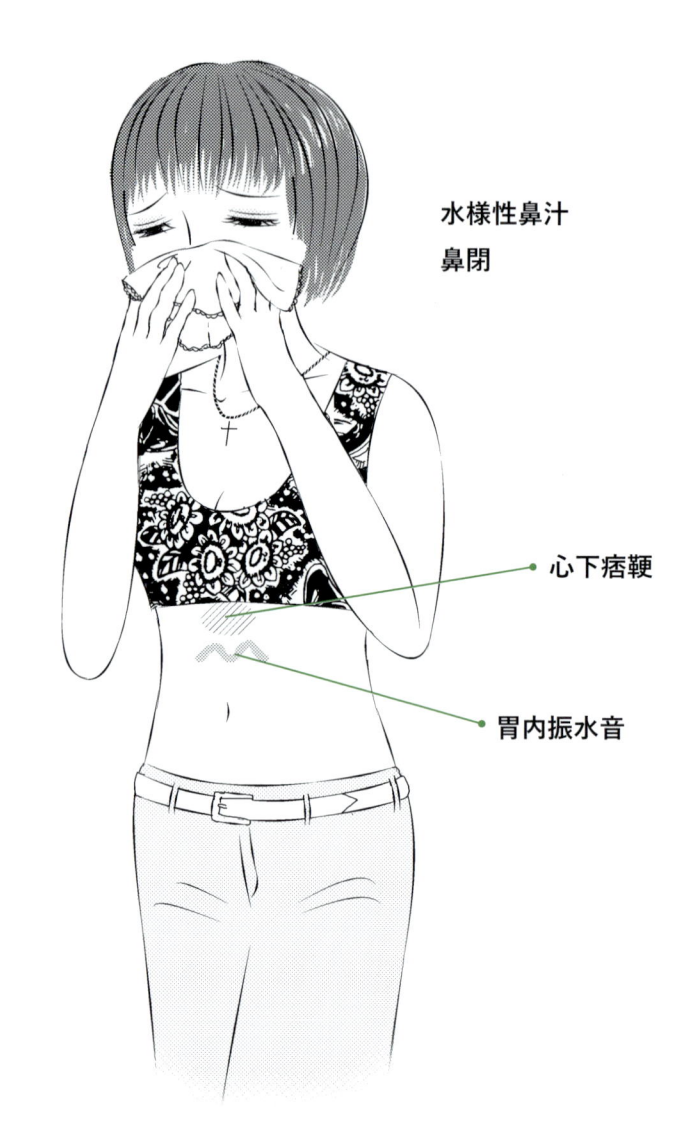

胃内振水音

出典	傷寒論、金匱要略（漢時代）	
病態	太陽、表寒、虚実間証	
	呼吸器系の水毒に対する代表的方剤。	

■ 構　成

麻黄	温	発汗解表，利水，鎮咳，鎮痛
桂枝	温	発汗解表，健胃，気血を巡らし気逆を治す
甘草	平	補脾益気，鎮痛，緩和，鎮咳
芍薬	涼	補血，鎮痛，鎮痙
五味子	温	鎮咳，止汗，強壮，気逆を治す
乾姜	温	健胃，鎮吐
細辛	温	鎮咳，鎮痛
半夏	温	鎮吐，利水，気逆を治す

- 腹候　腹力やや弱く、心下痞ときに胃内振水音
- 脈候　浮緊、あるいは弦
- 舌候　湿潤、白苔

■ 目　標

体力中等度で表寒、湿証の人に。体質的に水分が多く分泌過剰（鼻水、痰、涙、汗等）で悪寒、発熱等の表証がある。
泡沫水様の痰や水様性鼻汁、鼻閉、くしゃみ等を伴うことが多い。

■ 適 応 例

急・慢性気管支炎、気管支喘息、急・慢性鼻水、薄い水様の痰を伴う咳、アレルギー性鼻炎、感冒、アレルギー性結膜炎。

小青竜湯を使いたいような薄い鼻水があって冷え性で胃腸虚弱なものには**苓甘姜味辛夏仁湯**を用いる。この方は小青竜湯と違って発熱、悪感、頭痛などの表証がない。

消風散
しょうふうさん

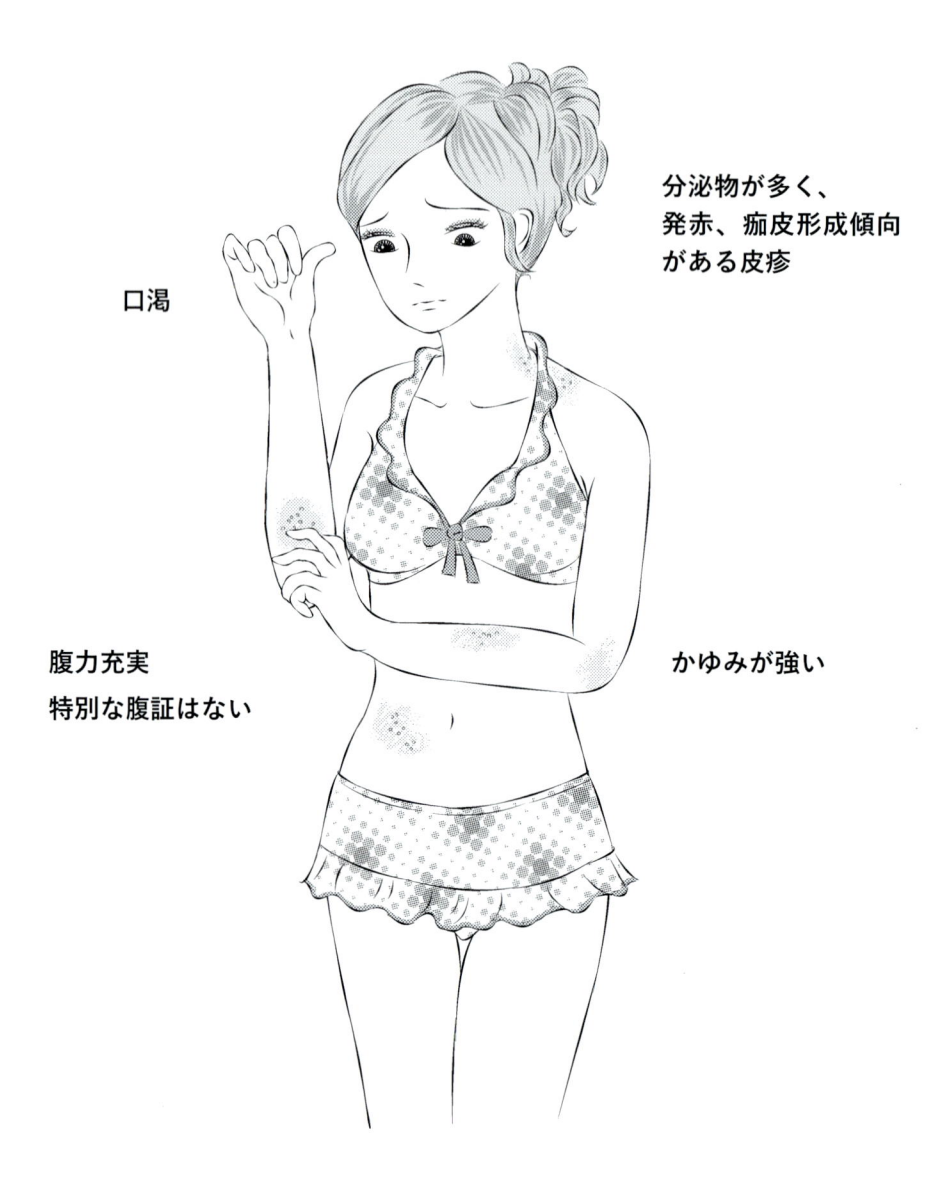

分泌物が多く、
発赤、痂皮形成傾向
がある皮疹

口渇

腹力充実
特別な腹証はない

かゆみが強い

出典 外科正宗（明時代）
病態 少陽、虚実間証
分泌物が多く、痒みの強い湿疹に。

■ 構　成

荊芥	温	発汗，発散，皮膚疾患に常用される
防風	温	発汗，発散，鎮痛，皮膚疾患に常用される
牛蒡子	寒	祛痰，排膿
蝉退	寒	解熱，鎮痙，皮膚の痒みを取る
朮	温	発散，健胃，利尿
木通	寒	消炎，利尿，催乳
苦参	寒	解熱，消炎，解毒，殺虫
石膏	寒	解熱，消炎，止渇，寒性薬の代表
知母	寒	解熱，消炎，止渇
当帰	温	補血，駆瘀血，月経調整
地黄（乾）	寒	滋陰，涼血
胡麻	平	補血，潤燥，解毒
甘草	平	補脾，益気，鎮痛，諸薬を調和

- 腹候　　腹力充実、特別な腹証はない
- 脈候　　浮実、数
- 舌候　　紅、微黄苔

■ 目　標

比較的体力がある人の、亜急性・慢性の皮膚疾患に用いる。分泌物が多く痂皮傾向があり、かゆみの強い皮膚病変に。夏季に増悪することが多い。

■ 適 応 例

湿疹、アトピー性皮膚炎、蕁麻疹、汗疹、皮膚掻痒症、頑癬、尋常性乾癬、進行性指掌角皮症、白癬、尋常性痤瘡、小児ストロフルス。

参蘇飲
じんそいん

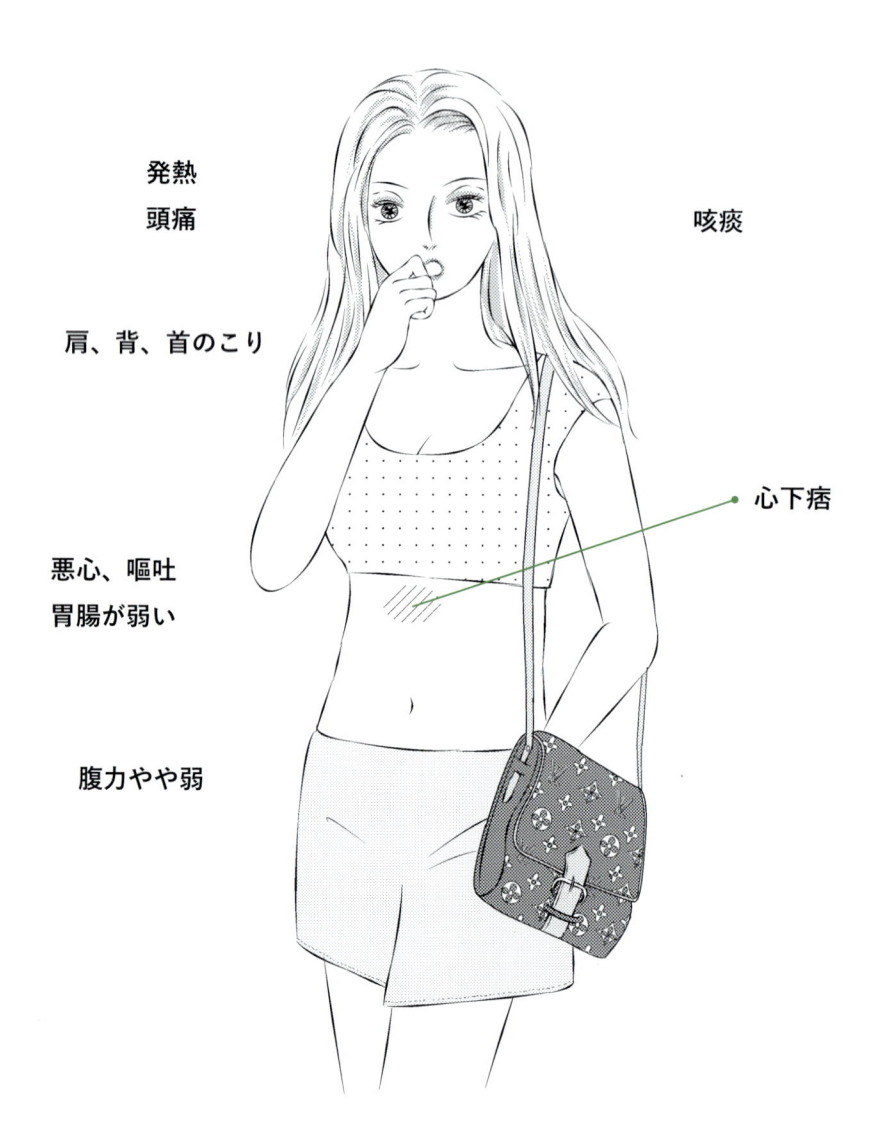

発熱
頭痛

咳痰

肩、背、首のこり

心下痞

悪心、嘔吐
胃腸が弱い

腹力やや弱

出典 和剤局方（宋時代）
病態 太陽、表虚証
麻黄剤を用いられない虚弱者の風邪に。

■ 構　成

蘇葉	温	発汗，理気，解毒，咳，魚蟹の毒を除く
前胡	寒	鎮咳，祛痰，解熱
桔梗	平	祛痰，排膿
人参	温	補脾，益気，強壮
茯苓	平	利尿，鎮静
半夏	温	鎮吐，祛痰，気逆を治し気を巡らす
陳皮	温	理気，健胃，祛痰
枳実	寒	瀉下，健胃
葛根	涼	発汗，止渇，鎮痛，項背部のこりを取る
甘草	平	補脾，益気，緩和，鎮痛，鎮痙，鎮咳
大棗	温	補脾，鎮静
生姜	温	発散，健胃，鎮吐

- 腹候　腹力やや弱く、ときに心下痞、振水音
- 脈候　浮弱
- 舌候　乾湿中間、淡白で微白苔

■ 目　標

胃腸虚弱な人の感冒などに。微熱、軽度の頭痛、咳嗽、喀痰、咽頭痛、心窩部膨満感、ときに悪心、嘔吐、不安感などを伴う。

■ 適 応 例

かぜ症候群、インフルエンザ、上気道炎、急・慢性気管支炎、気管支喘息、肺気腫、気管支拡張症、神経性咳嗽、神経症、妊婦の風邪。

平素虚弱な人が風邪をひき、太陽病末期から少陽病前半位の時期に使用される。香蘇散を使うような人の風邪が少し長引いたときによい。妊婦の風邪にもよい。

真武湯
しんぶとう

めまい
身体動揺感
全身倦怠感

耳鳴
皮膚掻痒感

動悸

腹力弱

下痢、腹痛

胃内振水音

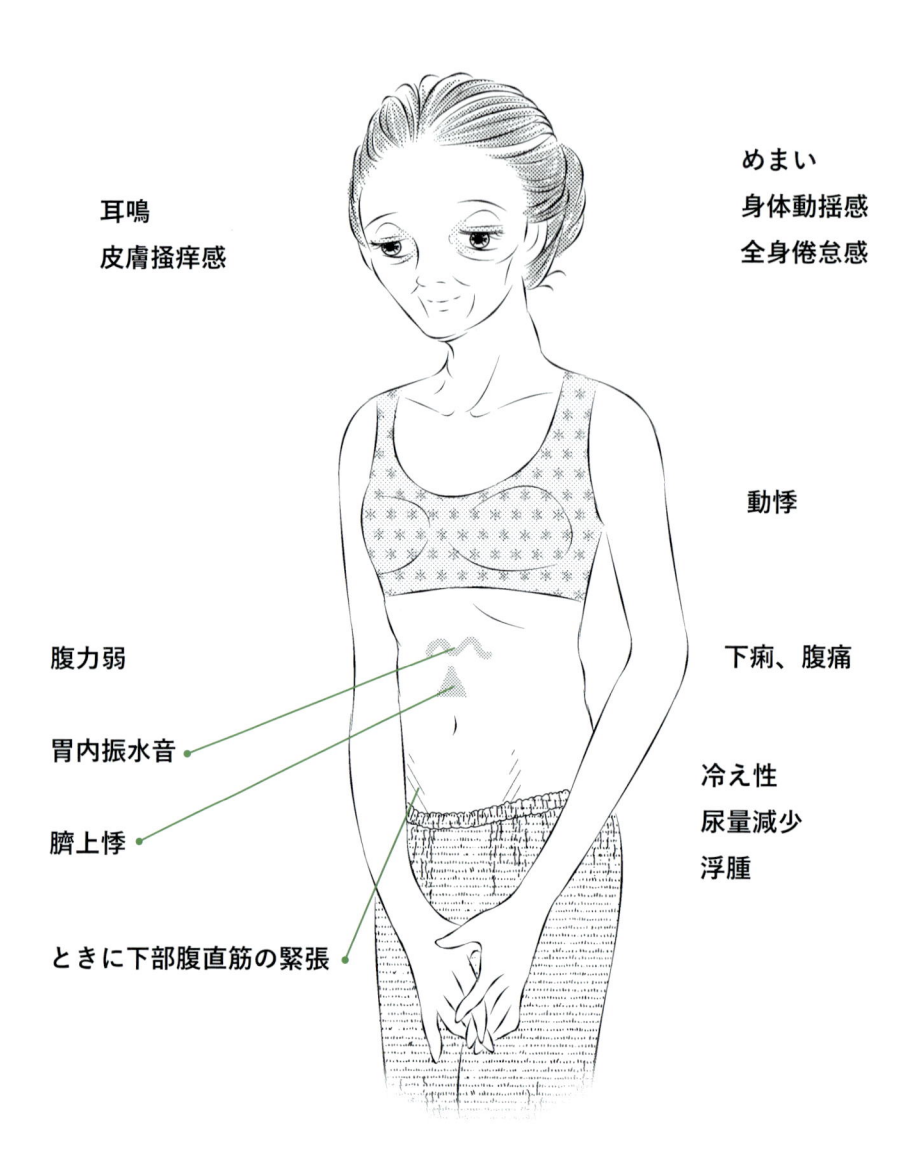

冷え性
尿量減少
浮腫

臍上悸

ときに下部腹直筋の緊張

出典　傷寒論（漢時代）
病態　少陰、虚証
　　　少陰の葛根湯と言われるほどで、新陳代謝の衰えたときに頻用される。

■ 構　成

茯苓	平	利水，鎮静，めまい・動悸を治す
朮	温	補脾，健胃，利水，止瀉
芍薬	涼	補血，鎮痛，鎮痙
附子	熱	強心，利水，鎮痛，去寒
生姜	温	健胃，鎮吐，経を温める

- 腹候　　腹壁軟弱、臍上悸、ときに胃内振水音、正中芯、軽度腹直筋緊張
- 脈候　　沈、微弱、ときに浮弱
- 舌候　　湿潤、ときに薄白苔

■ 目　標

虚弱な人の代謝機能の低下によって生じる諸病に広く使える。
体力が衰えて、体や手足が重くて寝てばかりいる。手足が冷えて痛む。体がふらふらして斜めに歩くように感じられる。動悸やめまいがする。腹痛、下痢、尿量減少などを伴う。

■ 適 応 例

新陳代謝が沈衰している人の次の諸症に。
胃腸疾患、胃腸虚弱症、慢性腸炎、消化不良、胃アトニー症、胃下垂症、ネフローゼ、腹膜炎、脳溢血、脊髄疾患による運動ならびに知覚麻痺、神経衰弱、高血圧症、心臓弁膜症、心不全で心悸亢進、半身不随、リウマチ、老人性搔痒症。

少陰病を代表する方剤であるから少陰病期の患者に広く使える。
矢数道明先生によるとその応用は次のごとくである。

> 1. 発熱するが自覚症状の少ない病気。陰証で虚証の感冒、流感、肺炎、肋膜炎、肺結核。
> 2. 神経系の疾患。神経衰弱、メニエール症候群、脳出血、低〜高血圧等で冷え性で胃部振水音があり小便不利のもの。
> 3. 心臓疾患。心臓弁膜症、心不全で心悸亢進・小便不利、浮腫のあるもの。
> 4. 胃腸疾患。胃腸虚弱症、慢性腸炎、腸結核、大腸炎、消化不良症、胃アトニー症、胃下垂症、腹膜炎、腹水、小児自家中毒症等。
> 5. 腎炎、ネフローゼ、萎縮腎、慢性腎炎等で虚証浮腫のあるもの。浮腫は圧して弾力がなく跡がすぐに戻らない。
> 6. その他、脚気、半身不随、リウマチ、湿疹、蕁麻疹、老人性搔痒症、遺尿症、夜尿症等すべての陰虚証のものに広く応用される。

文献 31）より抜粋

清上防風湯
せい じょう ぼう ふう とう

ニキビ

顔面が赤い

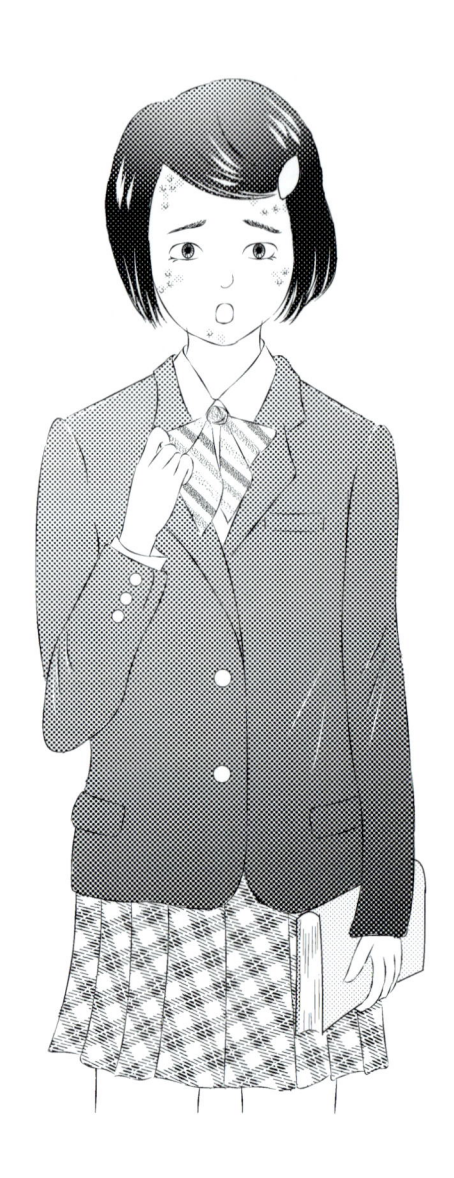

充血して赤い
発疹

出典	万病回春	
病態	少陽病、実証	
	上焦（特に顔面）の実熱に。	

■ 構　成

黄連	消炎，抗菌，解熱，化膿抑性	黄連解毒湯から黄柏を除いたもの
黄芩	消炎，抗菌，解熱，化膿抑性	
山梔子	解熱，消炎，利胆，止血	強い消炎抗菌作用
連翹	解熱，消炎，利尿，排膿，皮膚疾患に常用される	解熱，清熱，発散
桔梗	排膿	
防風	発汗，発散，鎮痛，皮膚疾患に常用される	
荊芥	発汗，発散，皮膚疾患に常用される	
枳殻	排膿促進	
薄荷	止痒，止痛，発汗，清熱	
川芎	血行促進	諸薬を上部に作用させる
白芷	排膿消腫，鎮痛	
甘草	消炎，諸薬の調和	

- 腹候　腹力中等度、特別な腹証はない
- 脈候　浮数で力がある
- 舌候　紅、黄苔あり

■ 目　標

比較的体力が充実した人で、顔面、頭部の発疹、発赤、化膿しやすい場合に用いる。のぼせ、赤ら顔、めまい、眼球粘膜の充血などの症状を伴うことが多い。
にきび自体も赤みが強く、尖端が光ったようになって化膿しやすい傾向にある。

■ 適　応　例

にきび、頭部・顔面の湿疹、酒さ鼻、婦人の顔が真っ赤になってほてる場合に。

清心蓮子飲
（せいしんれんしいん）

イライラ
神経過敏
不眠

全身倦怠感
口や舌が乾く

胸が苦しい

腹力弱

四肢冷感

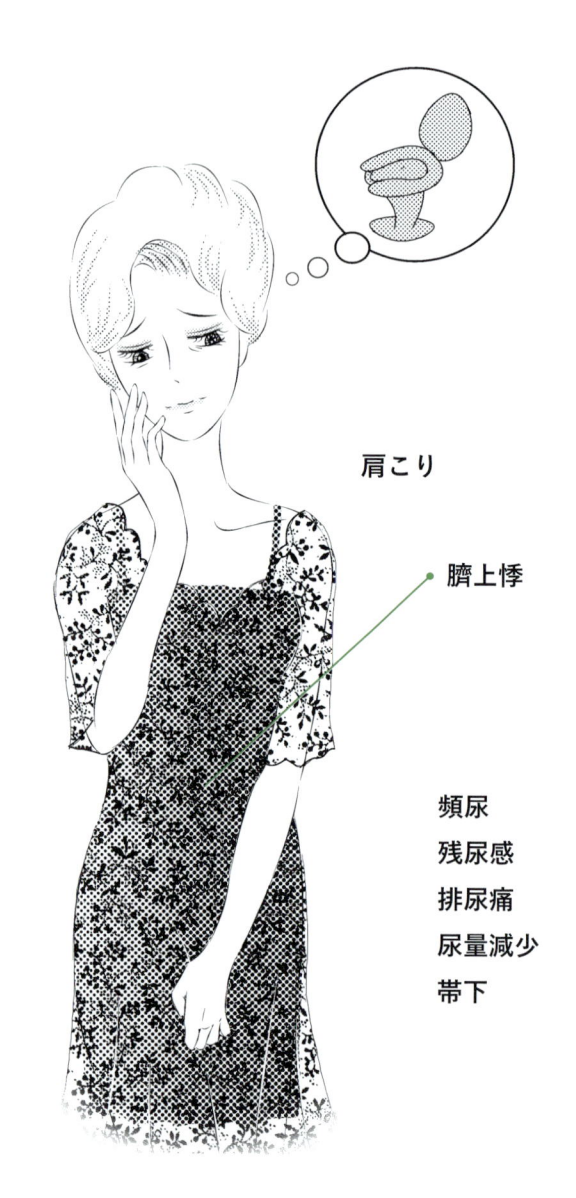

肩こり

臍上悸

頻尿
残尿感
排尿痛
尿量減少
帯下

出典　和剤局方（宋時代）
病態　少陽、虚証
　　　　精神神経症状を伴う尿路不定愁訴に。

■ 構　成

蓮肉	平	安神，滋養，強壮，止瀉，鎮静
黄芩	寒	解熱，消炎，止血
麦門冬	寒	清熱，潤燥，鎮咳
地骨皮	寒	解熱，潤燥
茯苓	平	利水，鎮静
車前子	寒	利水，鎮咳
人参	温	補脾，益気，生津
黄耆	温	益気，止汗
甘草	平	補脾，益気，解熱，解毒

　上盛下虚、心熱が盛んになって下焦の働きが弱くなり、上下の調和を失って泌尿器の症状を現わした人に用いる。方剤は上焦の心火と肺火を冷まし、脾胃と腎を補う薬剤で構成されている。

- 腹候　　腹力弱
- 脈候　　沈弱、細、ときに数
- 舌候　　乾燥して紅い、無苔

■ 目　標

比較的体力低下した人で、頻尿、残尿感、排尿痛などの尿路不定愁訴を訴える。倦怠感強く、いらいら、不安、不眠などの神経症的要素があり、口や舌が乾く。消炎効果は強くないので尿路系の強い炎症には適さない。

■ 適 応 例

慢性尿道炎、慢性膀胱炎、過活動膀胱、膀胱神経症、帯下、性的神経症、慢性前立腺炎、前立腺肥大症、慢性腎炎。

清肺湯
せいはいとう

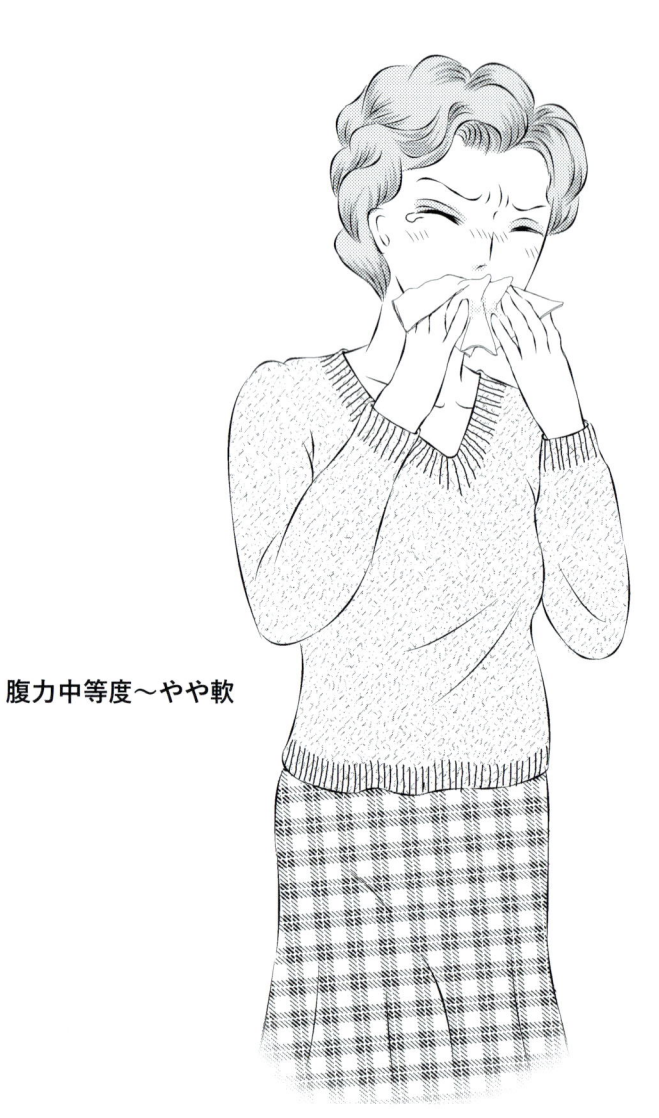

粘稠な痰
烈しい咳嗽
咽喉頭痛
血痰

腹力中等度〜やや軟

出典 万病回春(明時代)

病態 少陽、虚実間証

粘稠で切れ難い痰を伴う頑固な咳に。

■ 構　成

黄芩	寒	鎮静，解熱 抗菌，消炎	天門冬	寒	消炎，祛痰 鎮咳
山梔子	寒		麦門冬	寒	
竹茹	寒		五味子	温	
貝母	寒	鎮咳，祛痰	当帰	温	補血，強壮
杏仁	温		陳皮	温	健胃 副作用の緩和
桔梗	平		大棗	温	
桑白皮	寒		生姜	温	
茯苓	平	利水，鎮静	甘草	平	抗炎症，緩和

- 腹候　腹力中〜やや弱、心下痞鞕を呈することが多い
- 脈候　細、数
- 舌候　紅く乾燥、微黄苔

■ 目　標

体力中等度の人を中心に喀痰の多い遷延化した咳嗽に用いる。一般に喀痰は粘稠あるいは膿性で切れにくく、咽喉頭痛、嗄声、咽喉頭異常感などを、また、ときとして血痰を伴う。

■ 適　応　例

急・慢性気管支炎、気管支拡張症、肺気腫、気管支喘息、上気道炎、かぜ症候群、咽頭炎、喉頭炎、慢性副鼻腔炎。

清肺湯

疎経活血湯
(そけいかっけつとう)

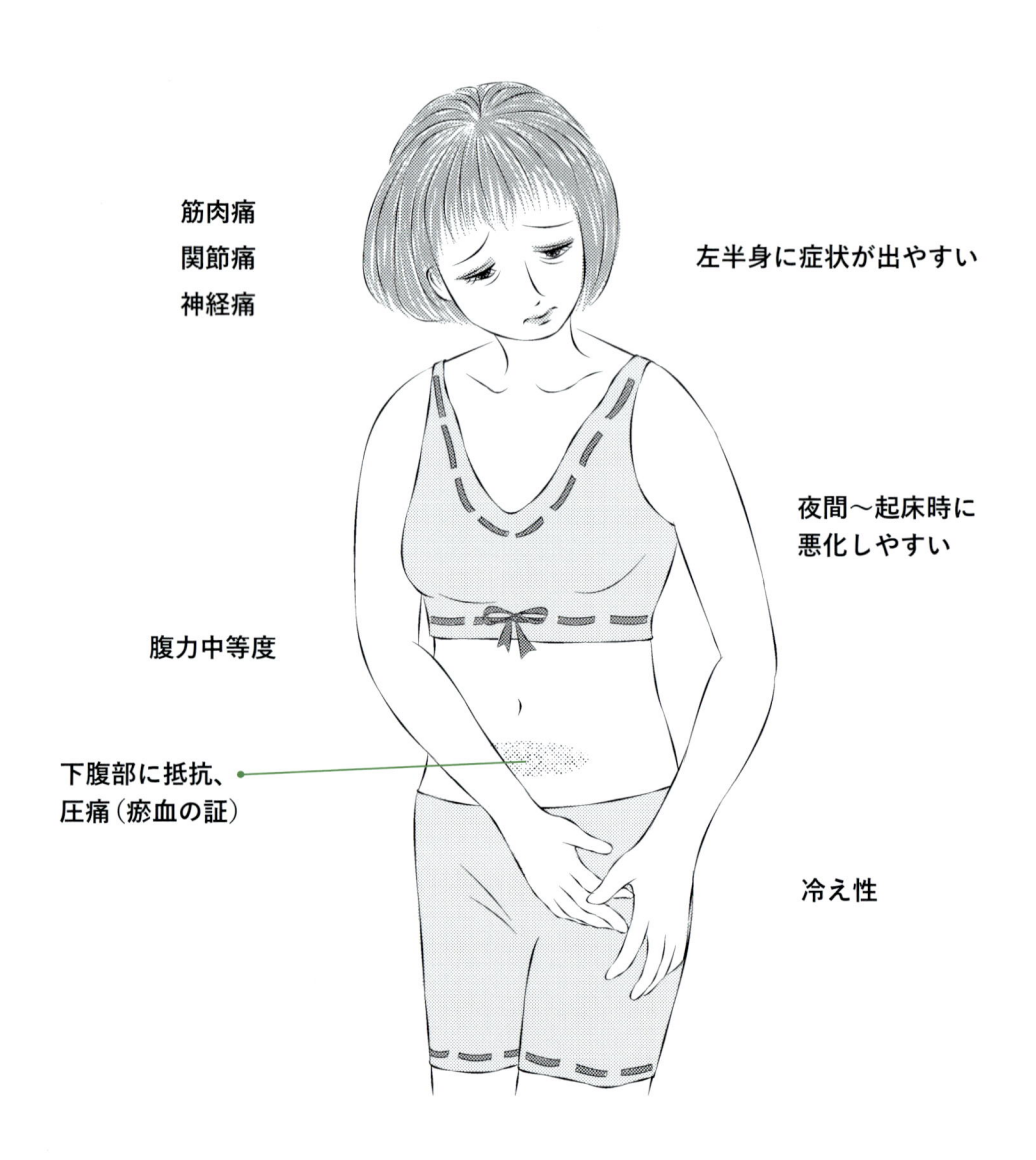

筋肉痛
関節痛
神経痛

左半身に症状が出やすい

夜間～起床時に悪化しやすい

腹力中等度

下腹部に抵抗、圧痛（瘀血の証）

冷え性

出典	万病回春（明時代）
病態	少陽、虚実間～虚証 血虚、瘀血と風湿、水毒のため筋肉、関節、神経に痛みをきたした人に用いる。

■ 構　成

当帰	温	四物湯 血虚に	朮	温	利　水
地黄	温		茯苓	平	
芍薬	涼		桃仁	平	駆瘀血
川芎	温		牛膝	平	
防風	温	祛風湿	竜胆	寒	解熱，消炎
防已	寒		陳皮	温	補脾，健胃
羌活	温		甘草	平	
威霊仙	温		生姜	温	
白芷	温				

- 腹候　　腹力中等度、下腹部に抵抗、圧痛（瘀血の証）
- 脈候　　沈、細
- 舌候　　淡紅、湿潤無苔あるいは微白苔

■ 目　標

瘀血と水毒、風湿のよる痛みに。
関節痛、筋肉痛、神経痛があり、特に下半身に強い。痛みは夜間に増強することが多い。左側の痛みが強いことがある。冷え性で気候の変化（多湿や寒冷）によって憎悪することがある。

■ 適 応 例

関節痛、神経痛、腰痛、筋肉痛、慢性関節リウマチ、脳血管障害後遺症、痛風、血栓性静脈炎、下肢静脈瘤、変形性膝関節症。

　秋葉哲生先生によると慢性疼痛性疾患でこれほど有用性の高い薬はないとのことで、先生は効果を高めるため大黄や附子末、麻黄剤（越婢加朮湯など）と併用すると効果的と述べておられる。

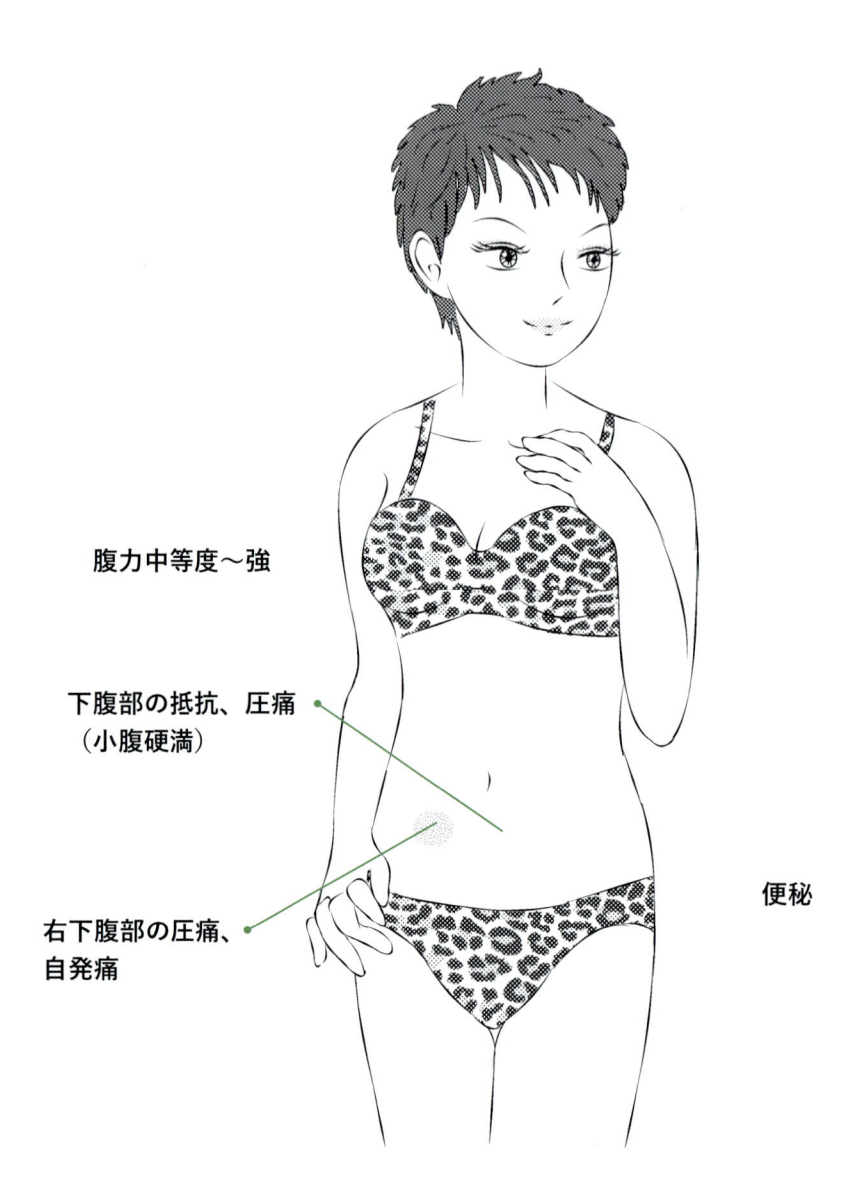

大黄牡丹皮湯
だいおうぼたんぴとう

腹力中等度〜強

下腹部の抵抗、圧痛
（小腹硬満）

右下腹部の圧痛、
自発痛

便秘

出典　金匱要略（漢時代）
病態　陽明、実証
　　　　実証向きの駆瘀血剤。

■ 構　成

牡丹皮	涼	駆瘀血，消炎
桃仁	平	駆瘀血，月経調整
大黄	寒	瀉下，利胆，消炎，健胃
芒硝	寒	瀉下
冬瓜子	寒	瀉下，利尿，消炎，排膿

抗炎症作用が強く、昔は虫垂炎に使用された。

- 腹候　　腹力中〜強、下腹部に抵抗、圧痛（小腹硬満）、回盲部に抵抗、圧痛
- 脈候　　沈、緊、遅
- 舌候　　紅く乾燥、薄黄苔

■ 目　標

比較的体力があって便秘がちの人の瘀血を目標に用いる。下腹部に痛みや炎症がある。一般には月経異常、便秘、痔疾、排尿異常などを伴う。

■ 適 応 例

月経不順、月経困難症、更年期障害、子宮筋腫、子宮内膜症、骨盤腹膜炎、骨盤内うっ血症候群、便秘、痔疾、肛門周囲炎、前立腺炎、尿道炎、虫垂炎、結腸炎、静脈瘤、血栓性静脈炎。

同じような症状で便秘が無ければ**腸癰湯**（薏苡仁、冬瓜子、桃仁、牡丹皮）が用いられる。

大建中湯
だいけんちゅうとう

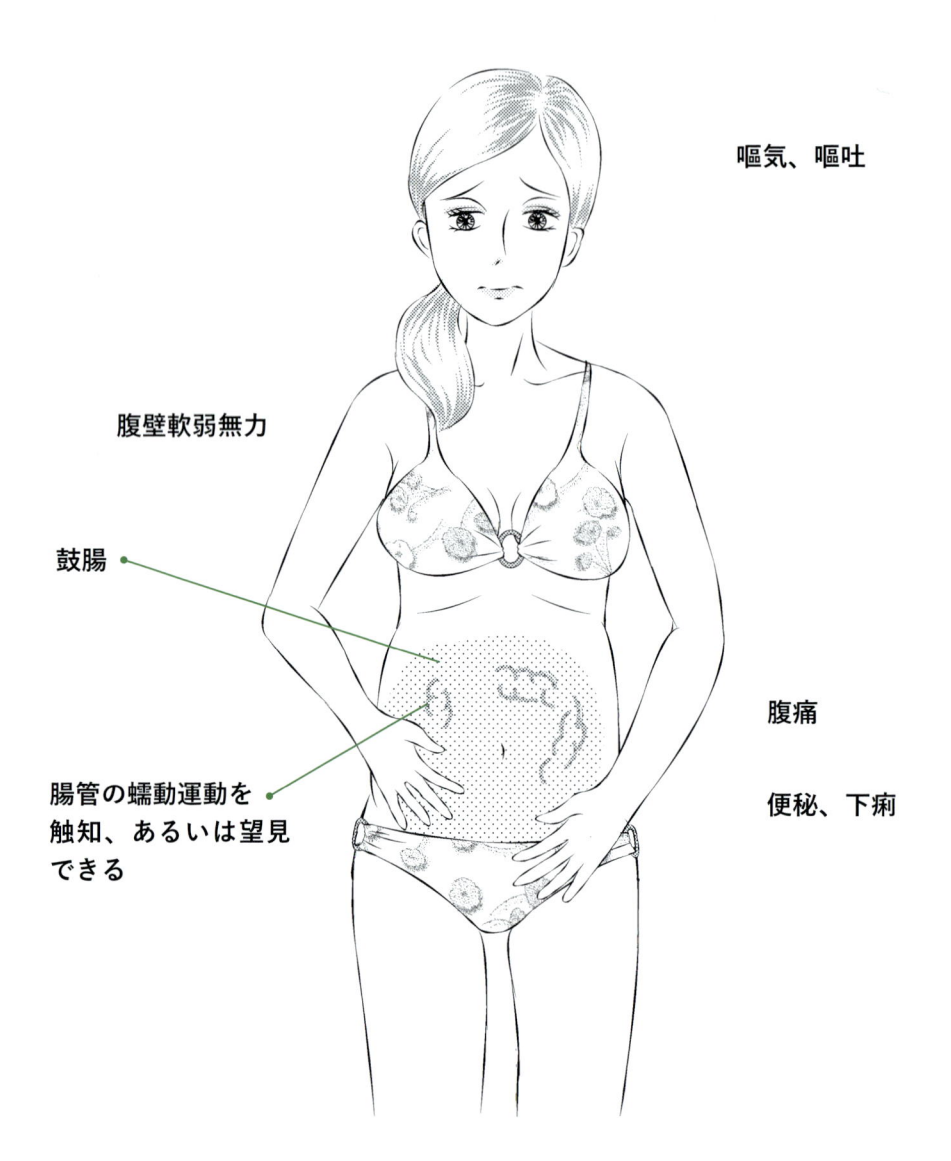

嘔気、嘔吐

腹壁軟弱無力

鼓腸

腸管の蠕動運動を
触知、あるいは望見
できる

腹痛

便秘、下痢

出典 金匱要略（漢時代）
病態 太陰、虚証
腹中に寒があり、蠕動亢進して痛む人に。

■ 構　成

蜀椒	熱	健胃，腹中冷えて痛むのを治す
乾姜	温	健胃，鎮吐，手足の厥冷を治す
人参	温	補脾，益気，津液を産生する
膠飴	温	滋養，強壮，脾胃腸を補い腹痛を緩める

- 腹候　　2パターンある
　　　　①腹壁軟弱で腸の蠕動が触知、または望見できる
　　　　②腹部全体にベニア板のように薄く緊張している
- 脈候　　沈細遅、または沈緊
- 舌候　　淡白湿潤

■ 目　標
体力低下した人の腹痛、腹部膨満などを目標に用いる。鼓腸、または腹部軟弱で蠕動不安がある。四肢および腹部が冷え、吐き気、嘔吐、便秘または下痢を訴える。

■ 適 応 例
過敏性大腸症候群、鼓腸、術後のイレウス、腹膜癒着による腸管通過障害、慢性腸炎、腹膜炎、慢性膵炎、胆石症、尿路結石症。

小建中湯と合方して**中建中湯**として虚寒証の急腹痛に用いる。

大柴胡湯
だいさいことう

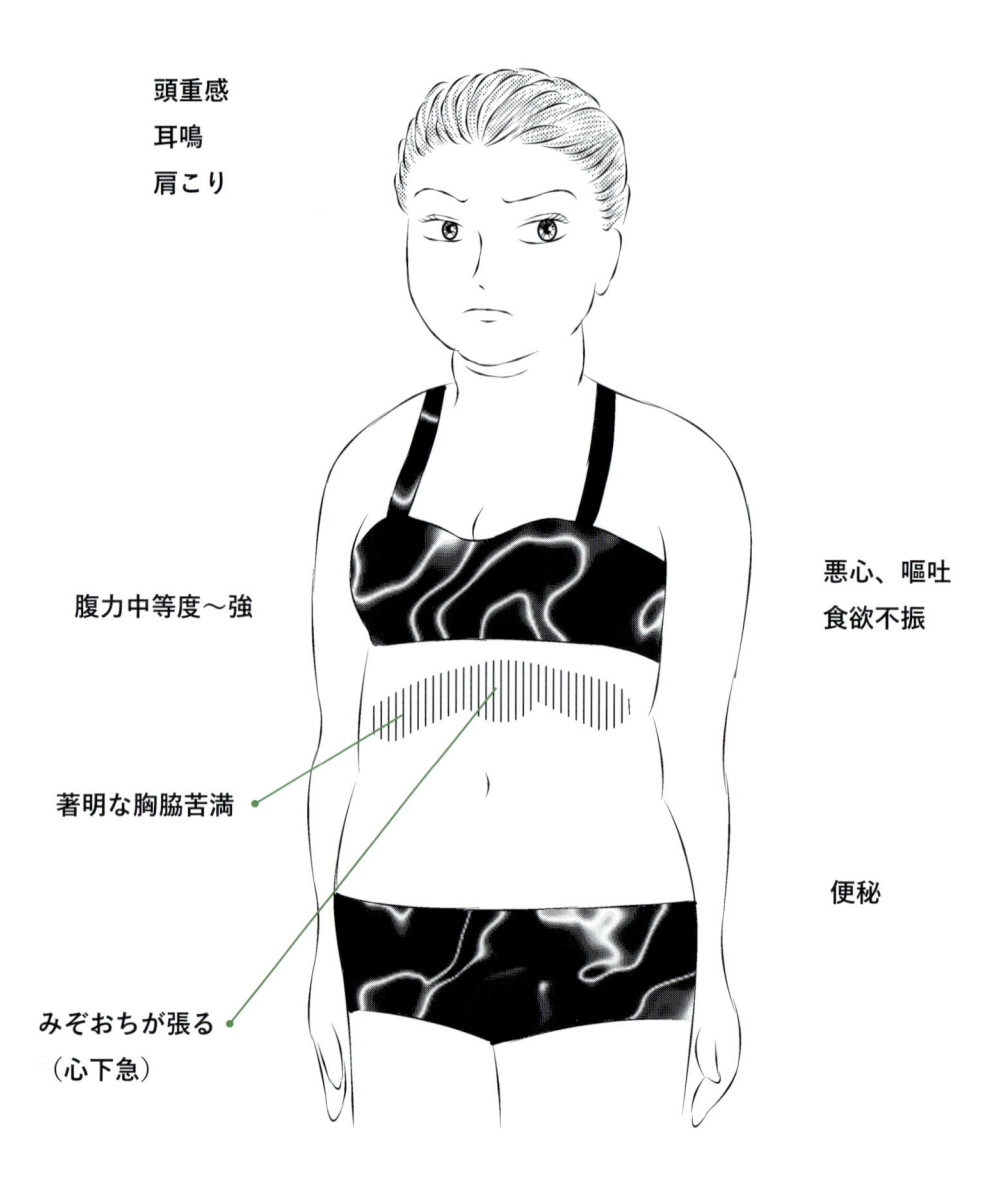

頭重感
耳鳴
肩こり

腹力中等度〜強

著明な胸脇苦満

みぞおちが張る
（心下急）

悪心、嘔吐
食欲不振

便秘

出典	傷寒論、金匱要略（漢時代）	
病態	少陽、実証	
	最も実証向けの柴胡剤。	

■ 構　成

柴胡	寒	解熱，消炎，肝の気滞を去る	小柴胡湯から人参，甘草を除いたもの
黄芩	寒	解熱，消炎，止血	
大棗	温	補脾，鎮静	
半夏	温	鎮吐，祛痰，平咳	
生姜	温	発散，健胃，鎮吐	
芍薬	涼	鎮痛，鎮痙	
枳実	寒	瀉下，健胃，心窩・季肋部の気を巡らす	
大黄	寒	瀉下，利胆，消炎，健胃	

- 腹候　　腹力強、胸脇苦満、心下急
- 脈候　　沈実、あるいは洪脈
- 舌候　　白苔、あるいは黄苔あり

■ 目　標
体力があり、便秘がちで上腹部が張って苦しい。悪心、嘔吐、食欲不振、肩こり、頭重感、上腹部の疼痛、耳鳴り、息切れなどを伴う。重役タイプの人のストレス軽減によい。

■ 適　応　例
腹診で腹力強、胸脇苦満、心下痞鞕があり、脈が沈実であれば広く使える。
1. 消化器疾患（肝機能障害、胆嚢炎、胆石症、胃酸過多症、急性胃腸炎、慢性胃炎、胃・十二指腸潰瘍、食欲不振）
2. 呼吸器疾患（気管支喘息、気管支拡張症、肺気腫、肋膜炎など）
3. 循環器疾患（高血圧、動脈硬化症、心肥大、冠不全）
4. 精神・神経系疾患（不眠症、神経症、てんかんなどに）
5. 代謝疾患（糖尿病、高脂血症、肥満）
6. その他（更年期障害、不妊症、蕁麻疹、化膿性皮膚疾患、副鼻腔炎、白内障、中耳炎、肩こり）

便秘の無いものには**大柴胡湯去大黄**を用いる。

釣藤散
ちょうとうさん

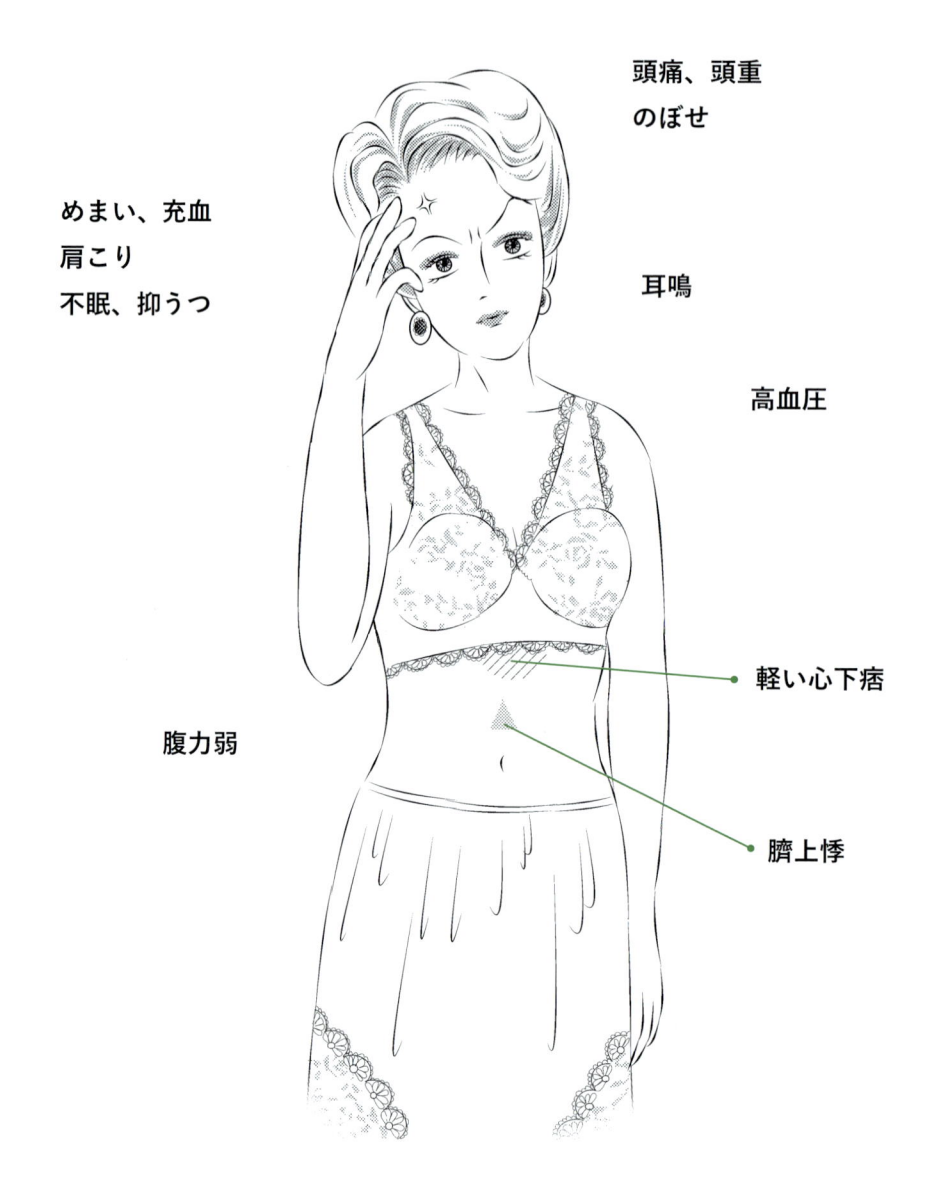

頭痛、頭重
のぼせ

めまい、充血
肩こり
不眠、抑うつ

耳鳴

高血圧

軽い心下痞

腹力弱

臍上悸

出典	本事方（金時代）	
病態	少陽、虚証	
	癇症で気が逆上して頭痛、めまいのする人に。	

■ 構　成

釣藤鈎	寒	鎮静，鎮痙，解熱
菊花	涼	解熱，消炎，解毒，発散
防風	温	発汗，発散，鎮痛
人参	温	補脾，益気，津液を産生する
茯苓	平	利尿，鎮静，めまいや動悸を治す
石膏	寒	解熱，消炎，止渇
麦門冬	寒	清熱，潤燥，鎮咳
陳皮	温	理気，健胃，湿を除く
半夏	温	鎮吐，祛痰，気逆を治す，湿を除く
甘草	平	補脾，益気，鎮痛，鎮痙
生姜	温	発散，健胃，鎮吐

虚証で気が逆上し、上部にうっ塞するのを引き下げ、鎮静する方剤である。

- 腹候　　腹壁軟弱
- 脈候　　弦、ときに数
- 舌候　　一定せず

■ 目　標

体力があまり無く、主として中壮年以降の慢性に経過する頭痛・頭重、耳鳴り、うなじから肩のこりなどの訴えを目標に用いる。頭痛は早朝に強いことが多い。のぼせ、めまい、不眠、神経質、高血圧、眼球結膜の充血などを伴う。石膏が入っているので極端な冷え性の人には向かない。

■ 適応例

筋緊張性頭痛、片頭痛、脳血管障害後遺症、動脈硬化、高血圧、メニエール症候群、更年期障害、神経症、不眠症、めまい。

　大塚敬節先生も釣藤散は老人のボケ防止によいと書いておられるが、近年、認知症に有効だという報告が出ている。

猪苓湯
ちょれいとう

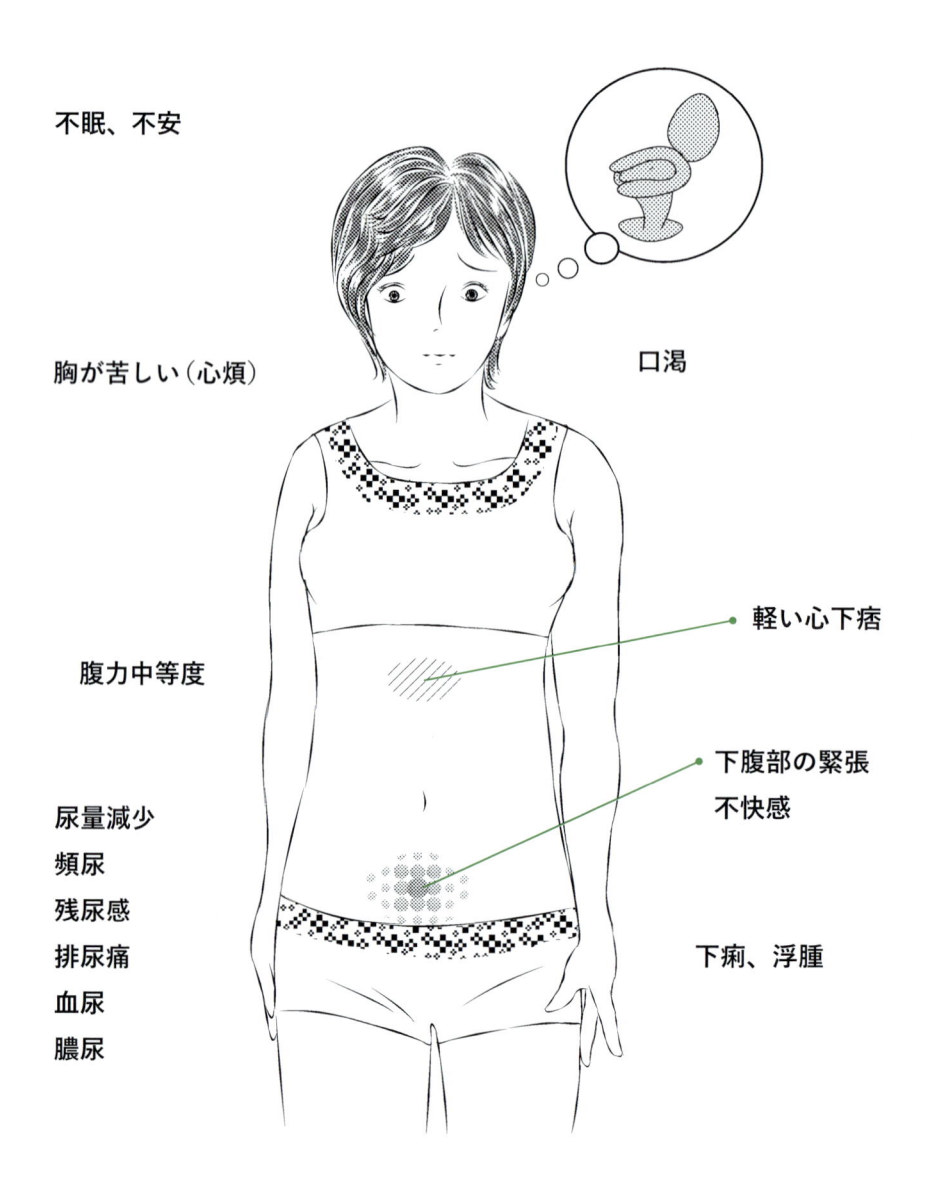

不眠、不安

胸が苦しい（心煩）

口渇

軽い心下痞

腹力中等度

下腹部の緊張
不快感

尿量減少
頻尿
残尿感
排尿痛
血尿
膿尿

下痢、浮腫

| 出典 | 傷寒論、金匱要略（漢時代） |
| 病態 | 陽明、虚実間 |

下焦の水と熱を取り、利尿を図る方剤である。

■ 構　成

猪苓	平	利水，清熱，下焦の熱をさます
茯苓	平	利水，鎮静
沢瀉	寒	利水，清熱，めまいや嘔吐を治す
阿膠	平	止血，滋養，鎮静
滑石	涼	利水，消炎

- 腹候　腹力中、下腹部の膨満感や圧痛
- 脈候　浮、数または滑
- 舌候　紅、黄膩苔

■ 目　標

体質にこだわらず、尿量減少、頻尿、残尿感、排尿痛、排尿後の不快感、血尿、膿尿などの排尿障害のある場合に用いる。口渇、胸苦しさ、不安、不眠、浮腫、下痢などを伴うことがある。

■ 適　応　例

尿道炎、膀胱炎、尿路結石、膀胱神経症、腎盂腎炎、IgA腎症、ネフローゼ症候群、特発性腎出血、無症候性血尿、下痢。

　急性膀胱炎には抗生物質が使用されるが、尿所見が改善しても排尿後不快感を訴える場合によい。
　冷え性や顔色不良、皮膚枯燥など血虚の症状を伴う場合や血尿が続くときには、**猪苓湯合四物湯**を用いる。
　膀胱炎を繰り返すときには当帰芍薬散や加味逍遥散と合方するとよい。
　尿路結石には芍薬甘草湯を併用し、**猪苓湯合芍薬甘草湯**にするとよい。
　猪苓湯の効かない膀胱炎には、五淋散や清心蓮子飲、竜胆瀉肝湯などを考慮する。

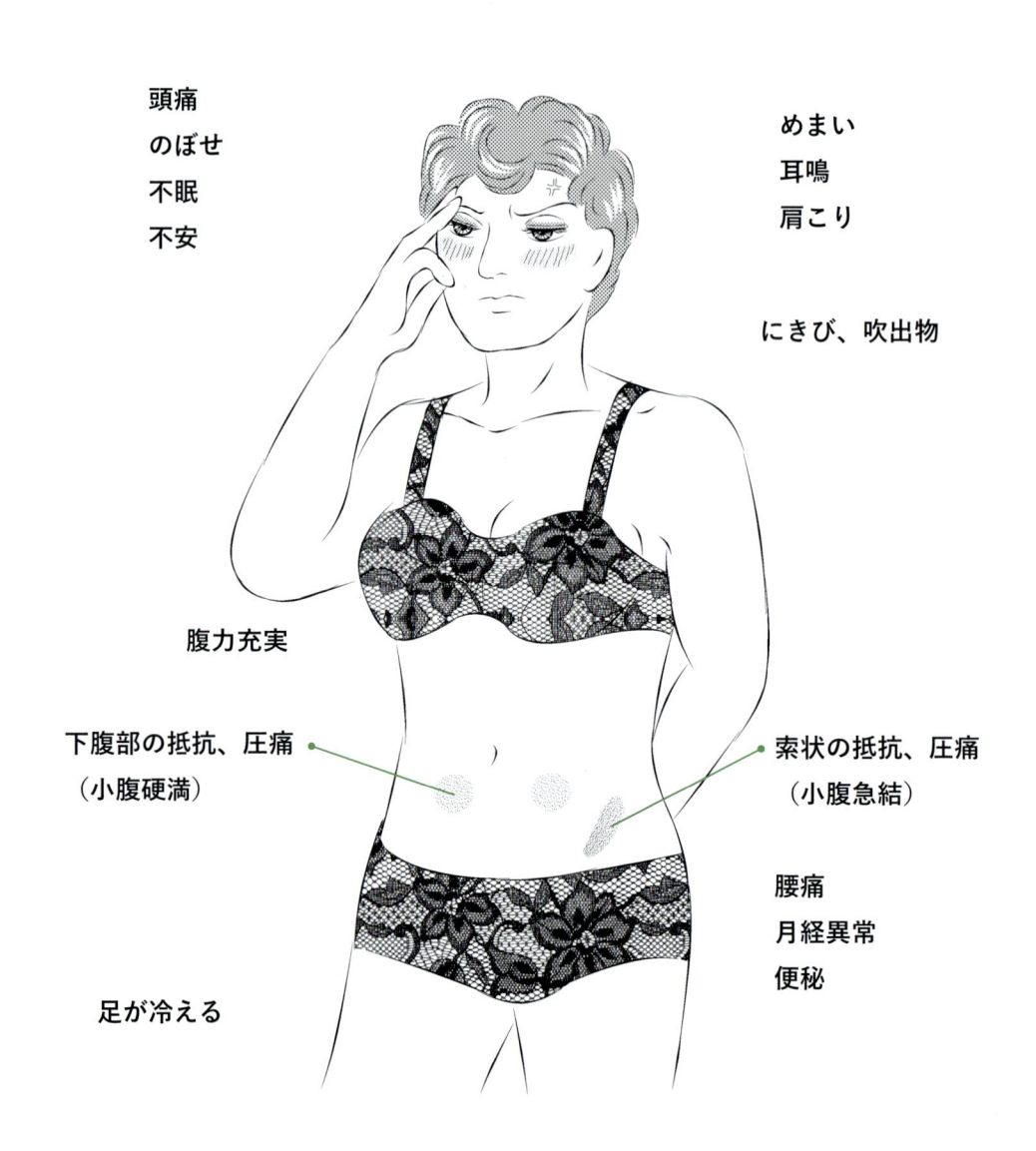

桃核承気湯
とう かく じょう き とう

頭痛
のぼせ
不眠
不安

めまい
耳鳴
肩こり

にきび、吹出物

腹力充実

下腹部の抵抗、圧痛
（小腹硬満）

索状の抵抗、圧痛
（小腹急結）

腰痛
月経異常
便秘

足が冷える

出典 傷寒論（漢時代）
病態 陽明、実証
実証向きの駆瘀血剤。

■ 構　成

桃仁	平	駆瘀血，月経調整	
桂枝	温	発散，解表，気血の巡りを良くし気逆を治す	
大黄	寒	瀉下，利胆，消炎，健胃	調胃承気湯
芒硝	寒	瀉下	
甘草	平	補脾，健胃，鎮痛，鎮痙	

体力中等度の人向きの下剤である調胃承気湯に、駆瘀血作用のある桃仁とのぼせを取る桂枝を加えたもの。実熱の瘀血症で気の上衝のある人に用いる。

- 腹候　腹力強、臍下部に抵抗、圧痛（小腹硬満）、左腸骨窩に圧痛ある抵抗物を触れる（小腹急結）
- 脈候　沈実
- 舌候　暗紫色、黄苔

■ 目　標

体力充実した人で便秘傾向、のぼせがある人の瘀血を目標に用いる。めまい、不眠、不安、興奮などの精神症状、月経不順、月経困難、頭痛、肩こり、腰痛、腹痛などを訴える場合に。

■ 適　応　例

月経不順、月経困難症、月経時や産後の精神不安、月経前症候群、子宮内膜症、骨盤内うっ血症候群、骨盤腹膜炎、更年期障害、腰痛、打撲症、便秘、痔疾、高血圧の随伴症状（頭痛、めまい、肩こり）、不安神経症。

実証向きの駆瘀血剤としては他に瘀血と気滞に有効な**通導散**がある。

当帰飲子
とうきいんし

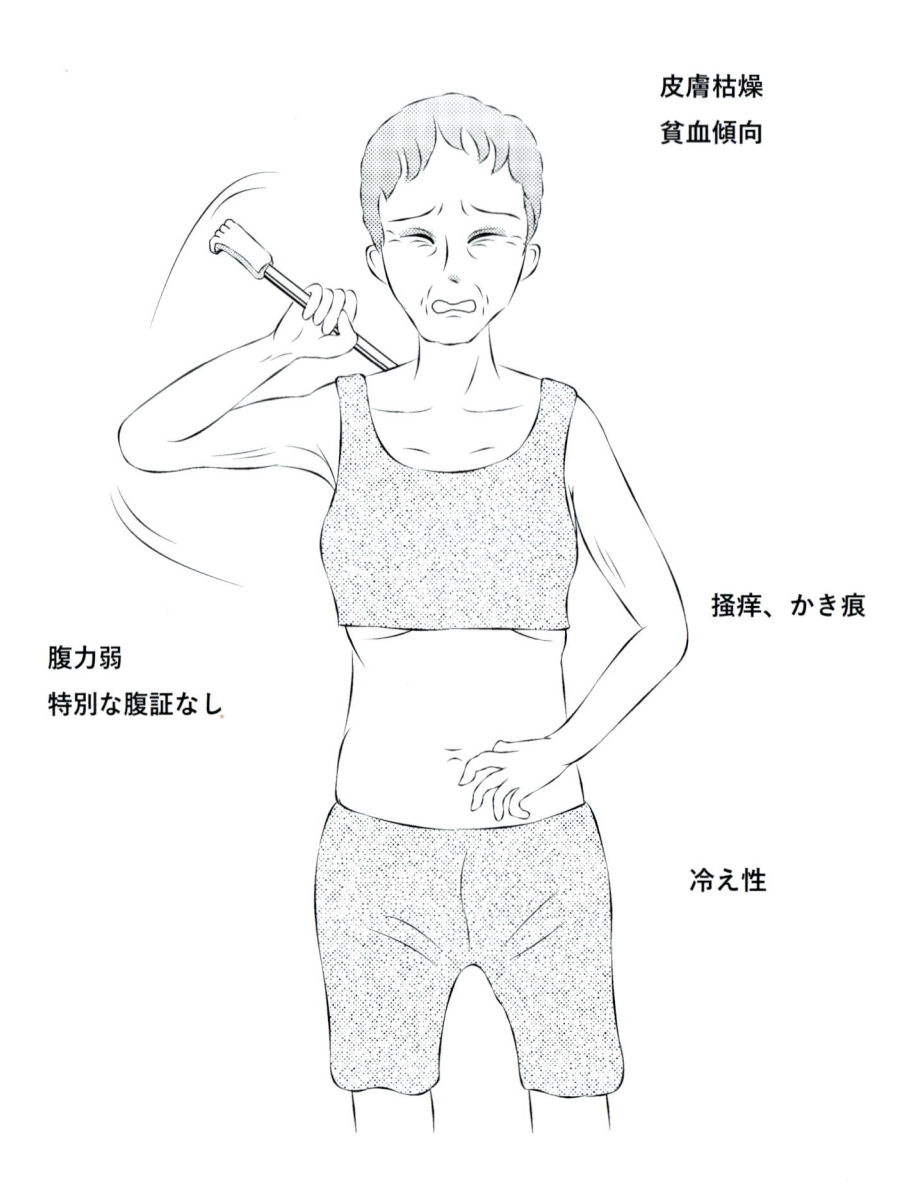

皮膚枯燥
貧血傾向

掻痒、かき痕

腹力弱
特別な腹証なし

冷え性

出典　済生方（宋時代）
病態　太陰、虚証
　　　　血虚、血燥による皮膚掻痒を治す方剤である。

■ 構　成

当帰	温	補血，駆瘀血	四物湯
地黄	温	滋潤，補血	
川芎	温	駆瘀血，理気，鎮痛	
芍薬	涼	補血，鎮痛，鎮痙	
荊芥	温	発汗，発散，皮膚疾患に常用される	
防風	温	発汗，発散，鎮痛，皮膚疾患に常用される	
蒺藜子	温	瘀血性皮膚疾患の掻痒を治す	
何首烏	温	補陰，補血，掻痒を止める	
黄耆	温	補気，皮膚の栄養を高める	
甘草	平	補脾，益気，消炎，諸薬の調和	

- **腹候**　腹力弱
- **脈候**　沈細、あるいは弱
- **舌候**　暗紅、無苔やや乾燥気味

■ 目　標

比較的体力低下した人の皮膚疾患に。皮膚が萎縮乾燥して生じる老人や虚弱者の掻痒によく用いられる。貧血傾向、四肢冷感などを伴う。

■ 適 応 例

慢性湿疹（分泌物の少ないもの）、皮膚掻痒症、皮脂欠乏性皮膚炎、人工透析に伴う皮膚掻痒症、慢性蕁麻疹、尋常性乾癬、尋常性痒疹、皮膚炎、アトピー性皮膚炎。

当帰建中湯

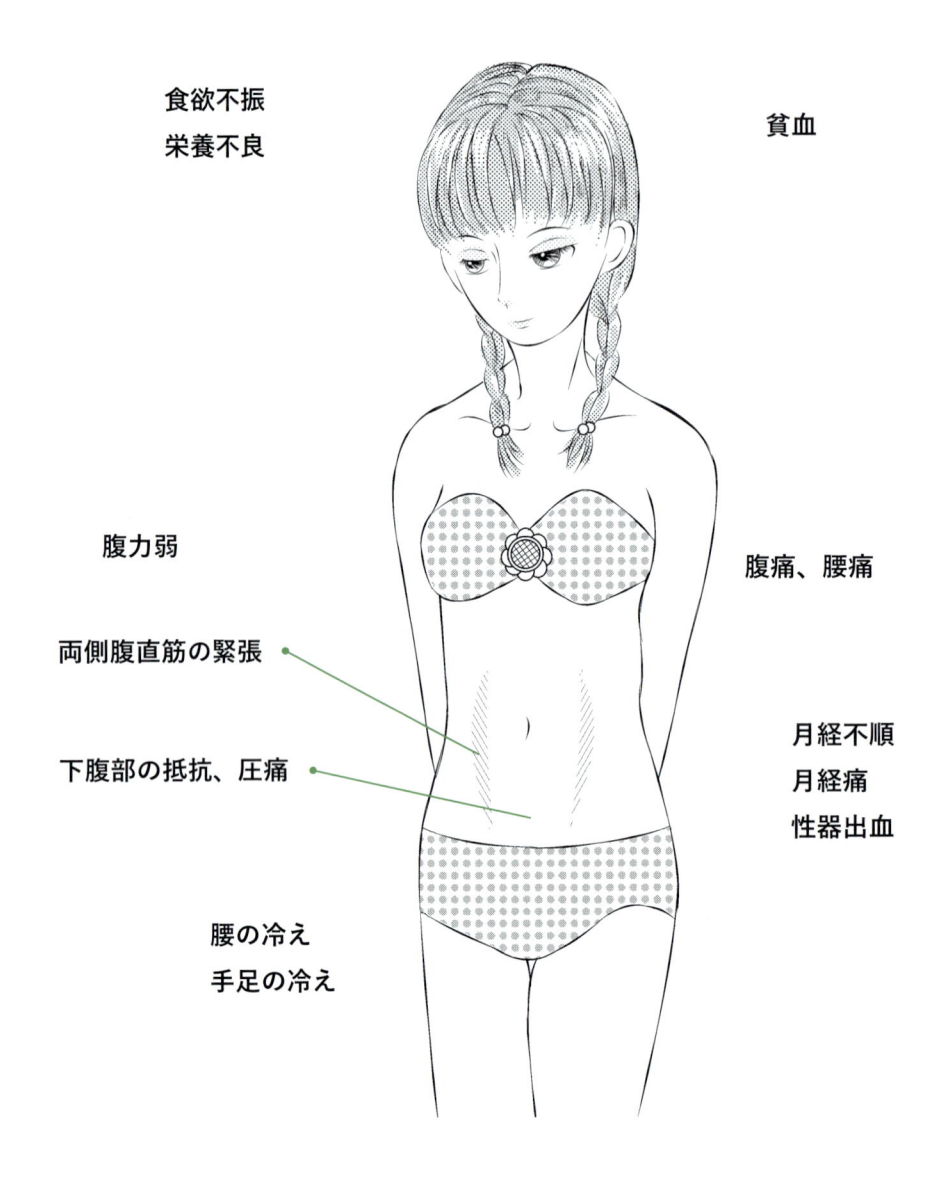

食欲不振
栄養不良

貧血

腹力弱

腹痛、腰痛

両側腹直筋の緊張

下腹部の抵抗、圧痛

月経不順
月経痛
性器出血

腰の冷え
手足の冷え

出典 金匱要略（漢時代）
病態 太陰、虚証
血虚を伴う腹痛に用いられる。

■ 構　成

当帰	温	補血，駆瘀血，調経，止痛，散寒	
甘草	平	健胃，補脾，鎮痛，鎮痙	小建中湯から膠飴を除いたもの
桂枝	温	発散，気血を巡らし気逆を治す	
芍薬	涼	補血，鎮痛，鎮痙	
生姜	温	補脾，健胃，発散	
大棗	温	補脾，鎮静	

小建中湯から膠飴を除き血虚を補う当帰を加えたもの。

- 腹候　　腹部軟弱、両側腹直筋のれん急（腹皮拘急）、下腹部の膨満感、圧痛
- 脈候　　沈弱、あるいは弦細
- 舌候　　淡白湿潤、無苔あるいは微白苔

■ 目　標
体力低下、疲労しやすい、顔色が悪い、手足が冷える、下腹部や腰が痛む、下痢または便秘腰痛などを目標に用いる。性器出血、月経痛、痔出血、脱肛、鼻出血などを伴う。産後の衰弱や栄養の悪い月経困難症に。

■ 適　応　例
月経困難症、産前・産後の腹痛、性器出血、機能性子宮出血、骨盤腹膜炎、不妊症、子宮内膜症、骨盤内うっ血症候群、下腹部痛、痔、脱肛の痛み、各種疾患・手術後・産後の衰弱。

大塚敬節先生によると、当帰芍薬散を用いるような腹痛で、それより衰弱や疲労が強く急迫的な痛みのあるときに用いるとある。

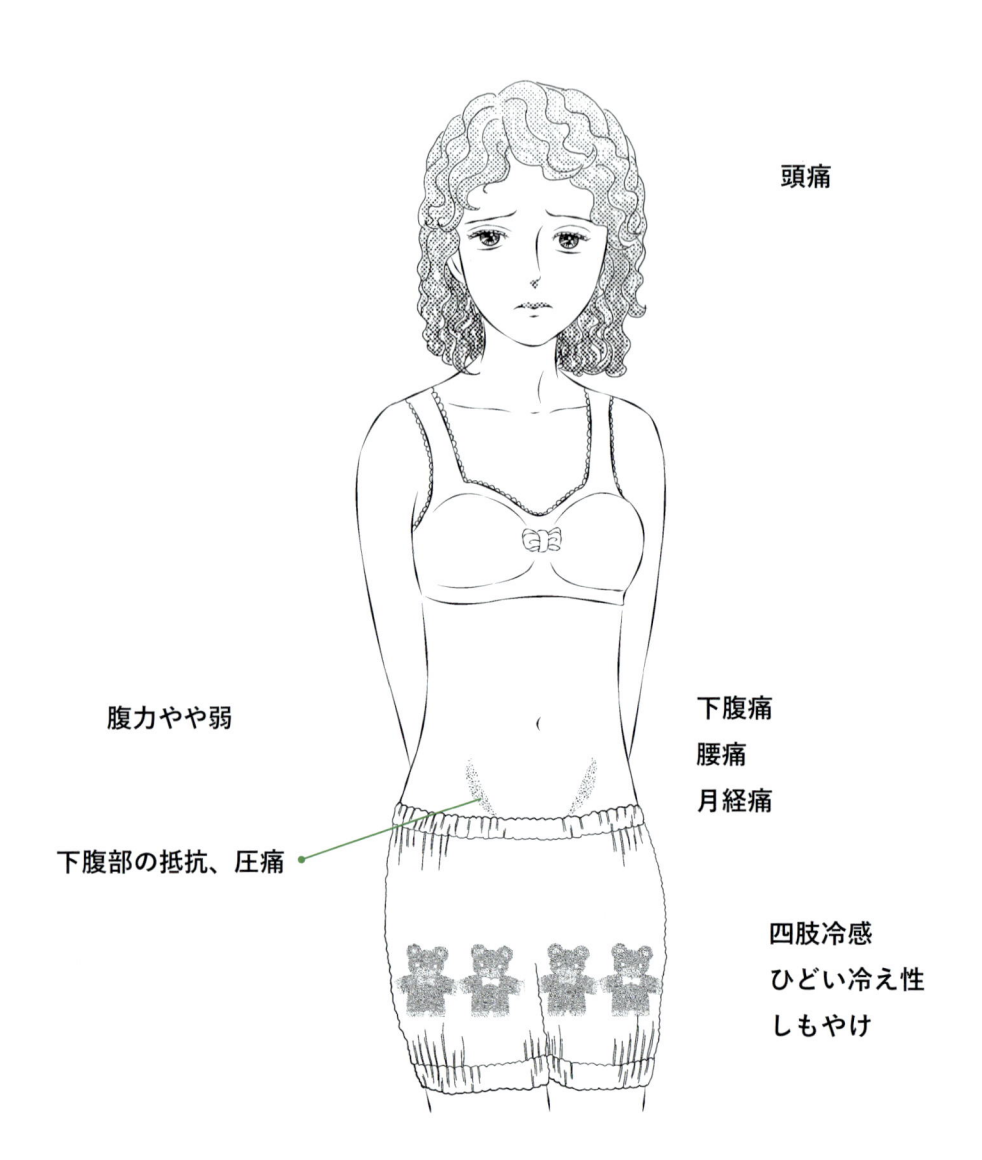

当帰四逆加呉茱萸生姜湯
とうきしぎゃくかごしゅゆしょうきょうとう

頭痛

腹力やや弱

下腹痛
腰痛
月経痛

下腹部の抵抗、圧痛

四肢冷感
ひどい冷え性
しもやけ

出典 傷寒論（漢時代）
病態 太陰、虚証
血虚で四肢や下腹部の冷えの著しい人に。

■ 構　成

当帰	温	補血，駆瘀血，月経調整
芍薬	涼	補血，鎮痛，鎮痙
桂枝	温	発散，気血を巡らし気逆を治す
細辛	温	鎮痛，麻酔，平咳
呉茱萸	熱	鎮痛，鎮吐，健胃，足冷と頭痛によい
木通	寒	消炎，利水
生姜	温	補脾，健胃，鎮吐
大棗	温	補脾，健胃，鎮静
甘草	平	補脾，益気，鎮痛，鎮痙，諸薬の調和

- 腹候　　腹力弱く、下腹部に圧痛、索状の抵抗
- 脈候　　沈、細
- 舌候　　淡白湿潤、無苔

■ 目　標

冷え性で体質虚弱な人の寒冷に伴って増悪する下腹部、腰部、四肢の痛み・冷感を目標に用いる。しもやけができることもある。過去に下腹部、腰部に外科的手術の既往があることがある。

■ 適　応　例

冷え性、しもやけ、頭痛、冷えによる下腹痛、腰痛症、月経困難症、冷えによる不妊症、骨盤内うっ血症候群、坐骨神経痛、レイノー病、開腹術後の腹痛。

大塚敬節先生は冷え症で下腹痛を訴える疝気症候群 A 型と名付け、当帰四逆加呉茱萸生姜湯が著効すると述べておられる。
　その特徴は、

1. 手足の寒冷を訴える。
2. 慢性に経過する下腹痛があり、腰痛や四肢痛、頭痛を伴うことがある。寒冷によって痛みは憎悪。
3. 疼痛の本態を近代医学的検索によって明確にしがたいことが多い。
4. 生殖器、泌尿器に関する症状を伴う。尿失禁、性交不快等。
5. 開腹手術、特に婦人科手術や下腹部、腰の外傷や手術の既往があることが多い。
6. 婦人に多く、男性では稀である。

文献 8) より抜粋

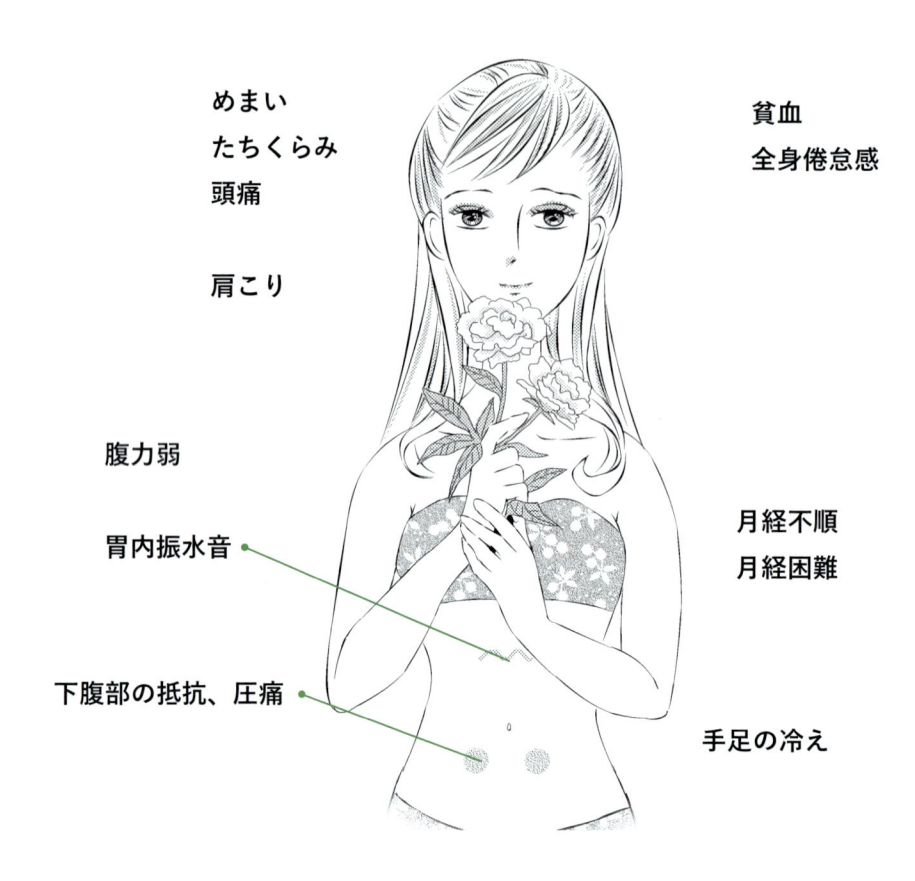

当帰芍薬散
（とうきしゃくやくさん）

- めまい
- たちくらみ
- 頭痛

- 肩こり

- 腹力弱
- 胃内振水音
- 下腹部の抵抗、圧痛

- 貧血
- 全身倦怠感

- 月経不順
- 月経困難

- 手足の冷え

出典 金匱要略（漢時代）
病態 太陰、虚証
虚証の駆瘀血剤として有名。瘀血、血虚、水滞を伴う人に。

■ 構　成

当帰	温	補血，駆瘀血，月経調整	血虚の基本薬 四物湯から地黄を除いたもの
川芎	温	駆瘀血，理気，鎮痛，月経調整	
芍薬	涼	補血，鎮痛，鎮痙	
朮	温	利水，補脾益気，健胃，強壮	利水剤
茯苓	平	利水，鎮静，動悸・めまいを治す	
沢瀉	寒	利水，清熱	

- 腹候　　腹力弱、臍下部に瘀血圧痛点、胃内振水音、臍上悸
- 脈候　　沈弱、細
- 舌候　　淡白湿潤、無苔か薄白苔

■ 目　標

比較的体力が低下した人の、冷え性、貧血、めまい、浮腫、腹痛などを目標に用いる。全身倦怠感、易疲労感、月経不順、月経困難、下腹痛、頭痛、めまい、耳鳴り、肩こり、腰痛、心悸亢進などを訴える。安胎薬としても有名。

■ 適 応 例

貧血、倦怠感、更年期障害（頭痛、頭重、めまい、肩こり等）、月経不順、月経困難、不妊症、動悸、慢性腎炎、妊娠中の諸病（浮腫、切迫流早産、習慣性流産、痔、腹痛）、帯下、冷え性。

冷えが強い時は附子を加えて**当帰芍薬附子湯**として用いる。

当帰芍薬散は桂枝茯苓丸、加味逍遥散とともに女性の三大頻用処方といわれている。西山英雄先生が当帰芍薬散を用いる疾患についてまとめておられるので引用させて頂く。

1. 婦人の更年期障害、血の道の諸症に。
2. 若い女性の月経痛、にきび、そばかすに。貧血を治し美肌になる。
3. 不妊の婦人に連用して妊娠率を高める。
4. 産前、産後の連用は妊娠浮腫、妊娠腎、子癇、習慣性流産の予防、胎児の発育、産後の肥立ち、乳汁分泌を高めるなど妊娠時の養生薬である。
5. 痔、脱肛、子宮脱の治療に。
6. 慢性腎炎、軽症の心臓弁膜症、低血圧症の治療に。
7. 神経衰弱、ヒステリーの治療に。
8. 平素からだの虚弱な冷え性の婦人の養生薬として長期連用。
9. 「5」より下は女性的男子にも応用する。
10. 本方を服用して食欲不振を起こす人は加味逍遥散を用いる。

文献 23）より抜粋

女神散
にょしんさん

のぼせ
頭痛、頭重
不安、不眠
肩こり

めまい

動悸

腹力中等度

心下痞

月経異常

下腹部の抵抗、圧痛

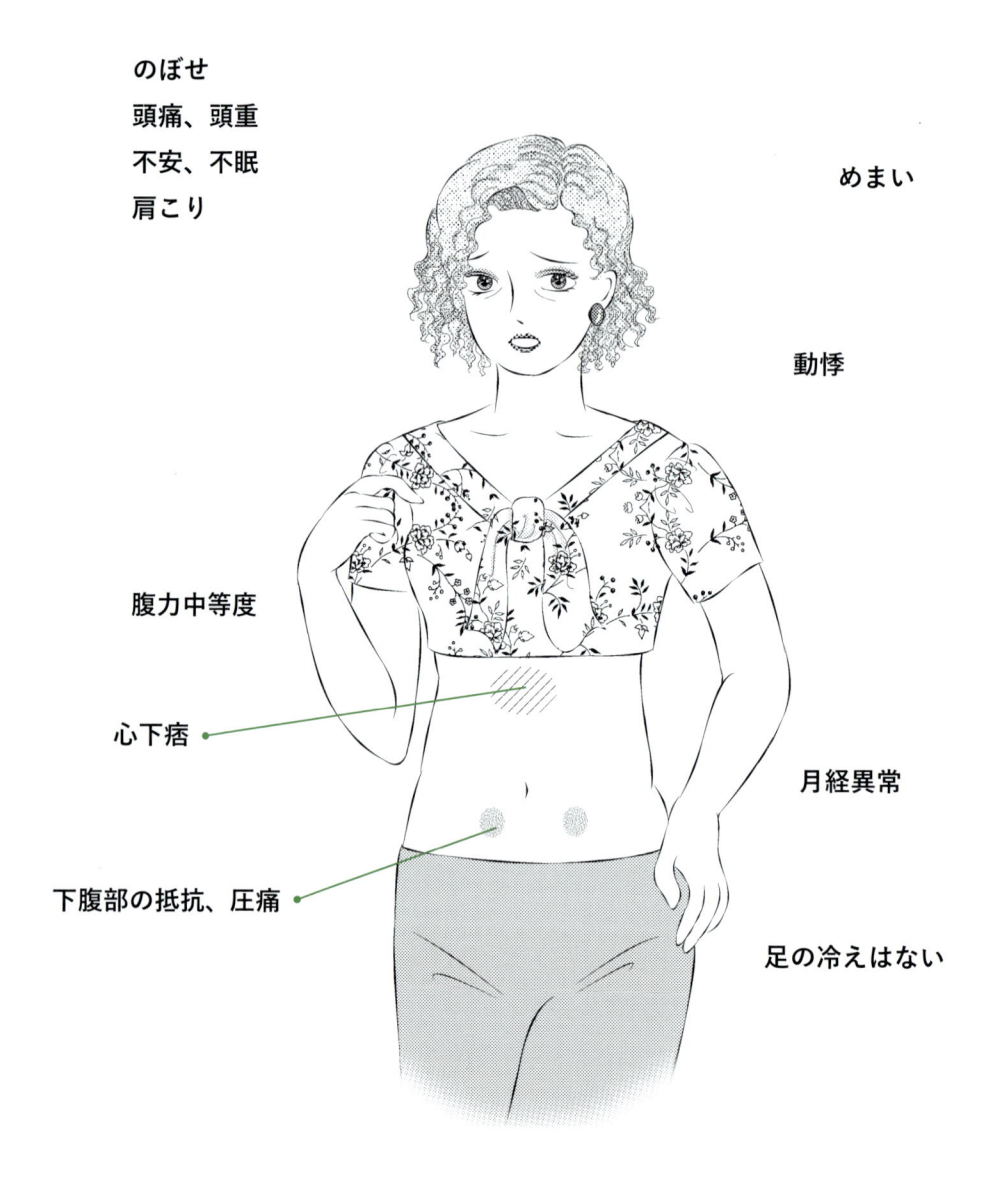

足の冷えはない

出典　浅田家方（明治時代）
病態　少陽、虚実間証
　　　　のぼせとめまいのある頑固な血の道症の薬。

■ 構　成

香附子	平	理気，鎮痛，月経調整	気の巡りを良くする
桂枝	温	気血を巡らし気逆を治す	
檳榔子	温	理気，利水，健胃	
丁子	熱	健胃，整腸	
木香	温	理気，健胃，整腸	
黄連	寒	解熱，消炎，健胃	心下痞を治す
黄芩	寒	解熱，消炎，止血	
当帰	温	補血，駆瘀血，月経調整	補　血
川芎	温	駆瘀血，理気，月経調整	
人参	温	補脾，益気，生津	補脾健胃
朮	温	補脾，健胃，利水	
甘草	平	鎮痛，鎮痙，諸薬の調和	

　元来、安栄湯と名づけられ、戦争ノイローゼに使用されていたものである。気を巡らし、気を降ろし、うつを散じ、血熱を冷ます。更年期における精神安定剤の役目を果たし、主として血の道症、更年期障害、産前産後の諸神経症によく用いられる。

- 腹候　　腹力中等度、心下痞、下腹部の抵抗、圧痛
- 脈候　　沈、ときに数
- 舌候　　不定

■ 目　標

　体力中程度あるいはそれ以上の人の、のぼせ、めまい、情緒不安などの精神神経症状を目標に用いる。耳鳴り、頭痛、頭重感、肩こり、動悸、腰痛、不眠や不安、月経異常など慢性で多彩な症状を呈する。
　加味逍遥散より少し実証向きで、加味逍遥散は訴えが来院の度に変化するのに対し、女神散は訴えが一定であるともいわれている。構成に柴胡、芍薬を含まないので加味逍遥散や抑肝散などと合方することもできる。

■ 適　応　例

　更年期障害、卵巣機能不全、産前・産後の神経症、月経不順、血の道症、神経症、不眠症。

人参湯
にんじんとう

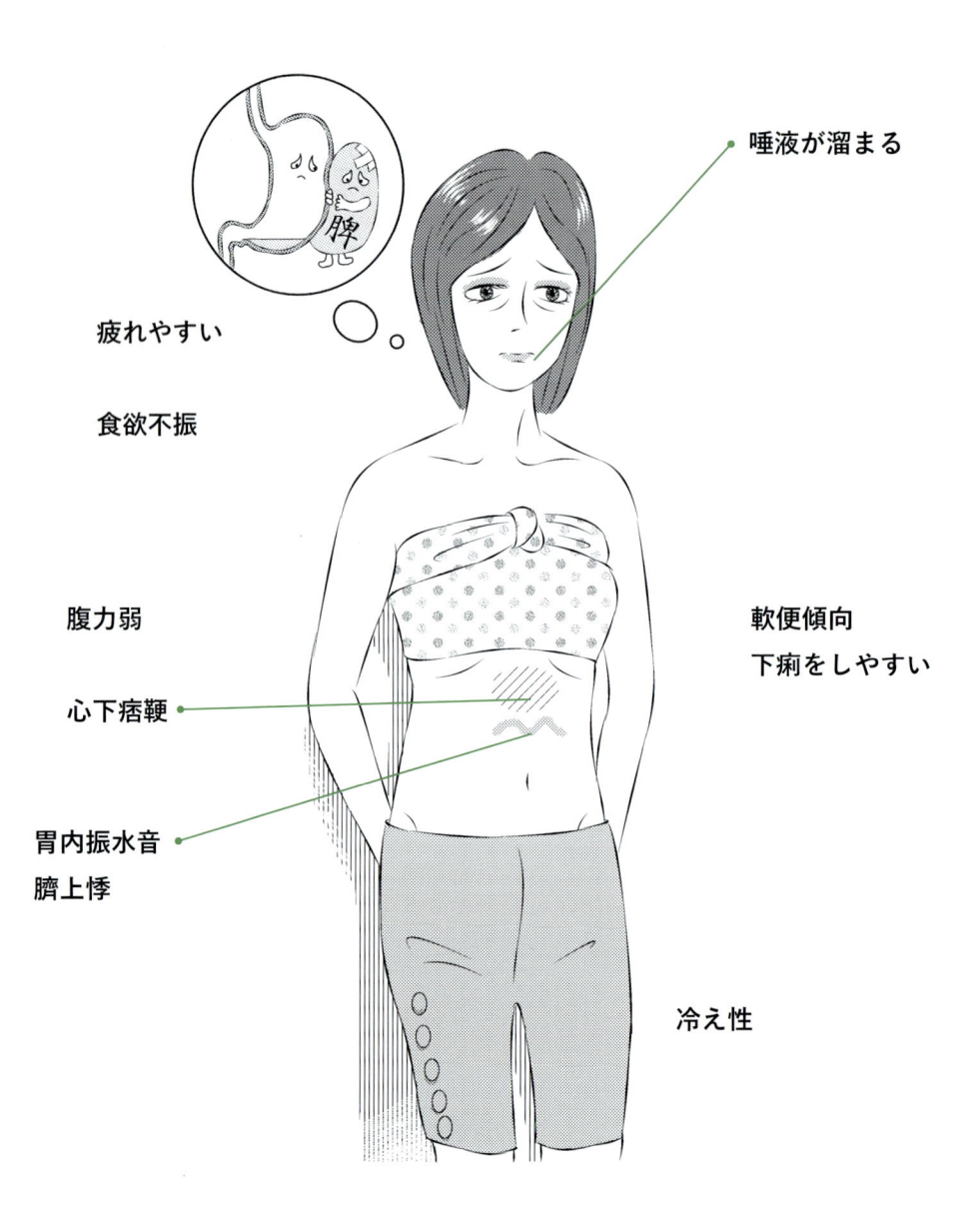

疲れやすい

食欲不振

腹力弱

心下痞鞕

胃内振水音
臍上悸

唾液が溜まる

軟便傾向
下痢をしやすい

冷え性

出典	傷寒論、金匱要略（漢時代）
病態	太陰、虚証

脾胃の虚寒を治す方剤。理中湯とも呼ばれる。

■ 構　成

人参	温	補脾益気，生津，消化機能を助け生体機能の活性化，安神作用
朮	温	補脾，益気，健胃，利水，止瀉，鎮痛，胃内停水を取る
甘草	平	補脾，益気，鎮痛，鎮痙，鎮咳
乾姜	温	健胃，裏（内臓）を温める

中焦脾胃を補う代表的方剤である。

- 腹候　　腹部軟弱、心下痞鞕、臍上悸、胃内振水音
- 脈候　　沈、弱、細
- 舌候　　湿潤、無苔または薄白苔

■ 目　標

体力が低下して冷え性で胃腸が虚弱な人の心窩部痞え感、食欲不振、胃部停滞感、下痢などを目標に用いる。顔色が蒼く、痩せて生気が乏しい。
四肢冷感、易疲労、多量で希薄な尿、軟便、口中に薄い唾液が溜まる、眩暈、頭重、嘔吐などがみられることがある。

■ 適　応　例

胃下垂、慢性・急性胃腸炎、悪阻、萎縮腎、慢性下痢、小児の自家中毒、食欲不振、病後の体力低下。

桂枝人参湯	人参湯に桂枝を加えたもの。人参湯の証に似て頭痛、悪風、動悸などの症状ある場合に用いる。胃の弱い人の頭痛、感冒に。
附子理中湯	人参湯に附子を加えたもの。人参湯の証で更に冷えの強い人に。

単独でも使用されるが合方としても用いられる。
真武湯合人参湯——虚弱体質の人の下痢、腹痛に。
当帰芍薬散合人参湯——当帰芍薬散を使用すると胃腸の具合が悪くなる人に。
猪苓湯合人参湯——慢性膀胱炎や頻尿があって胃腸虚弱な人に。

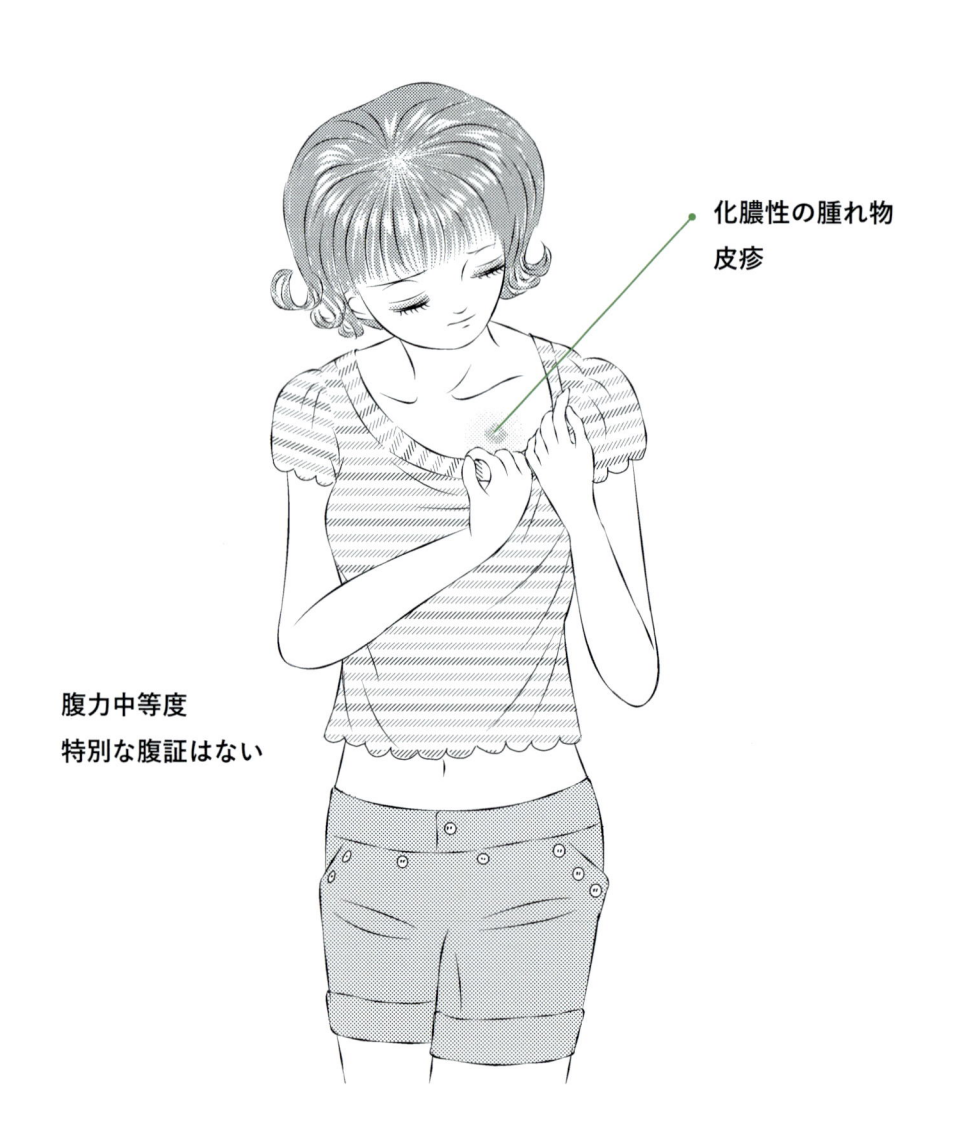

排膿散及湯
はい のう さん きゅう とう

化膿性の腫れ物
皮疹

腹力中等度
特別な腹証はない

出典 東洞経験方（江戸時代）
病態 少陽、虚実間証
化膿性の腫れ物の排膿に。

■ 構　成

桔梗	平	祛痰，排膿
枳実	寒	瀉下，健胃
芍薬	涼	鎮痛，鎮痙，補血
甘草	平	補脾，益気，解熱，解毒
大棗	温	強壮，緩和，鎮静
生姜	温	発散，健胃，鎮吐

金匱要略の排膿散（枳実、芍薬、桔梗）と排膿湯（甘草、桔梗、大棗、生姜）を合わせたものである。

- 腹候　　腹力中等度、特別な腹証なし
- 脈候　　浮、数
- 舌候　　淡紅、白～微黄苔

■ 目　標

体力中等度の人を中心に、主として皮膚、粘膜（鼻腔、副鼻腔、歯肉など）の化膿性疾患を目標に用いる。
発症の初期、中期、および化膿の遷延、再燃時、いずれの場合にも消炎、排膿の効果がある。

■ 適 応 例

膿皮症（疔、癤、癰）、急・慢性副鼻腔炎、急・慢性鼻炎、慢性中耳炎、麦粒腫、歯槽膿漏、乳腺炎、肛門周囲膿瘍、リンパ節炎。

麦門冬湯
ばくもんどうとう

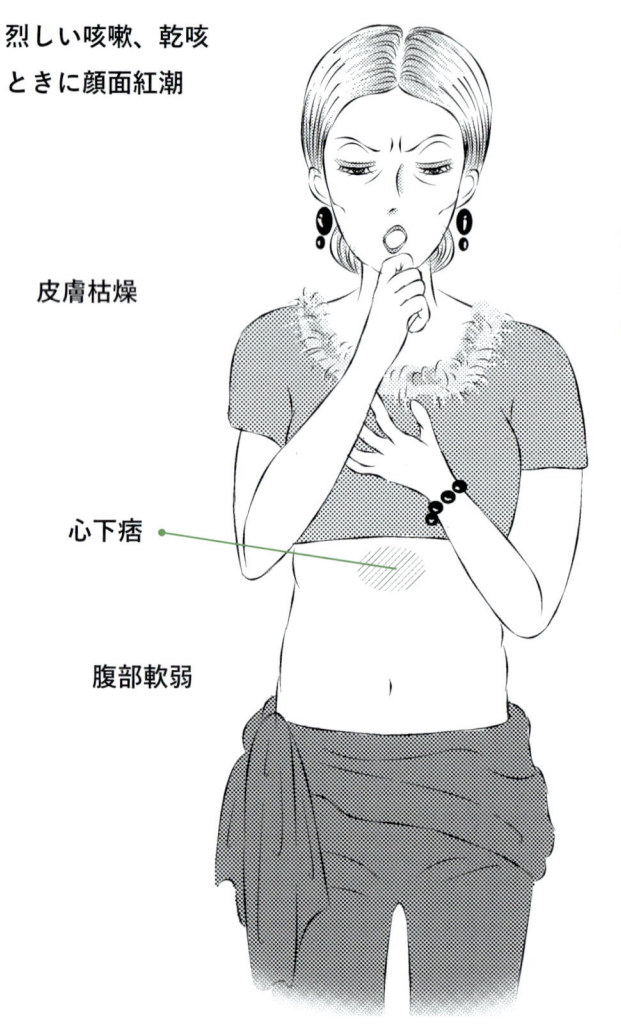

烈しい咳嗽、乾咳
ときに顔面紅潮

皮膚枯燥

咽頭乾燥感
咽頭違和感
嗄声

心下痞

腹部軟弱

出典　金匱要略（漢時代）
病態　少陽、虚証
　　　　津液が不足して気道が乾燥した人に。

■ 構　成

麦門冬	寒	清熱，潤燥，鎮咳，乾咳によい	
半夏	温	鎮吐，祛痰，気逆を治す	
人参	温	補脾益気，滋養強壮，安神，生津	中気を補い津液を生じる
粳米	涼	滋養，緩和	
大棗	温	補脾，強壮，鎮静	
甘草	平	補脾益気，解熱，解毒，鎮咳	

気の上逆によるけいれん性咳嗽に用いられる。

- 腹候　　腹部軟弱、軽い心下痞
- 脈候　　沈、細、数
- 舌候　　紅く乾燥、薄白苔

■ 目　標

体力中等度ないしやや低下した人の発作性の激しい咳嗽（ときに顔面紅潮を呈する）を目標に用いる。一般に粘稠性喀痰、乾咳、咽頭の乾燥感・違和感、嗄声などを伴うことが多い。
妊婦や老人の咳によく用いられる。単なる口腔・咽喉内の乾燥感にも用いられる。

■ 適 応 例

気管支炎、気管支喘息、かぜ症候群、痰の切れにくい咳、空咳、妊婦の咳、老人の咳、嗄声、咽喉頭異常感症、口腔・咽喉乾燥症（シェーグレン症候群）。

八味地黄丸
はちみじおうがん

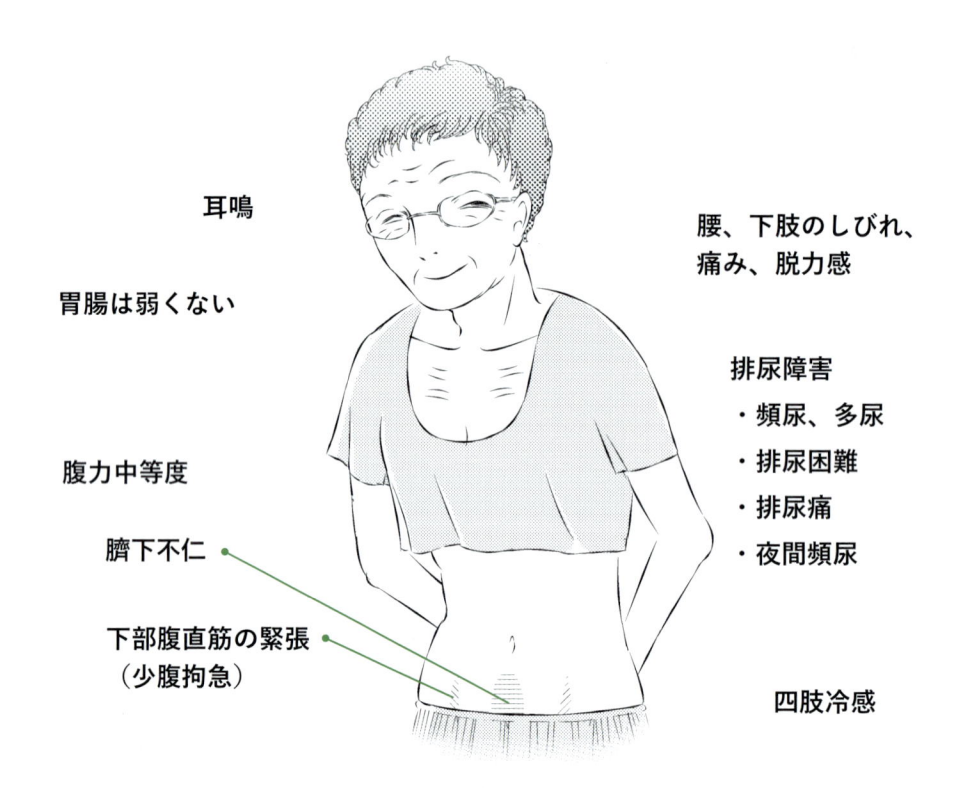

- 耳鳴
- 胃腸は弱くない
- 腹力中等度
- 臍下不仁
- 下部腹直筋の緊張（少腹拘急）
- 腰、下肢のしびれ、痛み、脱力感
- 排尿障害
  ・頻尿、多尿
  ・排尿困難
  ・排尿痛
  ・夜間頻尿
- 四肢冷感

出典 金匱要略（漢代）
病態 太陰、虚証
腎の陽気と陰液が共に虚したときの方剤である。

構成

地黄	温	滋潤，補腎，補血	腎の陰液不足を補う（六味丸）
山茱萸	温	補血，強壮，止汗	
山薬	平	滋養，強壮，止瀉	
茯苓	平	利水，鎮静	
牡丹皮	涼	駆瘀血，消炎	
沢瀉	寒	利水，清熱，めまいを治す	
桂枝	温	解表，気血を巡らせ気逆を治す	腎陽気を高める
附子	熱	強心，鎮痛，利尿	

- 腹候　　下腹部中央が軟弱（臍下不仁）、腹直筋の下方が緊張（少腹拘急）
- 脈候　　沈、尺脈が弱い
- 舌候　　湿って淡白、白滑苔、または乾燥し無苔（鏡面舌）

■ 目　　標

腎の衰えによる老人性疾患、泌尿器科疾患、神経系、感覚器系、呼吸器系の機能低下に広く使われる。

足腰の冷えや脱力感、しびれ、腰痛、排尿障害（頻尿、多尿、特に夜間頻尿、排尿困難、排尿痛）など下半身の衰えを訴える。口渇、浮腫、耳鳴、皮膚枯燥などを伴う。食欲はあり胃腸は悪くない。

■ 適 応 例

腎炎、糖尿病、高血圧、陰萎、坐骨神経痛、腰痛、排尿障害、尿失禁、頻尿、萎縮性膣炎、老人性皮膚掻痒症、骨粗鬆症、耳鳴、老人のかすみ目、白内障、男性不妊。

本方は腎気（腎臓、副腎、性器等の作用を含む）の衰えに対する代表的なもので、老化による諸疾患に使用される。

1. 腎臓疾患（腎炎、ネフローゼ、腎臓結石、萎縮腎等）
2. 膀胱疾患（膀胱炎、老人性膀胱萎縮、膀胱括約筋麻痺、前立腺肥大、尿閉、尿失禁、夜尿症等）
3. 脳出血、動脈硬化症、高血圧、低血圧、
4. 糖尿病、尿崩症
5. 腰痛、坐骨神経痛など腰脚、下肢の麻痺
6. 神経衰弱、ノイローゼ、健忘症、遺精、早漏、陰萎
7. 眼疾患（白内障、緑内障、硝子体混濁、角膜炎、眼底出血等）
8. 皮膚疾患（老人性掻痒症、陰門掻痒症、湿疹、乾癬、糖尿病性掻痒症等）
9. その他（喘息、肺気腫、脱肛、帯下、難聴、耳鳴り等）

文献 31）より抜粋

　八味地黄丸に牛膝、車前子を加えて**牛車腎気丸**になる。適応は同じだが排尿障害や腰や下肢の痛みの激しいものに用いられる。

　八味地黄丸から桂枝と附子を去ると**六味丸**となる。冷えが弱く、しばしばほてりを訴える人に用いる。

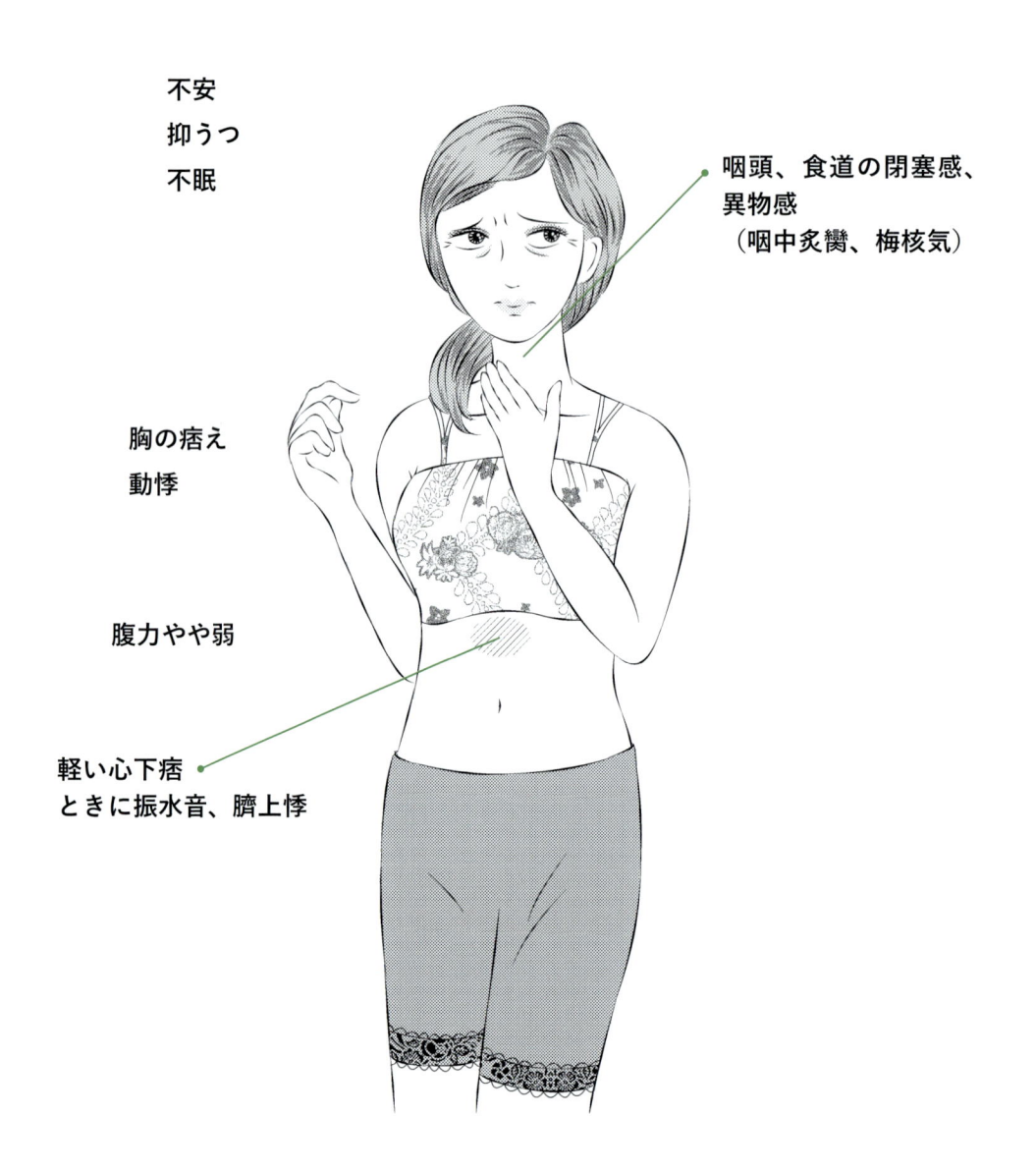

半夏厚朴湯
はんげこうぼくとう

不安
抑うつ
不眠

咽頭、食道の閉塞感、
異物感
　（咽中炙臠、梅核気）

胸の痞え
動悸

腹力やや弱

軽い心下痞
ときに振水音、臍上悸

出典 金匱要略（漢時代）
病態 少陽、虚実間証
　　　　代表的理気剤。

■ 構　成

半夏	温	鎮吐，気逆を治す，心下の水滞を除く
厚朴	温	気を巡らし気逆を治す，胸満・腹満を治し湿を除く
茯苓	平	利水，鎮静，めまい・動悸を治す
蘇葉	温	理気，発汗，解表
生姜	温	発散，健胃，鎮吐

小半夏加茯苓湯に気を巡らす厚朴と蘇葉を加えたとみることもできる。

- 腹候　　腹力やや弱、軽い心下痞、ときに心窩部振水音
- 脈候　　沈、弦
- 舌候　　湿潤、白苔

■ 目　標

気分がふさいで咽頭、食道部に異物感（ヒステリー球、咽中炙臠、梅核気と呼ばれる）がある時に用いられるが、必ずしもこの症状がなくても気うつの人に広く用いられる。不安、不眠、抑うつ、動悸、めまい、食欲不振、嘔気、咳などを訴える。

■ 適　応　例

不安神経症、神経性胃炎、つわり、咳、しわがれ声、神経性食道狭窄症、不眠症、心臓神経症、更年期障害、うつ状態。

1. 胃症状を呈するもの──神経性胃炎、胃腸虚弱症、胃下垂、妊娠悪阻
2. 神経症状を主としたもの──神経症、ヒステリー、不眠症、うつ病、神経性食道狭窄症、心臓神経症、更年期障害、うつ状態
3. 咽頭付近に症状を呈するもの──扁桃炎、気管支炎、喘息、咳、しわがれ声、咽頭刺激感・異物感・掻痒感等の訴え
4. 浮腫を現わすもの──顔面の浮腫、陰嚢水腫、ネフローゼ、腎炎

文献 31）より抜粋

第三章　頻用処方解説

半夏厚朴湯

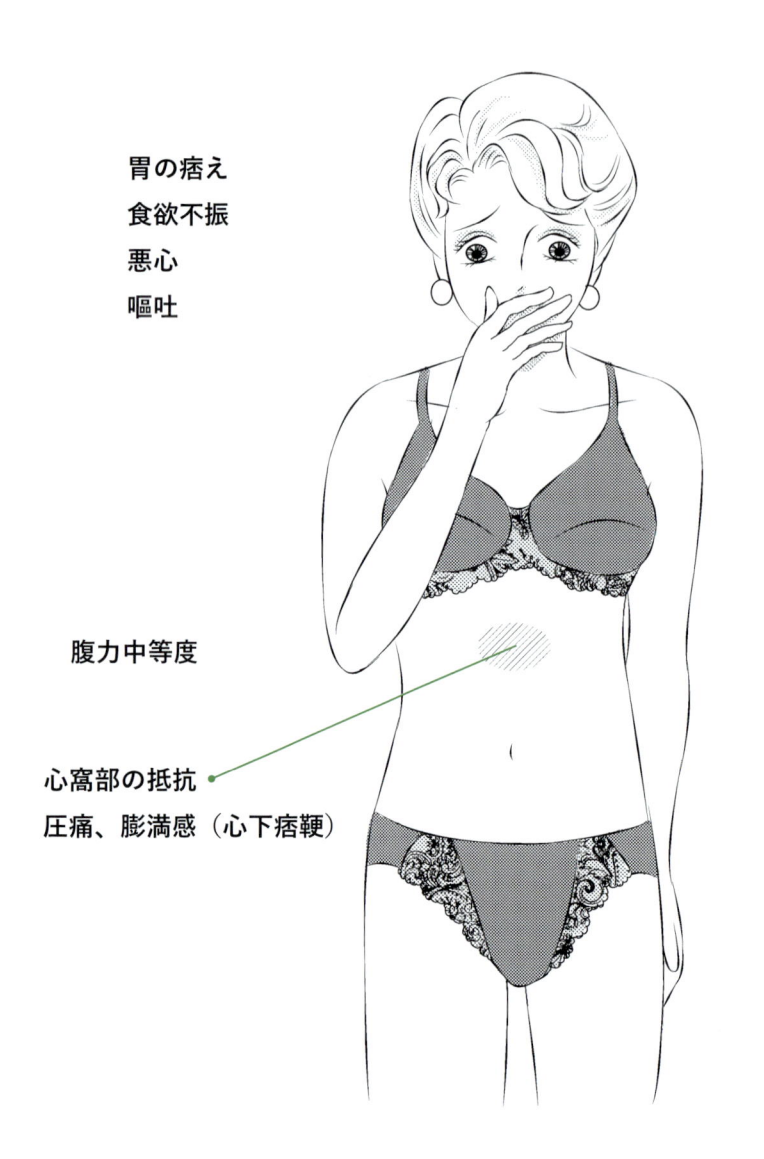

半夏瀉心湯
はんげしゃしんとう

胃の痞え
食欲不振
悪心
嘔吐

腹力中等度

心窩部の抵抗
圧痛、膨満感（心下痞鞕）

腹鳴
下痢
軟便

出典　傷寒論、金匱要略（漢時代）
病態　少陽、虚実間証
　　　　心下の邪を瀉す方剤である。

■ 構　成

黄連	寒	解熱，消炎，健胃，気逆を治す	心下の熱を除
黄芩	寒	解熱，消炎，止血	き痞えを取る
半夏	温	心下の水滞を除く，気逆を治す	心下の水を除
乾姜	温	健胃，強壮	き痞えを取る
人参	温	補脾益気，生津，安神	
大棗	温	補脾，鎮静	脾の虚を補う
甘草	平	補脾，解熱，解毒，諸薬の調和	

- 腹候　腹力中、心下痞鞕、腹中雷鳴
- 脈候　沈でやや緊
- 舌候　厚い白苔をみることが多い

■ 目　標

体力中等度の人で心窩部に痞え感がある。心窩部が痞える感じがして、ここを抑えると硬い、あるいは抵抗を触れる（心下痞鞕）。
悪心、嘔吐、腹がごろごろと鳴る、下痢、軟便、食欲不振、げっぷ、口臭などの症状がある。不安、不眠などの精神神経症状を訴える。嘔して腹鳴り、心下痞える人に用いる。

■ 適 応 例

急性・慢性胃腸炎、抗癌剤や抗生物質のよる胃腸障害、下痢、消化不良、胃下垂、神経性胃炎、胃弱、二日酔い、げっぷ、胸焼け、口内炎、神経症。

半夏瀉心湯から黄芩を去って桂枝を加えたものが**黄連湯**である。半夏瀉心湯に似ており、心下痞鞕よりも腹痛を目標にして用いる。

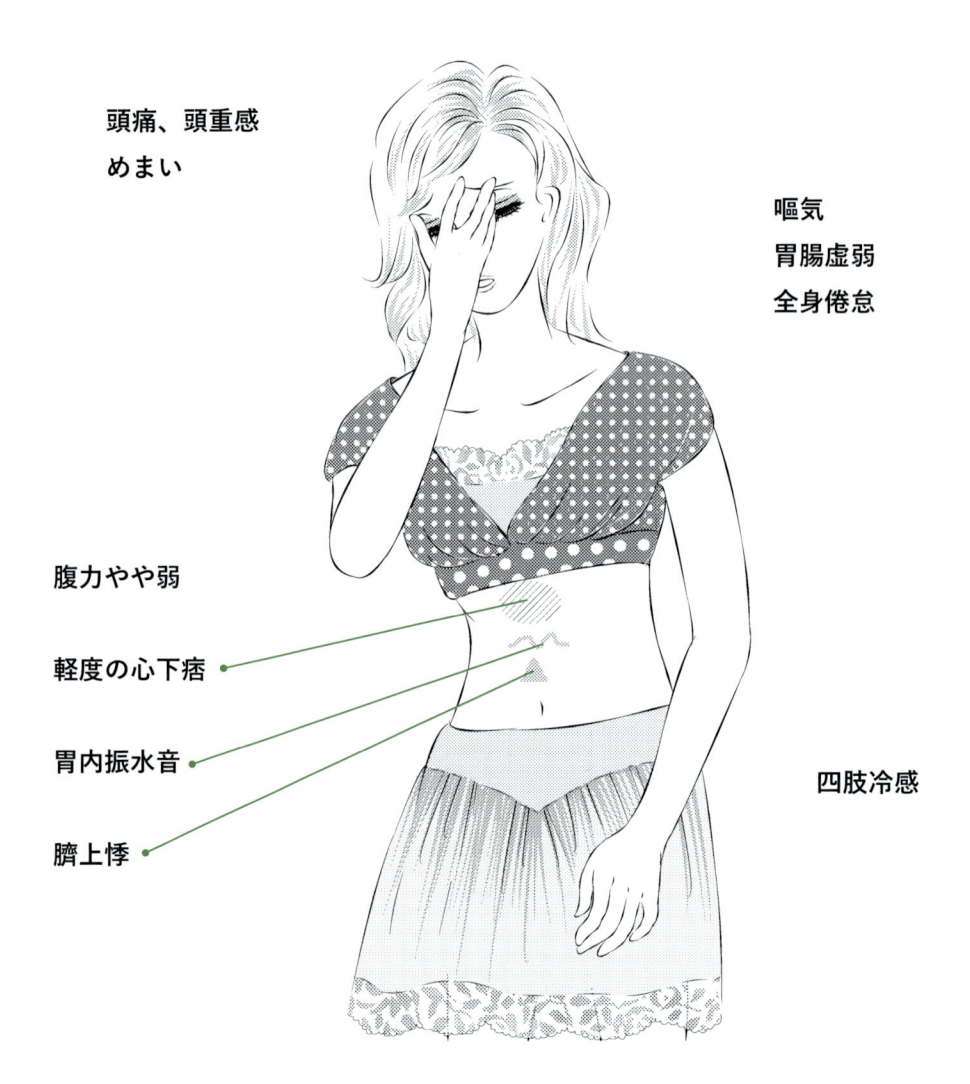

半夏白朮天麻湯
（はんげびゃくじゅつてんまとう）

頭痛、頭重感
めまい

嘔気
胃腸虚弱
全身倦怠

腹力やや弱

軽度の心下痞

胃内振水音

臍上悸

四肢冷感

出典 脾胃論（金時代）
病態 太陰、虚証
　　　　脾気虚を伴うめまい、頭痛に。

■ 構　成

半夏	温	心下の水滞を除く，気逆を治す	
朮	温	補脾，益気，利水	六君子湯から大棗と甘草を除いたもの
茯苓	平	利水，鎮静	
人参	温	補脾，益気，生津	
陳皮	温	理気，健胃，湿を除く	
生姜	温	健胃，鎮吐	
天麻	平	鎮痛，鎮痙，強壮，頭痛・めまい・ふらつきに
麦芽	平	健胃，消化，滋養
黄耆	温	益気，止汗，利水
黄柏	寒	解熱，消炎，健胃
沢瀉	寒	利水，清熱，めまい・嘔吐を治す
乾姜	温	興奮，強壮，健胃

- 腹候　　腹力やや弱、心下痞、臍上悸、胃内振水音
- 脈候　　沈、滑、あるいは弦、滑
- 舌候　　淡白湿潤、白苔

■ 目　標

比較的体力低下した胃腸虚弱で冷え性の人が、持続性のあまり激しくない頭痛、頭重感、頭冒感、めまいなどを訴える場合に用いる。

■ 適 応 例

片頭痛、筋緊張性頭痛、めまい、メニエール病、低血圧症、心身症、神経症、更年期障害。

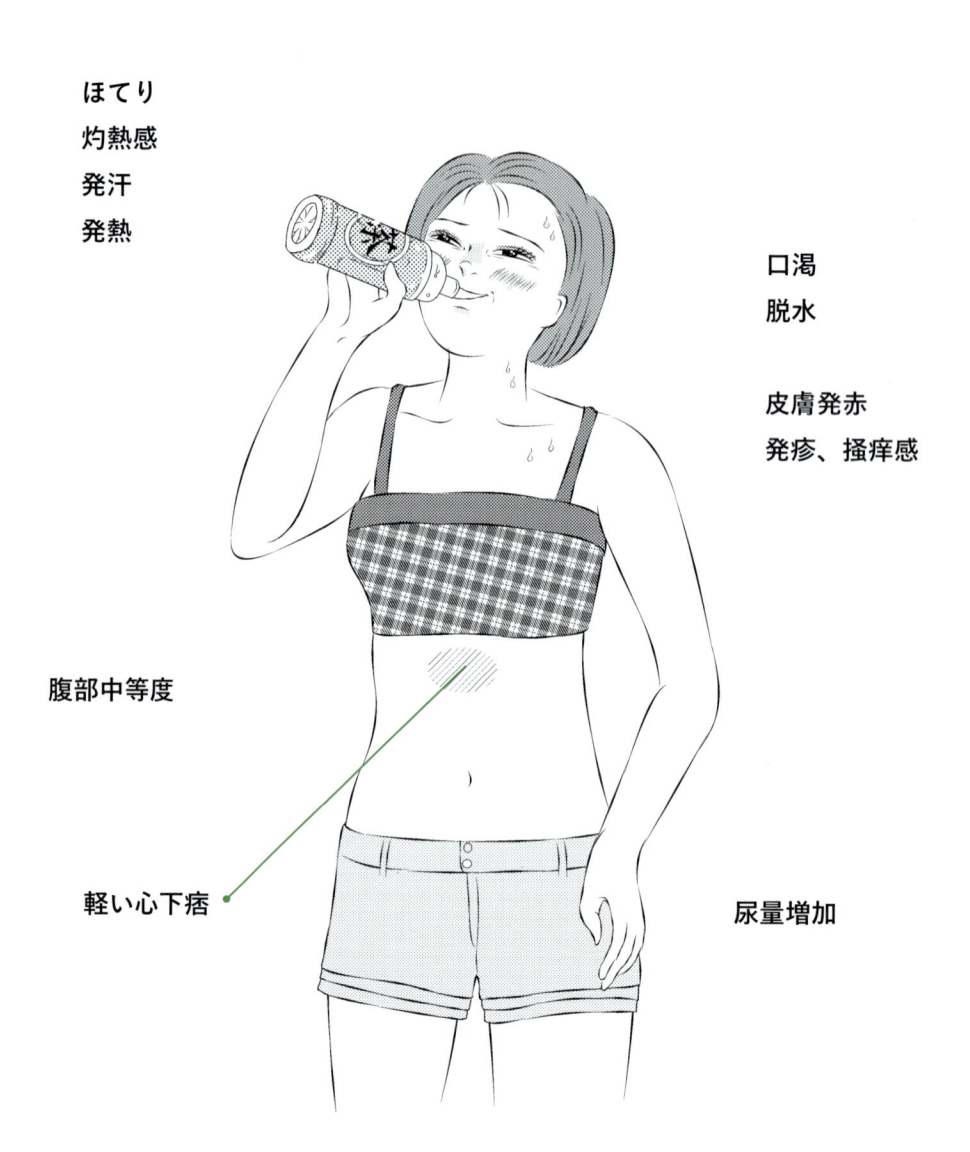

白虎加人参湯
びゃっこかにんじんとう

ほてり
灼熱感
発汗
発熱

口渇
脱水

皮膚発赤
発疹、掻痒感

腹部中等度

軽い心下痞

尿量増加

出典	傷寒論、金匱要略（漢時代）		
病態	陽明、実証		
	口渇を伴う熱証に。		

■ 構　成

知母	寒	解熱，消炎，止渇	白虎湯
石膏	寒	解熱，消炎，止渇	
甘草	平	補脾，益気，解熱，緩和	
粳米	涼	滋養，緩和	
人参	温	補脾，益気，生津	

白虎湯に熱によって消耗した体力を補う人参を加えた薬方である。

- 腹候　　腹力中等度、軽い心下痞
- 脈候　　洪大
- 舌候　　乾燥し白苔か黄苔

■ 目　標

比較的体力がある人の口渇、ほてりなどを目標に用いる。一般に急性症においては顕著な口渇、発汗、身体灼熱感、発熱などを、慢性症においては口渇、局所の灼熱感、のぼせ、眼球結膜充血、皮膚発赤・発疹、搔痒感、ときとして尿量増加、発汗などを伴う。

■ 適 応 例

糖尿病、湿疹、急・慢性皮膚炎、尋常性乾癬、蕁麻疹、アトピー性皮膚炎、かぜ症候群、バセドー病、口腔・咽喉乾燥症（シェーグレン症候群）、夜尿症、熱射病。

矢數道明先生によると、

1. 流感、腸チフス、肺炎、脳炎、中暑、熱射病等で高熱、煩渇、脳症を起こしたもの
2. 糖尿病、脳出血、バセドー病で煩渇し、脈洪大のもの
3. 皮膚病のなかで、皮膚炎、蕁麻疹、湿疹、ストロフルス、乾癬等の搔痒甚だしく、患部が赤く充血し、乾燥性で煩渇を伴うもの

に有効である。その他、腎炎、尿毒症、胆のう炎、夜尿症、虹彩毛様体炎、角膜炎、歯槽膿漏等にも用いられる。

文献31）より抜粋

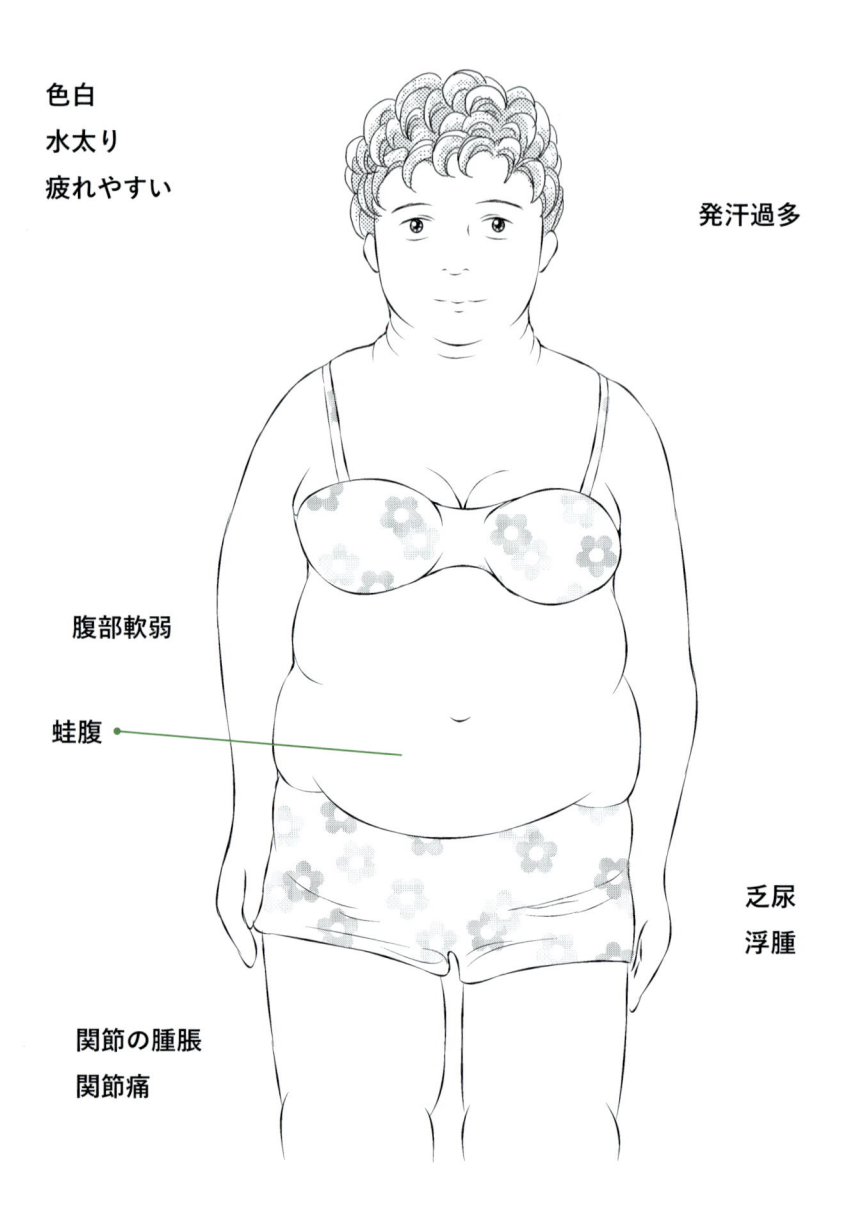

防已黄耆湯
ぼう い おう ぎ とう

色白
水太り
疲れやすい

発汗過多

腹部軟弱

蛙腹

乏尿
浮腫

関節の腫脹
関節痛

出典 金匱要略（漢時代）
病態 太陰、虚証
体表に水毒があり、しかも表が虚し下肢の気血の廻らない人に。

■ 構　成

防已	寒	解熱，利水、祛湿（浮腫を去る）
黄耆	温	補脾，利水，止汗
朮	温	補脾，益気，利水
甘草	平	補脾，益気，鎮痛，緩和，諸薬の調和
大棗	温	補脾，鎮静
生姜	温	発散，健胃，鎮吐

- 腹候　　腹部軟弱、蛙腹
- 脈候　　浮、軟
- 舌候　　湿潤、淡白、白苔

■ 目　標

色白で筋肉柔らかく水太りタイプ。汗をかきやすく疲れやすい、体が重い等の全身倦怠感を訴える。尿量減少、浮腫、関節（特に膝関節）の痛みや腫れなどを伴う。

■ 適 応 例

腎炎、ネフローゼ、妊娠腎、肥満、関節炎、癰、癤、筋炎、浮腫、皮膚病、多汗症、蕁麻疹、月経不順、変形性膝関節症。

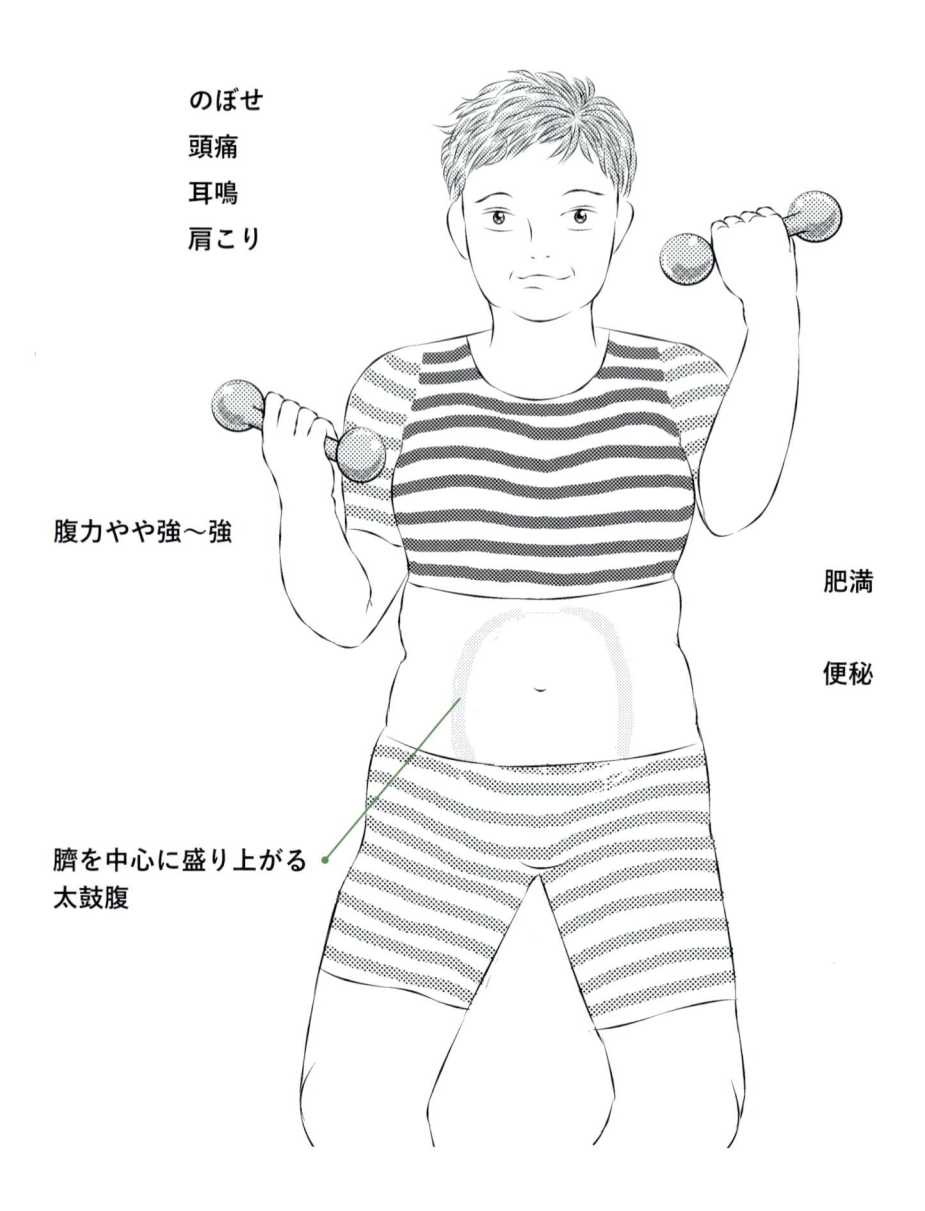

防風通聖散
ぼう ふう つう しょう さん

のぼせ
頭痛
耳鳴
肩こり

腹力やや強〜強

肥満

便秘

臍を中心に盛り上がる
太鼓腹

出典 宣明論（金時代）
病態 陽明、実証
漢方のやせ薬として有名。

■ 構　成

大黄	寒	食毒を駆逐し便秘を治す	石膏	寒	清熱消炎
芒硝	寒		桔梗	平	
麻黄	温	解毒，発汗 体表より病邪発散	連翹	寒	
防風	温		黄芩	寒	
荊芥	温		川芎	温	補血 血行促進
薄荷	涼		当帰	温	
滑石	涼	解熱，消炎，利水	芍薬	涼	
山梔子	寒		朮	温	補脾益気 健胃
			甘草	平	
			生姜	温	

体表、尿、便を通じて停滞した水分や老廃物を排出し、熱をさます方剤である。

- 腹候　硬い太鼓腹（臍を中心に膨満かつ充実）
- 脈候　沈、実
- 舌候　紅、厚い黄苔

■ 目　標
硬太りで便秘がち、のぼせ、肩こり、頭痛、耳鳴りなどがある。

■ 適　応　例
高血圧の随伴症状（動悸、肩こり、のぼせ）、肥満症、むくみ、便秘、動脈硬化症、痛風、糖尿病、高脂血症、湿疹、酒さ鼻、アトピー性皮膚炎。

補中益気湯
(ほちゅうえっきとう)

食欲不振
全身倦怠
微熱

眼つきに力がない

言葉に力がない

腹力弱

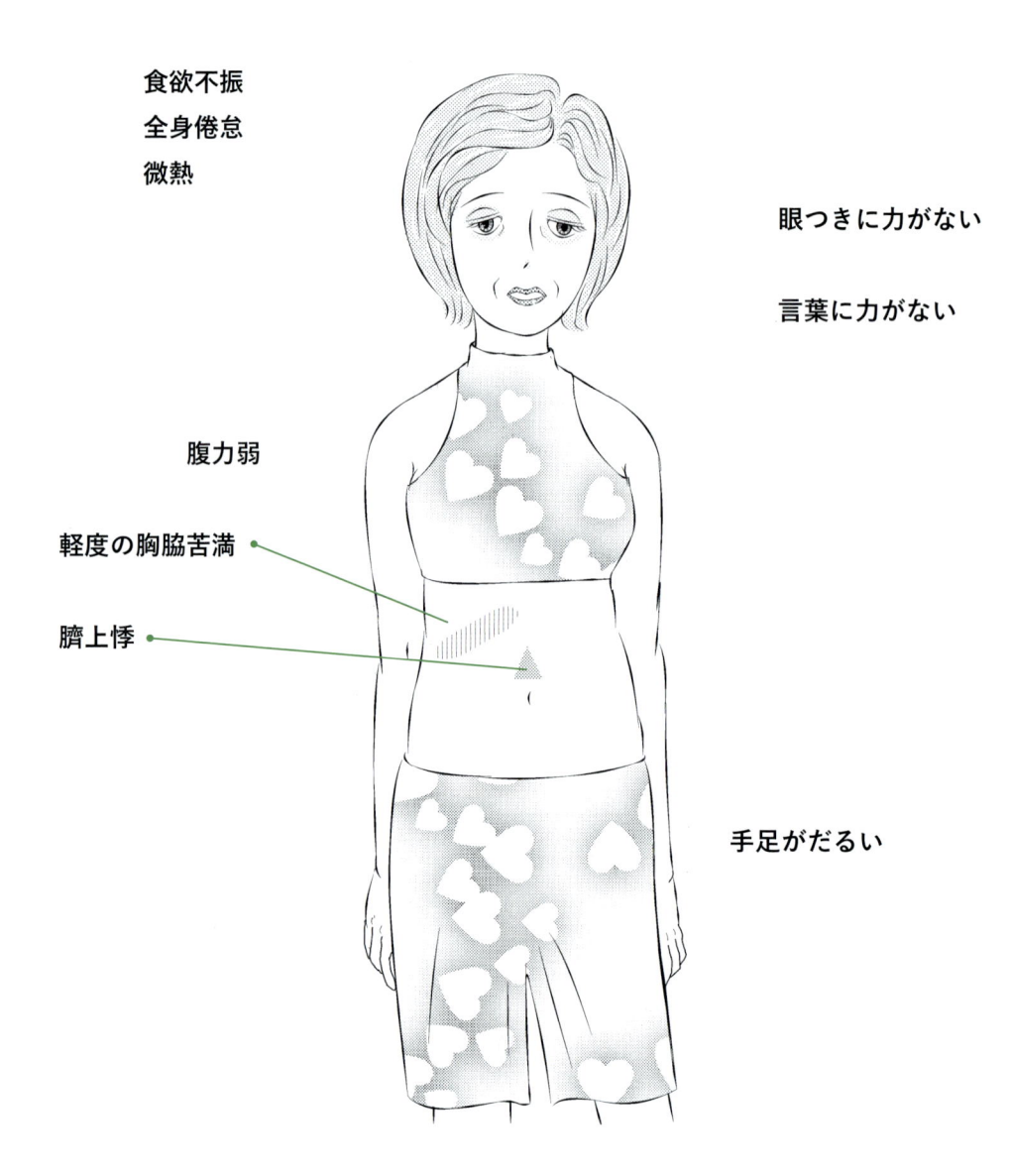

軽度の胸脇苦満

臍上悸

手足がだるい

出典　脾胃論（金時代）
病態　少陽、虚証
　　　中（消化器）を補い、気を益す薬である。

■ 構　成

黄耆	温	益気，利水，体表の防衛力を高め止汗	
人参	温	補脾，益気，生津	気虚の基本方剤四君子湯から茯苓を除いたもの
甘草	平	補脾，益気，解熱，解毒	
朮	温	補脾，益気，利水	
乾生姜	温	強壮，健胃	
大棗	温	補脾，鎮静	
当帰	温	補血，月経調整	
升麻	寒	発汗，解毒，内臓を引き上げる	
柴胡	寒	解熱，消炎，肝の気滞を去る	
陳皮	温	理気，健胃，祛痰	

　虚証の疲労病を補益する。補剤の王様という意味で別名「医王湯」とも呼ばれる。広く体力増強剤として応用される。

- 腹候　　腹部軟弱、臍上悸、ときに軽い胸脇苦満
- 脈候　　浮弱で大
- 舌候　　薄白苔、歯圧痕、口中に唾液が多い

■ 目　標

　虚弱体質、慢性疾患、外科手術後など体力の低下した状態に広く用いられる。①手足に倦怠感、②言語に力がない、③目に勢いがない、④口中に唾液が溜まりやすい、⑤食欲不振、⑥熱い物を好む、⑦動悸、⑧脈が散大で無力、⑨多汗、盗汗 ⑩微熱。

■ 適 応 例

　夏やせ、病後の体力回復、結核症、食欲不振、胃下垂、感冒、痔、脱肛、子宮下垂、陰萎、半身不随、多汗症、腎不全、慢性疲労症候群、癌化学療法・放射線療法時の副作用軽減。

　補中益気湯をベースに五味子、麦門冬、黄柏などの滋潤、清熱、止汗作用のある生薬を加えたのが**清暑益気湯**で、暑気あたり、暑さによる食欲不振、下痢、全身倦怠、夏やせに使用される。

麻黄湯(まおうとう)

頭痛
発熱
悪感

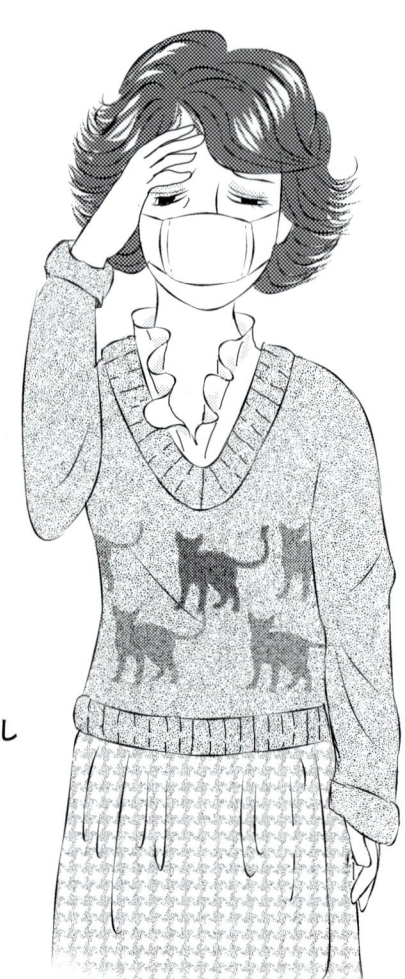

喘咳
喘鳴

発汗なし

腹力中等度

筋肉痛
関節痛

特別な腹証なし

出典　傷寒論（漢時代）
病態　太陽、表実証
　　　　太陽病、表実証の基本処方。

■ 構　成

麻黄	温	発汗，解表，鎮咳
桂枝	温	発汗，解表，気血の巡りを良くし気逆を治す
杏仁	温	鎮咳，祛痰
甘草	平	補脾，益気，解熱，解毒，鎮咳

- 腹候　腹力充実
- 脈候　浮、緊
- 舌候　淡紅、薄白苔

■ 目　標

平素体力充実した人の熱性疾患の初期に用いる。頭痛、発熱、悪感、腰痛、関節痛などがあって自然に汗の出ない症状（表実）に。
麻黄は強い発汗剤なのであまり体力のない人には向かない。

■ 適応例

1. 熱性疾患の初期に用いられる──感冒、インフルエンザの初期、気管支炎
2. 熱のない雑病に用いられる──喘息、急・慢性鼻炎、アレルギー性鼻炎、副鼻腔炎、関節炎、関節リウマチ、乳児の鼻閉塞、哺乳困難、鼻づまり、夜尿症

桂枝湯と合方し**桂麻各半湯**として咽喉が痛む風邪（のどがチクチクする風邪）や湿疹に用いられる。

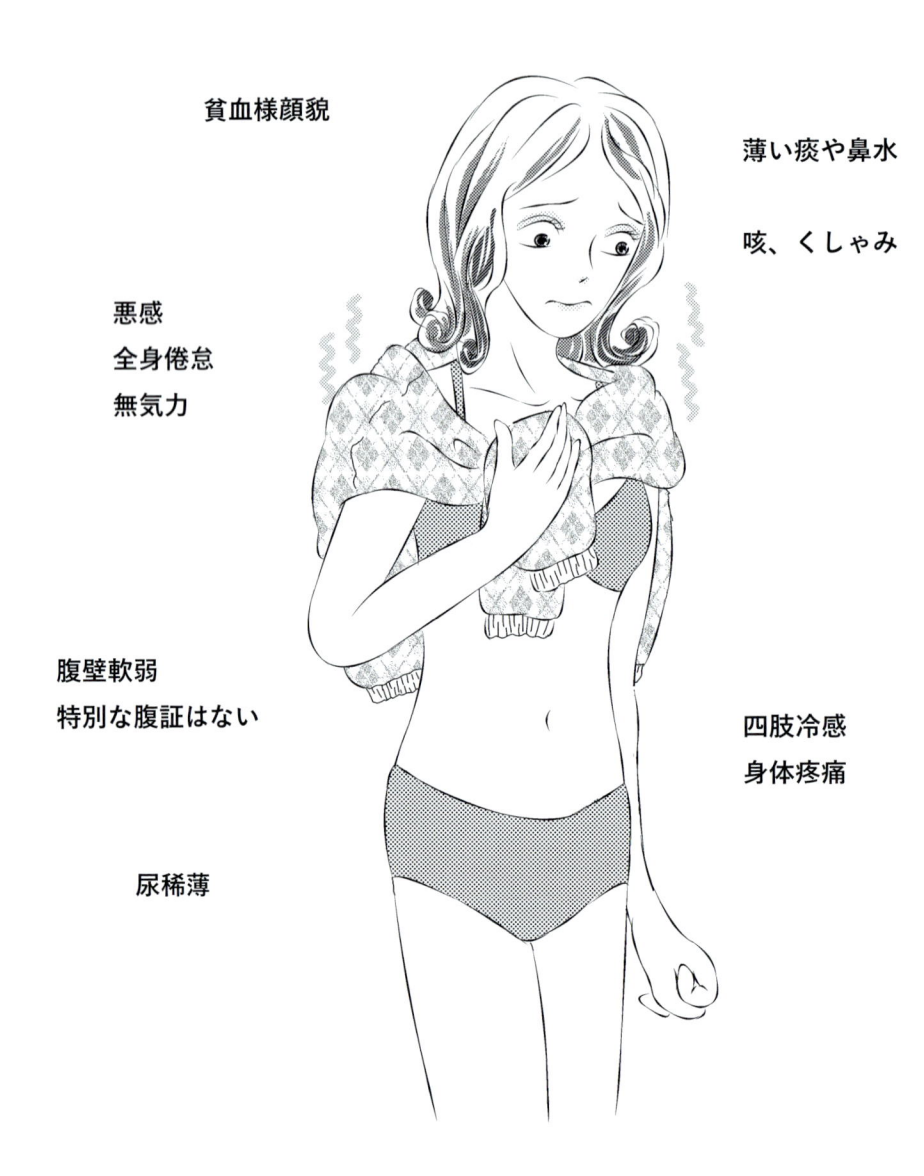

麻黄附子細辛湯
(まおうぶしさいしんとう)

貧血様顔貌

薄い痰や鼻水

咳、くしゃみ

悪感
全身倦怠
無気力

腹壁軟弱
特別な腹証はない

四肢冷感
身体疼痛

尿稀薄

出典	傷寒論（漢時代）
病態	少陰、虚実間～虚証
	陰証から発する虚弱者の外感病の初期に。

■ 構　成

麻黄	温	発汗，解表，鎮咳
附子	熱	強心，鎮痛，利水，寒を除く
細辛	温	鎮痛，鎮咳

- 腹候　　腹部軟弱、特別な腹証無し
- 脈候　　沈、細
- 舌候　　淡白

■ 目　標

体力が低下した人の、特に高齢者や虚弱者の感冒や気管支炎に頻用され、さらに慢性疾患にも応用される。
悪寒、発熱（発熱はあまり顕著ではない）、頭痛、咳嗽、水様性鼻水、手足の冷え、痛みなどを訴える。顔色が悪く、脱力感、全身倦怠感があり、臥床するのを好む。少陰の直中（虚弱者では太陽病期を経ずにいきなり少陰病となる）にも用いられる。

■ 適　応　例

虚弱者や老人の感冒、気管支炎、気管支喘息、アレルギー性鼻炎、急・慢性鼻炎、急・慢性副鼻腔炎、寒冷蕁麻疹、三叉神経痛。

桂姜棗草黄辛附湯	本方に桂枝去芍薬湯（エキス剤ならば桂枝湯）を合方したものが桂姜棗草黄辛附湯である。少陰病の風邪、頭痛、顔面痛、三叉神経痛、水様性鼻水、アレルギー性鼻炎、鼻閉、喘息などに。
芍甘黄辛附湯	四肢痛、腰痛、坐骨神経痛に（本来は芍薬甘草湯に大黄、細辛、附子を加えたものだが虚証向きに芍薬甘草湯と麻黄附子細辛湯を合方）。

麻子仁丸
ましにんがん

便塊を触知

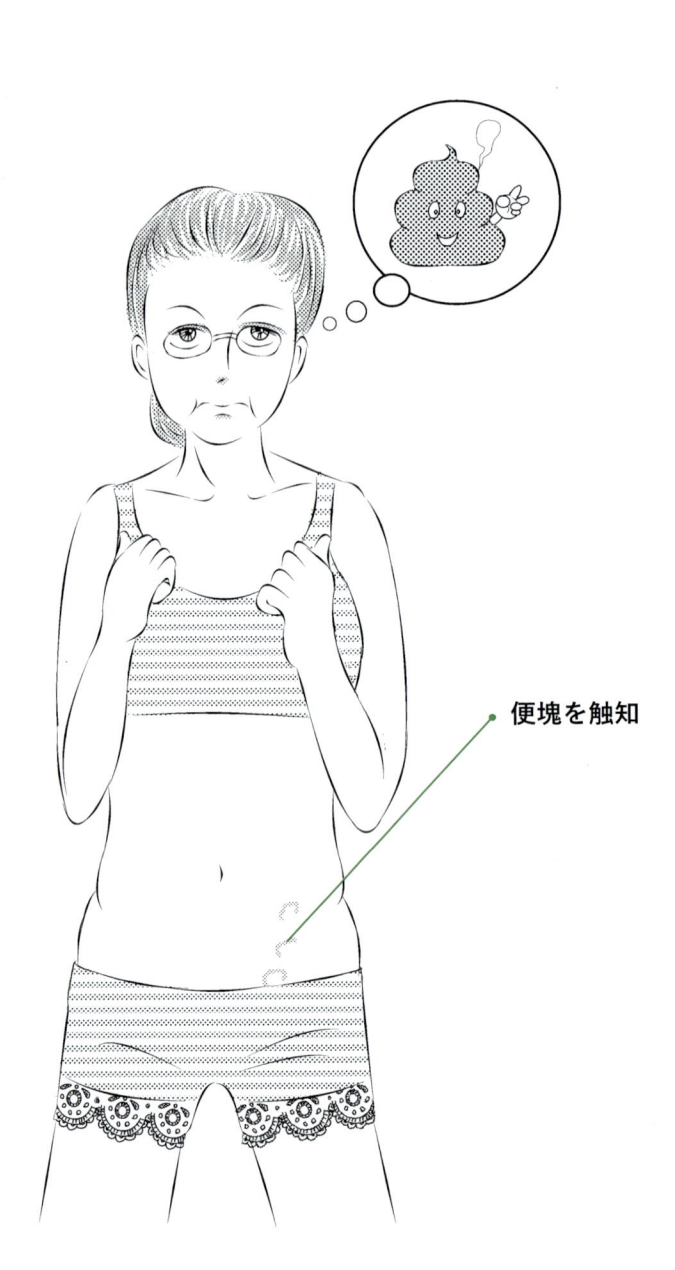

腹壁やや軟

常習便秘

出典　傷寒論、金匱要略（漢時代）
病態　太陰、虚実間
　　　　虚証の弛緩性便秘に用いる。

■ 構　成

麻子仁	平	潤腸，瀉下
杏仁	温	鎮咳，祛痰，潤腸
枳実	寒	健胃，瀉下
厚朴	温	健胃，鎮吐，気逆を治す
大黄	寒	瀉下，利胆，消炎，健胃
芍薬	涼	鎮痛，鎮痙

瀉下剤と潤腸剤の配合によって緩下剤となる。

- 腹候　腹壁軟弱、便塊を触知
- 脈候　沈弱、あるいは細
- 舌候　やや乾燥、無苔

■ 目　標

虚証でやや水分欠乏した状態（脾の陰液不足によって胃腸の働きが低下したもの）に。老人や病後の便秘にしばしば用いられる。
便は乾燥して硬い。

■ 適 応 例

常習性便秘、急性便秘、病後の便秘、便秘を伴う痔疾。

　本方中の芍薬を去り、当帰、地黄、桃仁、黄芩、甘草を加えて腸を潤すことによって便通をつける緩和な瀉下薬として**潤腸湯**がある。

抑肝散
よくかんさん

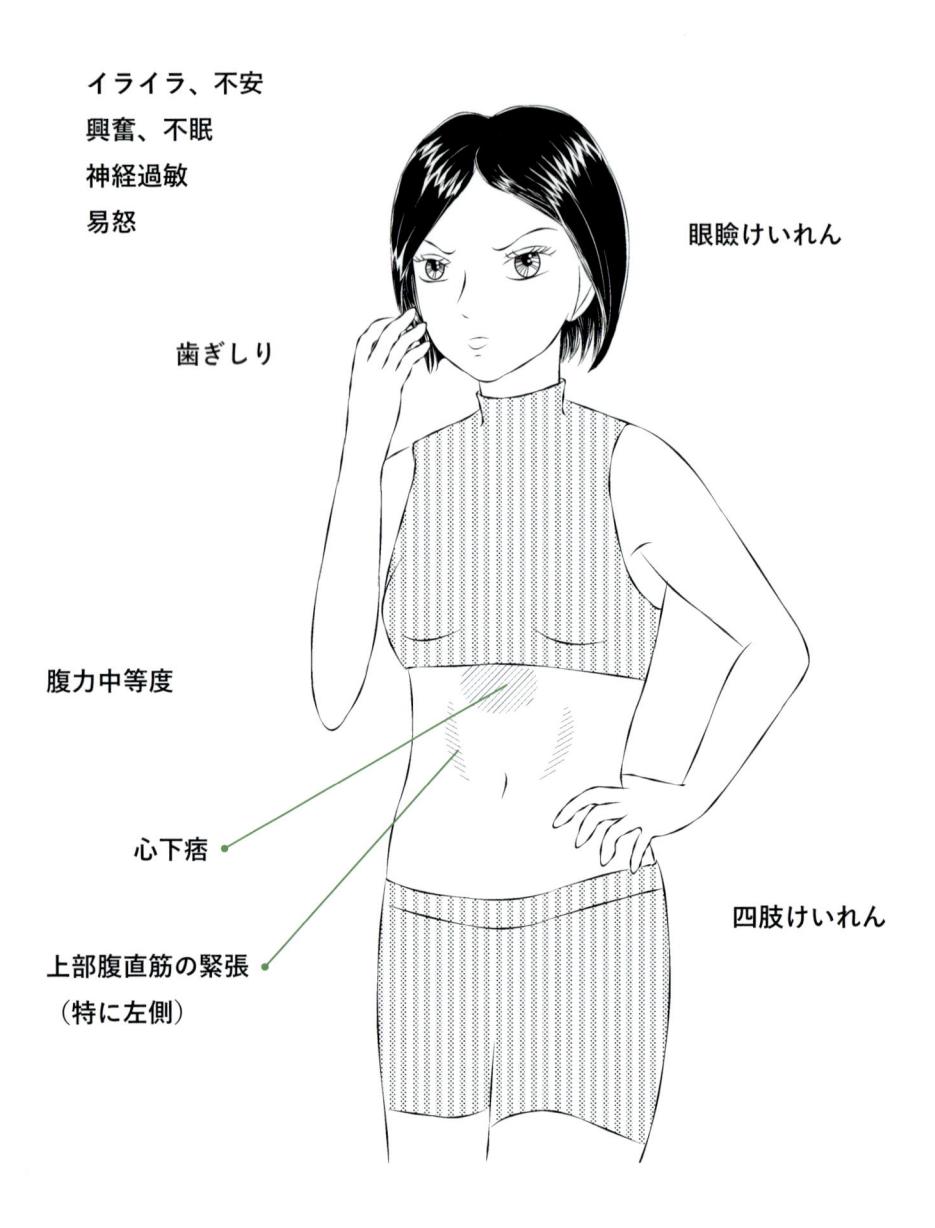

イライラ、不安
興奮、不眠
神経過敏
易怒

眼瞼けいれん

歯ぎしり

腹力中等度

心下痞

上部腹直筋の緊張
（特に左側）

四肢けいれん

出典 保嬰撮要（宋時代）
病態 少陽、虚証
　　　　肝気の昂ぶりを抑制する方剤である。

■ 構　成

釣藤鈎	寒	鎮静，鎮痙，解熱
柴胡	寒	解熱，消炎，肝の気滞を取る
当帰	温	補血，鎮痛，月経調整
川芎	温	補血，気の巡りをよくする
茯苓	平	利水，鎮静，動悸を治す
朮	温	補脾，益気，利水
甘草	平	補脾，益気，解熱，諸薬の調和

- 腹候　　腹力中等度、腹直筋の緊張（特に左側）、心下痞
- 脈候　　弦
- 舌候　　紅で乾湿中間、白苔

■ 目　標
体力中等度の人の肝気が昂ぶって興奮し、神経過敏、怒りやすい、いらいら、不安、不眠など精神神経症状を訴える場合に用いる。眼瞼、顔面、手足などの筋肉のけいれんを訴えることもある。

■ 適 応 例
神経症、不眠症、ヒステリー、更年期障害、月経前症候群、小児夜泣き、小児疳症、チック、眼瞼けいれん、てんかん、夜間の歯ぎしり。

　認知症周辺症状BPSD（暴言、暴力などの攻撃的行動や幻覚、妄想などの精神症状）に有効。
　昔から疳の強い子供に母親もいらいらしているので母子同服させる薬として有名。
　抑肝散に似てさらに体力低下し、気うつなどの神経症的訴えが強くなり、悪心、嘔吐など湿痰の症候を伴う場合は、陳皮、半夏を加えた**抑肝散加陳皮半夏**を用いる。

抑肝散

六君子湯
りっくんしとう

食欲不振
悪心
嘔吐

全身倦怠
体重減少
活力低下

腹力弱

軽度の心下痞

胃内振水音

臍上悸

軟便、あるいは便秘

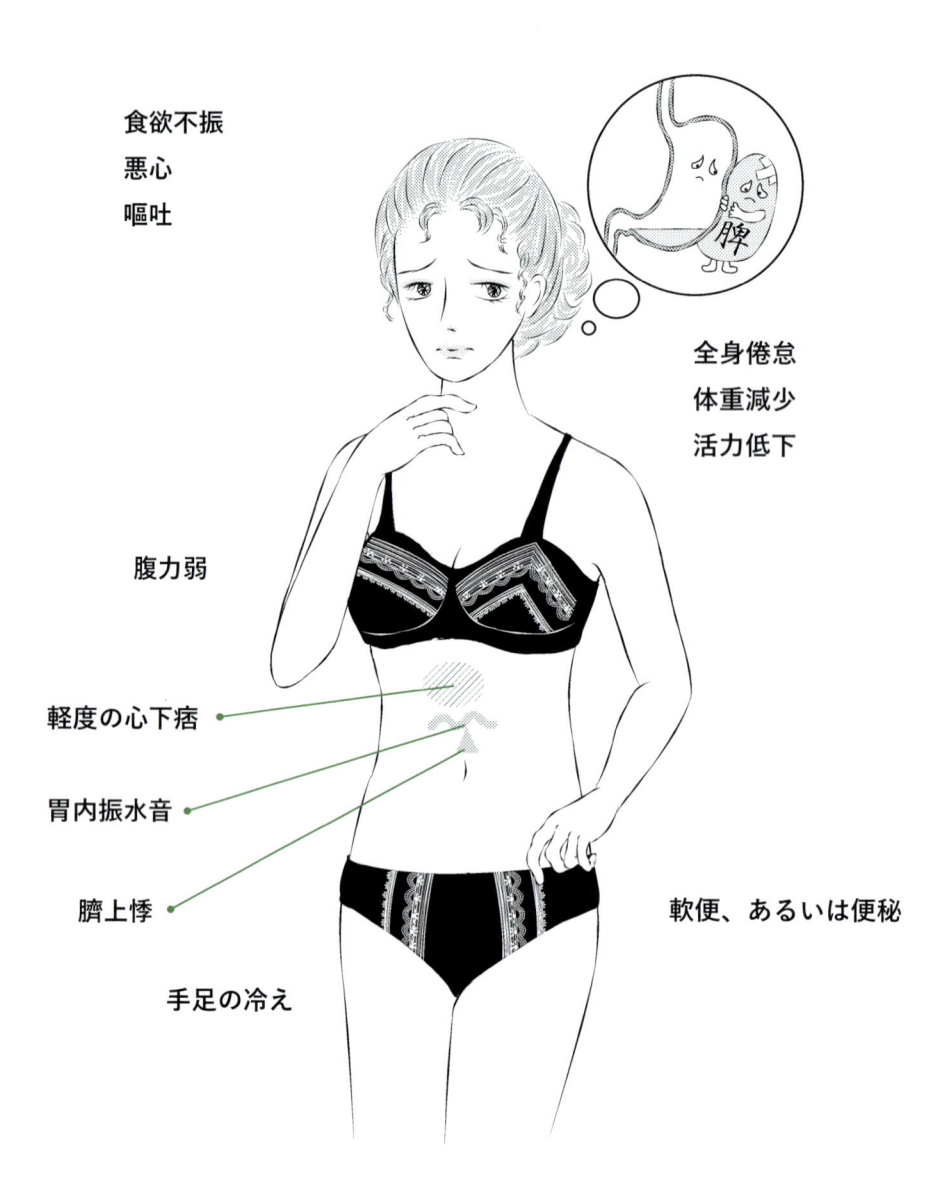

手足の冷え

出典 万病回春（宋時代）
病態 太陰、虚証
脾胃の虚（消化機能低下）に痰飲を伴った人に。

■ 構　成

人参	温	補脾，益気，生津
朮	温	補脾，益気，利水
茯苓	平	利水，鎮静
甘草	平	補脾，益気，解熱，解毒
生姜	温	健胃，鎮吐
大棗	温	補脾，鎮静
半夏	温	心下の水滞を除く，気逆を治す
陳皮	温	理気，健胃，湿を除く

（人参〜大棗：四君子湯）

君子の生薬の集まりであるところから六君子湯と名付けられた。

半夏、陳皮を加えることによって、**四君子湯**よりもいっそう胃内の停水を取る作用が強化されている。

- 腹候　　腹力弱、心下痞、胃内振水音
- 脈候　　沈、弱
- 舌候　　湿潤し、やや厚い白苔あり

■ 目　標

比較的体力低下した人の、主として慢性化した消化機能の低下状態を目標に用いる。胃腸虚弱で疲れやすい、食欲不振、悪心、胃部の痞え感、軟便あるいは便秘、手足が冷えやすい、食後に眠くなる等の症状がみられる。

■ 適　応　例

急・慢性胃炎、胃アトニー、胃下垂、胃・十二指腸潰瘍、消化不良、食欲不振、慢性消耗性疾患・術後の消化管障害、逆流性食道炎。

柴芍六君子湯	六君子湯に柴胡と芍薬を加えたもの。 脾胃の虚があって腹診で胸脇苦満と腹直筋緊張のある人に。振水音のあることもある。 胃腸症状とともに不安、不眠などの精神神経症状を訴える。 エキス剤では六君子湯と四逆散または柴胡桂枝湯で代用。
香砂六君子湯	六君子湯に香附子、砂仁、藿香を加えたもの。六君子湯の証で心窩部の痞塞が強く、気うつ、食欲不振、宿食のある人に。 エキス剤では六君子湯と香蘇散を合方すれば少し似たものになる。

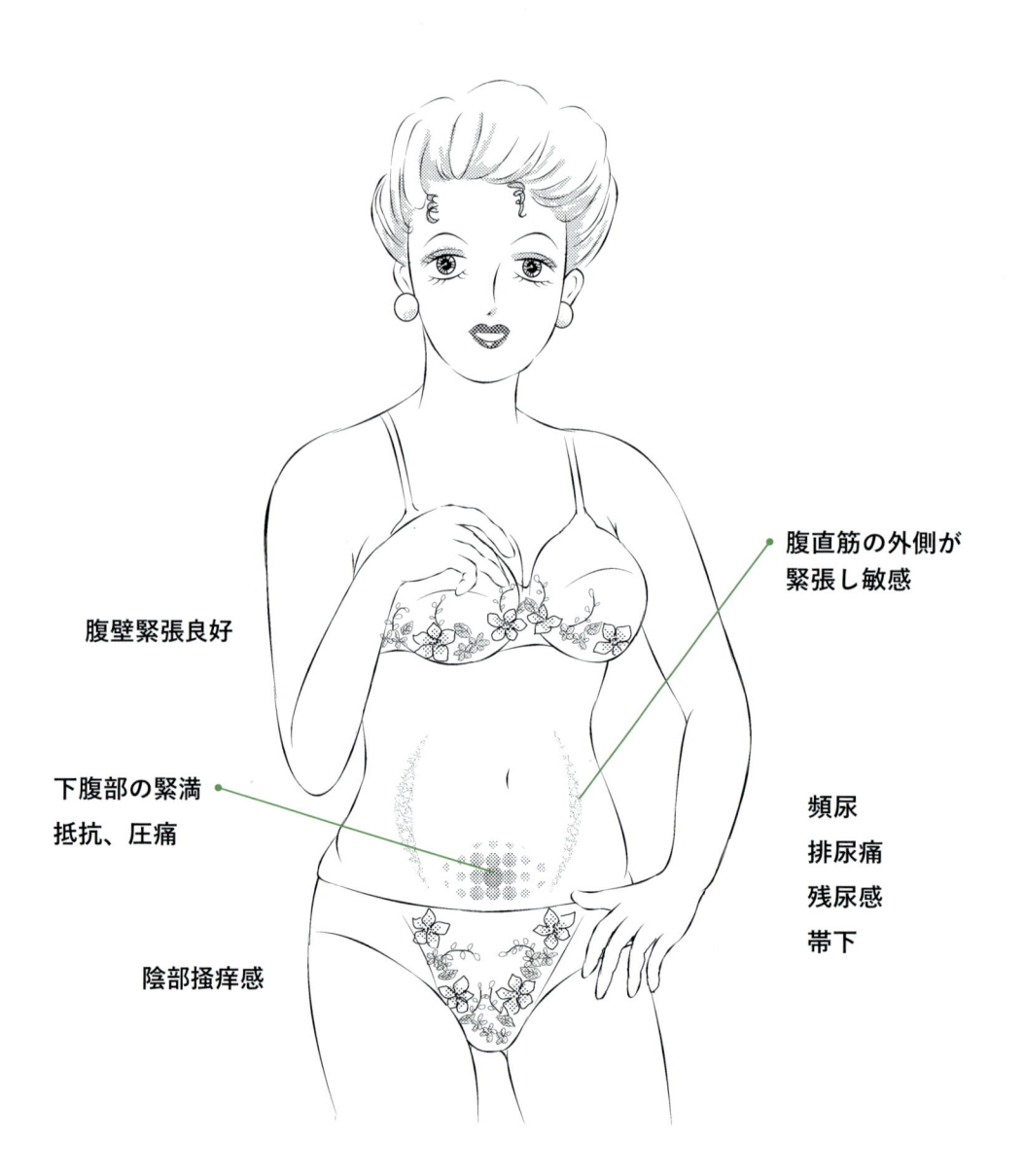

竜胆瀉肝湯
りゅう たん しゃ かん とう

腹壁緊張良好

下腹部の緊満
抵抗、圧痛

陰部掻痒感

腹直筋の外側が
緊張し敏感

頻尿
排尿痛
残尿感
帯下

出典 薛氏十六種（明時代）
病態 陽明、実証〜中間証
下焦の湿熱を治す。

構　成

竜胆	寒	解熱，消炎，利胆，下焦の湿熱を除く
黄芩	寒	解熱，消炎，止血
山梔子	寒	解熱，消炎，止血，利胆
車前子	寒	利水，排尿障害に
沢瀉	寒	利水，解熱，めまい・嘔吐を止める
木通	寒	消炎，利水，気逆を治す
当帰	温	補血，月経調整
地黄	寒	滋陰
甘草	平	補脾益気，解熱，解毒，諸薬の調和

- 腹候　全体に力があり、腹直筋外側に緊張と過敏帯
- 脈候　弦数、または沈緊
- 舌候　乾燥し黄膩苔

目　標

比較的体力ある人の泌尿器系、生殖器系の炎症に用いる。排尿痛、膿尿、頻尿、帯下、外陰部の掻痒感などの症状とともに、のぼせ、いらいら、易怒性などの精神症状を呈することがある。

適応例

膀胱炎、尿道炎、膣炎、外陰部掻痒症、外陰部湿疹、バルトリン腺炎、帯下、鼠径リンパ節炎、睾丸炎。

　大塚敬節先生によると「この方は淋毒性の尿道炎、膀胱炎、バルトリン腺炎、子宮内膜炎などがあって、帯下のあるものに用いる機会が多い」、「この方には利尿作用の他に消炎、解熱、鎮痛の効があるので、膀胱炎、尿道炎、バルトリン腺炎、陰部の潰瘍、陰部の湿疹、子宮内膜炎などに用いられる」[7]とある。ただし実証向きの方剤であり、体力の衰えたもの、冷え性のものには向かないと述べておられる。

苓姜朮甘湯
りょうきょうじゅつかんとう

全身倦怠感

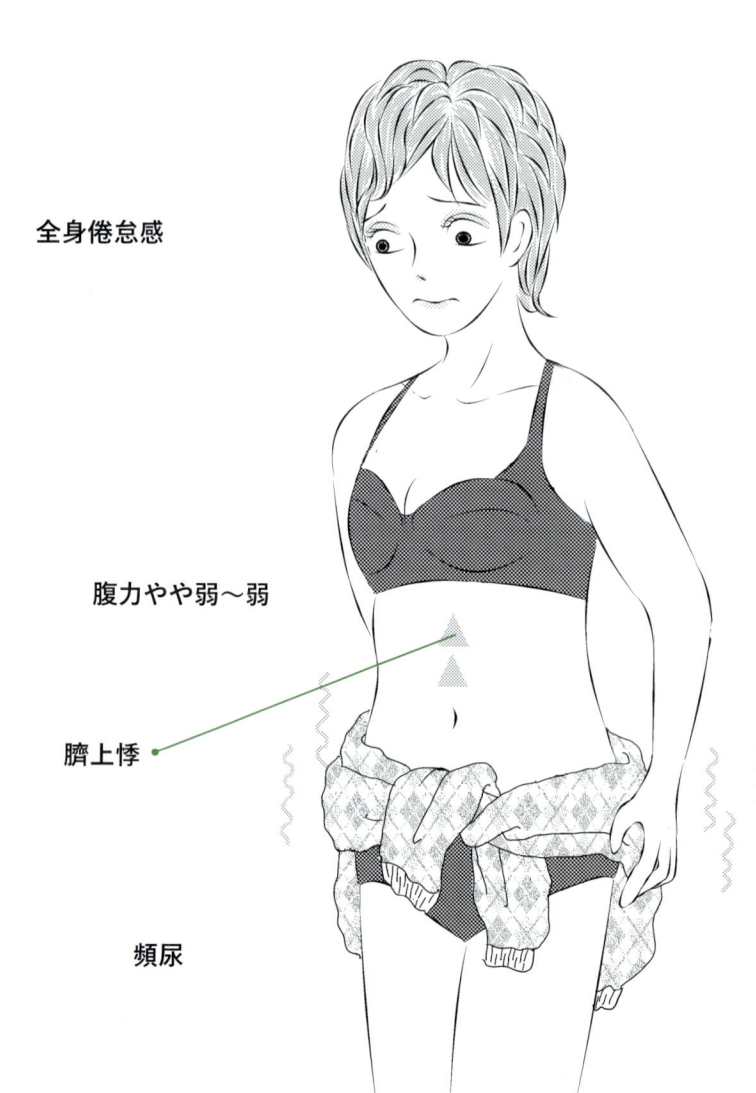

腹力やや弱〜弱

臍上悸

腰部、下肢の冷感、疼痛

頻尿

228

出典　金匱要略（漢時代）
病態　少陽、虚証
　　　　水毒が下半身に下降したものを治す。

■ 構　成

乾姜	温	温補，裏を温め頻尿を抑制
茯苓	平	利水，鎮静
朮	温	利水，補脾益気
甘草	平	補脾益気，解熱，鎮痛，諸薬の調和

- 腹候　　腹部軟弱、臍上悸
- 脈候　　沈、細、微
- 舌候　　淡白湿潤、無苔か微白苔

■ 目　標
水の中に座っているように腰が冷え、体が重く、尿量が多い冷え性や腰痛に。

■ 適　応　例
腰痛症、腰部冷感、神経痛（特に坐骨神経痛）、夜尿症、膀胱神経症、頻尿、希薄な帯下。

苓桂朮甘湯
(りょうけいじゅつかんとう)

頭痛、のぼせ

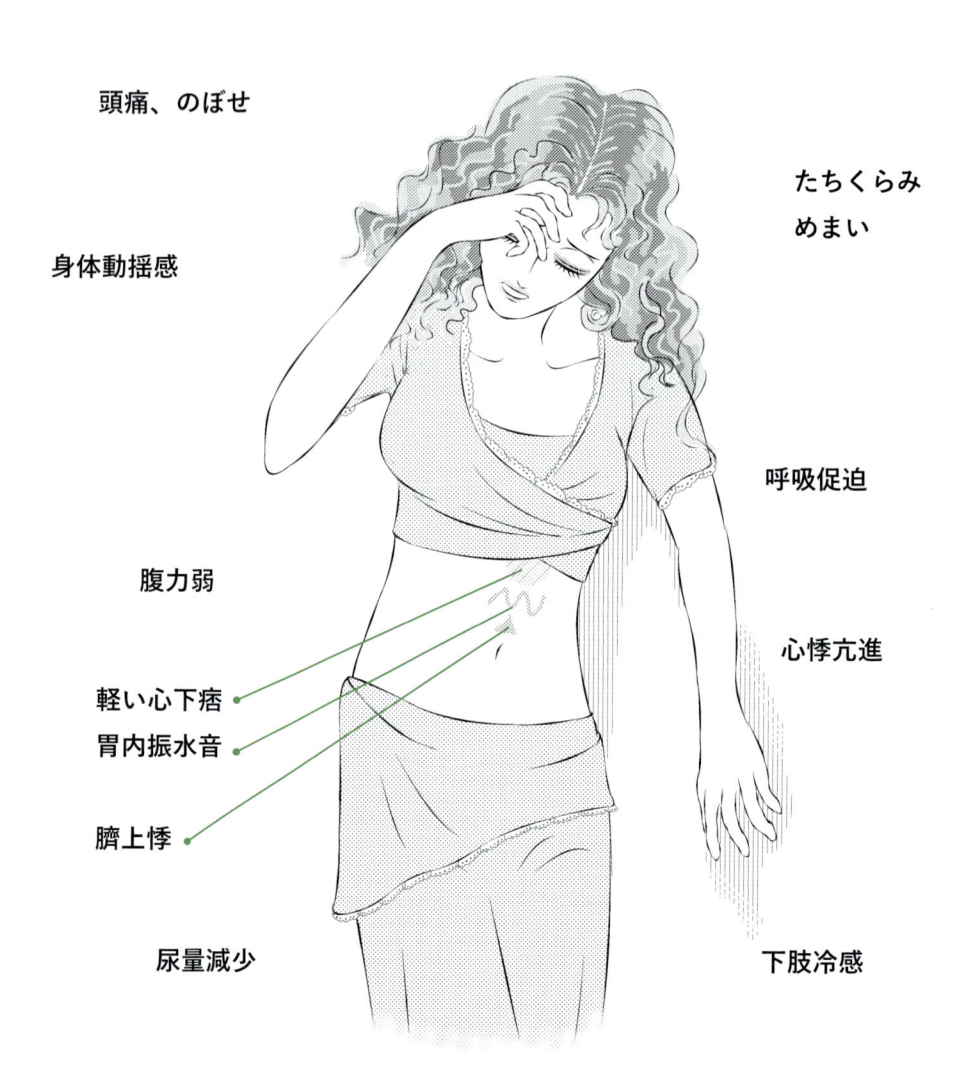

たちくらみ
めまい

身体動揺感

呼吸促迫

腹力弱

心悸亢進

軽い心下痞
胃内振水音

臍上悸

尿量減少

下肢冷感

出典	傷寒論、金匱要略（漢時代）	
病態	少陽、虚証	
	水毒の上衝と気逆による症状を治す。	

■ 構　成

茯苓	平	利水，鎮静，動悸を治す
朮	温	補脾，益気，利水
桂枝	温	気逆を治す，のぼせによい
甘草	平	補脾益気，解熱，解毒，諸薬の調和

- 腹候　　腹力弱、臍上悸、軽い心下痞、ときに胃内振水音
- 脈候　　沈緊、または弦滑
- 舌候　　淡白、白滑苔

■ 目　標

比較的体力低下した人で、めまい、身体動揺感、立ちくらみ、息切れ、動悸、頭痛、のぼせ、尿量減少などを訴える。

■ 適 応 例

神経質、神経症、めまい、動悸、息切れ、頭痛、自律神経失調症、パニック障害、更年期障害。

　桂枝を乾姜に変えれば**苓姜朮甘湯**になる。腰や下肢の冷えに。
　茯苓、桂枝、甘草、大棗で**苓桂甘棗湯**になる（エキス剤では苓桂朮甘湯と甘麦大棗湯を併用する）。奔豚気病、不安神経症、更年期障害に。
　四物湯と苓桂朮甘湯を合方して**連珠飲**になる。出血や貧血による諸病によい。更年期障害にも用いられる。

参考文献

1) 秋葉哲生：活用自在の処方解説，ライフ・サイエンス，東京，2009
2) 後山尚久（編）：疾患・症状別はじめての漢方治療，診断と治療社，東京，2013
3) 後山尚久：女性診療科医のための漢方医学マニュアル，永井書店，大阪，2003
4) 大塚敬節：臨床応用傷寒論解説，創元社，大阪，1966
5) 大塚敬節：漢方診療三十年，創元社，大阪，1959
6) 大塚敬節：金匱要略講話，創元社，大阪，1979
7) 大塚敬節：症候による漢方治療の実際，南山堂，東京，1963
8) 大塚敬節：大塚敬節著作集　第五巻，春陽堂，東京，1980
9) 大塚敬節，矢数道明 他：漢方診療医典，南山堂，東京，1969
10) 織部和宏（監）：「冷え」と漢方治療，たにぐち書店，東京，2013
11) 川口恵子：女性の頻用漢方イラストレイテッド，永井書店，大阪，2008
12) 木下繁太郎：漢方薬の選び方 使い方，土屋書店，東京，2011
13) 桑木崇秀：漢方診療ハンドブック，創元社，大阪，1995
14) 佐藤　弘：漢方治療ハンドブック，南江堂，東京，1999
15) 嶋田　豊：現代和漢診療学，星雲社，東京，2014
16) 嶋田　豊：NHKきょうの健康　漢方薬事典，主婦と生活社，東京，2012
17) 高山宏世：腹証図解漢方常用処方解説，日本漢方振興会漢方三考塾，福岡，2005
18) 谿　忠人：図表で見る現代医療の漢方製剤，医療ジャーナル社，大阪，1998
19) 寺澤捷年：症例から学ぶ和漢診療学，医学書院，東京，1998
20) 寺澤捷年：絵でみる和漢診療学，医学書院，東京，1993
21) 寺師硯甫：不妊は漢方で治せる，河出書房新社，東京，2011
22) 寺師睦宗：大丈夫！不妊は漢方で治る，主婦の友社，東京，2003
23) 西山英雄：漢方医学の基礎と診療，創元社，大阪，1969
24) 西山英雄：女性と漢方，創元社，大阪，1974
25) 日本東洋医学会学術教育委員会：専門医のための漢方医学テキスト，南江堂，東京，2009
26) 長谷川弥人，大塚恭男，山田光胤，菊谷豊彦（編）：漢方製剤 活用の手引き ―証の把握と処方鑑別のために―，臨床情報センター，1998
27) 原　敬二郎：四季の漢方薬，西日本新聞社，福岡，1986
28) 藤平　健：漢方概論，創元社，大阪，1979
29) 藤平　健，山田光胤：実用漢方処方集，じほう，東京，1993
30) 細野史郎：漢方医学十講，創元社，大阪，1982
31) 矢數道明：臨床応用漢方処方解説　増補改定版，創元社，大阪，2014
32) 山田光胤：漢方処方応用のコツ，創元社，大阪，1980
33) 山田光胤，代田文彦：図説東洋医学基礎編，学習研究社，東京，1979
34) 山田光胤：漢方の診察と治療　応用編，たにぐち書店，東京，1993
35) 山田光胤：漢方の口伝 ～筍庵のひとりごと～，たにぐち書店，東京，2009
36) 山田光胤，織部和宏 他：山田光胤先生からの口伝 ～口訣と腹診，たにぐち書店，東京，2014

索 引

あ

安中散　57,62,72,81,90,91

い

茵蔯蒿湯　43,56,83
茵蔯五苓散　88,131

う

温経湯　19,21,60,61,62,64,67,71,73,81,84,85,92,93
温清飲　11,55,60,62,67,71,83,84,85,94,95,111,143

え

越婢加朮湯　23,56,74,83,88,96,97,171

お

黄耆建中湯　13,31,45,78,79,81,84,119,153
黄連解毒湯　11,55,57,60,63,67,71,75,76,81,84,85,87,95,98,99,109,111,143,165
黄連湯　41,57,88,205
乙字湯　68

か

葛根湯　39,52,53,68,71,74,75,79,100,101,119,123,155,162
葛根湯加川芎辛夷　52,53,101
加味帰脾湯　13,27,31,71,76,81,87,88,102,103
加味逍遙散　11,19,27,54,55,58,60,61,62,63,64,66,69,71,73,74,75,76,78,79,81,82,84,85,86,88,104,105,181,191,193
甘麦大棗湯　69,87,106,107,231

き

桔梗湯　52
帰脾湯　13,31,79,87,103
芎帰膠艾湯　21,63,66,108,109,143
芎帰調血飲　11,19,68,79

け

荊芥連翹湯　84,85,110,111
桂枝加芍薬大黄湯　45,58,67,81,113,119
桂枝加芍薬湯　45,58,59,67,72,112,113,119,153
桂枝加朮附湯　23,73,74,81,82,83,97,114,115,119
桂枝加竜骨牡蛎湯　17,56,71,76,81,87,116,117,119
桂枝湯　36,39,52,53,59,66,73,78,81,83,84,97,113,115,117,118,119,123,137,217,219
桂枝人参湯　17,45,75,195
桂枝茯苓丸　17,19,56,60,61,62,63,64,65,68,69,71,73,74,75,79,81,82,84,85,88,105,120,121,191
桂枝茯苓丸加薏苡仁　11,62,121
啓脾湯　31,59

こ

香蘇散　15,39,52,53,66,71,86,122,123,161,225
五虎湯　33,54
五積散　58,62,71,72,73,82,124,125
牛車腎気丸　35,56,71,73,76,79,81,82,88,126,127,201
呉茱萸湯　45,66,71,72,75,81,128,129
五淋散　79,181

五苓散　23,59,66,69,71,75,77,78,88,130,131,
　　　155

さ

柴陥湯　53,54,155
柴胡加竜骨牡蛎湯　15,27,41,55,56,67,71,76,
　　　81,87,132,133,135
柴胡桂枝乾姜湯　11,27,41,53,68,71,76,77,78,
　　　86,134,135
柴胡桂枝湯　27,37,41,53,57,66,71,74,87,119,
　　　136,137,225
柴朴湯　15,53,54,87,155
柴苓湯　61,66,88,131,155
三黄瀉心湯　11,29,55,56,58,71,76,87,99,109
酸棗仁湯　29,71,76,81
三物黄芩湯　81

し

滋陰降火湯　33,36,53,54,81,138,139
滋陰至宝湯　33,53,54,81
四逆散　27,41,57,58,62,68,74,76,78,82,87,140,
　　　141,225
四君子湯　13,31,57,61,68,72,81,103,143,146,
　　　147,215,225
七物降下湯　21,55,67,81,143
四物湯　21,60,68,95,109,111,142,143,146,147,
　　　171,185,190,231
炙甘草湯　29,71,81
芍薬甘草湯　61,62,67,73,82,88,144,145,181,
　　　219
十全大補湯　21,55,71,72,73,81,83,88,143,146,
　　　147

十味敗毒湯　84,85,148,149
潤腸湯　58,67,81,150,151,221
小建中湯　13,31,45,58,64,78,79,119,152,153,
　　　175,187
小柴胡湯　27,41,53,54,56,77,87,101,119,131,
　　　133,137,141,149,154,155,177
小柴胡湯加桔梗石膏　53,66,155
小青竜湯　23,33,39,52,53,54,73,156,157
小半夏加茯苓湯　23,57,58,66,203
消風散　84,158,159
参蘇飲　53,66,160,161
神秘湯　33,54
真武湯　23,36,47,53,55,59,71,72,73,77,79,81,
　　　83,88,162,163

せ

清上防風湯　85,164,165
清暑益気湯　13,59,215
清心蓮子飲　73,79,81,166,167,181
清肺湯　33,54,168,169
川芎茶調散　75

そ

疎経活血湯　73,74,81,82,170,171

た

大黄甘草湯　58,67
大黄牡丹皮湯　19,60,62,79,172,173
大建中湯　31,58,72,81,88,153,174,175
大柴胡湯　27,41,55,56,57,58,61,65,71,74,76,
　　　77,81,87,133,141,176,177
大承気湯　43,55,56,57,58

大防風湯　21,73,83,147

ち

竹筎温胆湯　53,54,76
治打撲一方　82
治頭瘡一方　84
調胃承気湯　43,183
釣藤散　27,55,56,67,71,75,76,77,81,178,179
腸癰湯　19,62,173
猪苓湯　23,43,79,80,143,180,181
猪苓湯合四物湯　73,79,80,81,143,181

つ

通導散　19,60,62,71,82,83,183

と

桃核承気湯　11,17,19,43,55,56,58,60,62,63,68,69,71,74,75,78,79,82,84,85,87,182,183
当帰飲子　21,81,83,84,184,185
当帰建中湯　13,31,45,62,119,153,186,187
当帰四逆加呉茱萸生姜湯　62,64,71,72,73,79,81,82,188,189
当帰芍薬散　19,45,55,60,61,62,64,65,66,67,71,72,73,74,75,77,79,81,82,84,85,88,181,187,190,191,195

に

二朮湯　74
二陳湯　57
女神散　11,15,60,61,68,71,76,77,86,192,193
人参湯　13,23,31,45,49,55,57,59,61,66,72,79,81,88,153,194,195

人参養栄湯　21,81,88,147

は

排膿散及湯　196,197
麦門冬湯　33,53,54,66,81,198,199
八味地黄丸　35,36,55,56,64,71,73,76,79,81,82,127,200,201
半夏厚朴湯　15,57,66,71,86,87,155,202,203
半夏瀉心湯　29,41,57,59,66,88,204,205
半夏白朮天麻湯　13,55,71,72,75,77,81,206,207

ひ

白虎加人参湯　43,78,83,84,208,209

ふ

茯苓飲　23,57,58,66

へ

平胃散　23,57,58,125

ほ

防已黄耆湯　23,56,60,61,65,71,78,81,83,88,210,211
防風通聖散　56,58,61,81,212,213
補中益気湯　13,27,31,55,56,59,71,78,79,81,87,88,214,215

ま

麻黄湯　33,39,52,54,83,119,216,217
麻黄附子細辛湯　33,36,47,53,54,73,79,81,82,218,219

麻杏甘石湯　33,39,52,53,54
麻杏薏甘湯　23,83
麻子仁丸　58,67,81,151,220,221

も

木防已湯　23,88

よ

薏苡仁湯　23,83
抑肝散　27,41,68,69,71,76,81,86,193,222,223
抑肝散加陳皮半夏　27,68,69,76,79,81,86,223

り

六君子湯　13,31,55,57,61,64,72,79,81,88,207,
　　224,225
竜胆瀉肝湯　79,83,84,181,226,227
苓甘姜味辛夏仁湯　33,53,54,73,81,157
苓姜朮甘湯　71,73,79,81,82,228,229,231
苓桂朮甘湯　17,23,55,69,71,75,77,81,87,107,
　　143,230,231

ろ

六味丸　35,36,56,64,76,200,201

イラストでやさしく学ぶ 素敵な漢方の世界

2016 年 2 月 15 日　初版第 1 刷発行

著　者	川口　惠子
発行者	吉田　收一
印刷所	株式会社シナノパブリッシングプレス
発行所	株式会社洋學社
	〒658-0032
	神戸市東灘区向洋町中 6 丁目 9 番地
	神戸ファッションマート 5 階 NE-10
	TEL 078-857-2326
	FAX 078-857-2327
	URL http://www.yougakusha.co.jp

Printed in japan　　©KAWAGUCHI Keiko, 2016

ISBN978-4-908296-01-7

- 本書の複製権・翻訳権・上映権・譲渡権・公衆送信権（送信可能化権を含む）は株式会社洋學社が保有します．
- JCOPY ＜(社)出版者著作権管理機構　委託出版物＞
本書の無断複製は著作権法上での例外を除き禁じられています．複製される場合には，その都度事前に(社)出版者著作出版権管理機構（電話 03-3513-6969, FAX 03-3513-6979, e-mail:info@jcopy.or.jp）の許諾を得て下さい．